PATHOLOGIE GÉNÉRALE

DES MALADIES

DE LA PEAU.

Paris. — Typographie A. Lainé et J. Havard, rue des Saints-Pères, 19.

PATHOLOGIE GÉNÉRALE

DES MALADIES

DE LA PEAU,

PAR

LE DOCTEUR ALPHÉE CAZENAVE,

ANCIEN MÉDECIN DE L'HÔPITAL SAINT-LOUIS,
PROFESSEUR AGRÉGÉ DE LA FACULTÉ DE MÉDECINE,
MÉDECIN DE L'ÉCOLE CENTRALE DES ARTS, ETC.,
LAURÉAT DE L'INSTITUT,
MEMBRE DE L'ACADÉMIE DE TURIN, ETC.,
CHEVALIER DE LA LÉGION D'HONNEUR.

Si ex cognitis proprietatibus cutis, non omnia solvuntur, quæ circa morbos cutis proponi possunt problemata, plurima tamen inde intelligenda fore perspicuum est.
LORRY.

PARIS,
PAUL DAFFIS, LIBRAIRE-ÉDITEUR,
RUE DES BEAUX-ARTS, 9;
DELAHAYE, LIBRAIRE,
PLACE DE L'ÉCOLE DE MÉDECINE.

1868.

A LA MÉMOIRE

DE

BIETT.

AVANT-PROPOS.

Il y a quelque chose de singulier à me retrouver, après un intervalle de quarante ans, prendre la plume, à peu près pour le même objet : pour dissiper, s'il est possible, le chaos dans lequel les maladies de la peau tendent à retomber.

Cependant les conditions ne sont pas tout à fait les mêmes. Autrefois c'était au milieu de travaux considérables, qu'il s'agissait de mettre d'accord, que je cherchais la lumière, qui devait éclairer l'étude, jusque-là si obscure, de la pathologie cutanée. Aujourd'hui, il me faut examiner quelques idées fantaisistes qui ont jeté dans les esprits une obscurité nouvelle sur cette branche de la pathologie, malgré la base si solide sur laquelle les travaux de nos devanciers l'avaient établie.

Il y a un fait évident, c'est que, actuellement, tel qui vient à l'hôpital Saint-Louis pour voir et étudier les maladies de la peau, et qui cherche un guide pour se diriger dans cette étude, se trouve presque aussi embarrassé devant la confusion des doctrines, des noms, etc., qu'il l'eût été il y a quarante ans, alors qu'une méthode sûre de diagnostic, un langage clair et précis, n'étaient pas encore sortis du double enseignement qui, à cette époque, illustrait cet hôpital à juste titre.

Je me propose d'examiner ce que nous avons fait de l'héritage de nos maîtres ; quelle est la valeur de certains travaux récents ; quelle doit être l'influence de certaines théories, qui sont venues se mettre en travers de la voie toute tracée.

Je me propose, en continuant à suivre cette voie, sinon de fixer, au moins d'indiquer les vrais éléments pathogéniques de cette classe si curieuse et si importante de maladies.

Il me sera facile de démontrer que l'étude anatomique, que l'observation physiologico-pathologique suffisent pour expliquer les faits à l'esprit du clinicien, et guider le thérapeutiste, sans aller chercher l'inconnu, toujours plus commode et plus facile, et qui se prête avec beaucoup plus de souplesse à toutes les fantaisies de l'imagination, que l'observation sévère des faits bruts et accessibles à nos sens.

Ceci posé, j'étudierai d'une manière générale les questions si curieuses d'étiologie, et, après avoir fait une large part à l'individu, j'étudierai l'influence des causes, et notamment de la contagion, de l'hérédité, qui ont été si singulièrement appréciées.

Les idées nouvelles, émises dans ces derniers temps, nous ont presque ramenés aux époques où les maladies de la peau, objet d'une terreur générale, étaient confondues pêle-mêle, sous le nom générique de *lèpre*. Il n'y a pas de maladies graves, pas même le cancer, avec lesquelles elles n'aient aujourd'hui les liens de parenté les plus intimes, et en lesquelles elles ne puissent dégénérer. Un individu atteint d'un *zona*, après une secousse morale, sera bien heureux s'il s'en tire en n'étant que scrofuleux.

Quant à l'*eczéma*, il n'y a que l'embarras du choix : mais il n'y a pas jusqu'au carcinome dans lequel il ne puisse se transformer.

J'étudierai, au point de vue de la pathologie cutanée, ces éternelles questions de répercussion, de métastase, et il me sera facile de faire justice de ces exagérations de pronostic, auxquelles on est naturellement conduit par des doctrines sans point de départ défini et sans limites.

Enfin j'examinerai si, aujourd'hui, à défaut de spécifiques, de traitements *à priori*, on ne peut pas poser dès à présent les fondements d'une thérapeutique rationnelle et efficace.

PATHOLOGIE

GÉNÉRALE

DE LA PEAU.

CHAPITRE PREMIER.

EXAMEN HISTORIQUE ET CRITIQUE DES TRAVAUX ANCIENS ET MODERNES.

Les maladies de la peau étaient connues dès la plus haute antiquité, et aujourd'hui encore elles ont conservé, avec des applications plus précises, des dénominations qui remontent à Hippocrate, Celse et Galien.

Diversement appréciées suivant les idées dominantes, le plus souvent considérées comme produites par l'altération d'une des humeurs, et résultant d'un mouvement critique à la circonférence, elles sont signalées d'une manière générale, sans distinction, sans description même, et principalement à l'occasion d'une thérapeutique humorale souvent très-riche.

Dans quelques auteurs, toutefois, chez les successeurs d'Hippocrate surtout, il y a quelques formes décrites avec un soin particulier, et l'on trouve dans certains tableaux de cette époque des traits qui sont venus jusqu'à nous, sans rien perdre de leur netteté ni de leur exactitude.

Ce qu'il y a de remarquable, c'est que les auteurs qui se sont peu occupés des rapports intérieurs, ont précisément décrit avec beaucoup de soin, quelquefois d'une manière complète, différentes formes des maladies de la peau; et que chez tous ceux qui les regardent comme des *flux*, en rapport avec les différentes altérations des humeurs, de la bile et du phlegme, ces maladies, à peine indiquées, ne sont nullement décrites.

Aussi, jusque dans les premiers ouvrages spéciaux du moyen âge et de la renaissance, retrouve-t-on les maladies cutanées exposées sous le titre : Tumeurs (*de Tumoribus*), à l'exemple de Galien, qui désignait d'une manière générale ces formes si variées sous le nom de *tumores præter naturam*.

En résumé, pendant plusieurs siècles, la pathologie interne ne retint que les maladies fébriles, sous le nom d'*exanthèmes :* quant aux maladies chroniques, considérées en masse comme dépendant de l'altération des humeurs, elles restèrent des affections chirurgicales, contre lesquelles on chercha surtout, comme moyens de traitement, des topiques spéciaux.

Il faut arriver au dix-septième siècle pour voir les premiers rayons de la science des maladies de la peau; et ce que je tiens surtout à faire remarquer avec Rosenbaum (1), c'est qu'elle a commencé du moment où l'on a essayé d'utiliser, pour leur étude, la forme extérieure.

Le premier essai paraît appartenir à Riolan, qui divisa les maladies de la peau en trois classes : 1° pustules, 2° difformités, 3° tubercules. Mais la réforme dermopathologique, la constitution de la pathologie cutanée, date réellement des progrès de l'anatomie de la peau, et surtout de la découverte des glandes de Malpighi (*Opera posthuma*, London, 1697). Si, malgré l'appui et les travaux de Morgagni, de Boerhaave, etc., les recherches de Malpighi semblèrent pendant longtemps perdre de leur importance devant la contradiction de Ruysch, les données nouvelles sur la structure de la peau eurent une influence remarquable sur sa pathologie, qui ne pouvait être éclairée, et qui ne le fut réellement, que par les progrès de l'anatomie.

Ainsi, avant d'arriver aux découvertes plus récentes, aux travaux des auteurs qui, depuis quarante ans, ont apporté des connaissances, sinon encore complètes, au moins exactes et plus étendues, sur la structure de la peau, en y démontrant l'existence d'appareils distincts; avant d'arriver aux recherches de Eichorn, de Weber, de Breschet et Roussel de

(1) *Histoire critique de la doctrine des maladies de la peau*, par le docteur J. Rosenbaum, Bâle, 1844, traduit par le docteur Daremberg, *Annales des maladies de la peau et de la syphilis*, t. II, 1846.

Vauzème, de M. Flourens, etc., recherches complétées par les publications toutes récentes de MM. Kölliker, Robin et Sappey, déjà on avait tenté des efforts pour établir la genèse individuelle des affections cutanées, et, au milieu d'erreurs inévitables dans les premiers jours de la science, on trouve, dans Morgagni surtout, dans Astruc, dans Daniel Turner, etc., des essais quelquefois heureux, tendant à localiser, dans tel ou tel appareil, beaucoup de ces formes, confondues depuis Galien sous le nom de tumeurs.

Un peu plus tard, à la fin du dix-septième siècle, Lorry (1), auteur d'une érudition charmante, publia un ouvrage remarquable à plus d'un titre, et notamment par la manière dont il étudie les influences intérieures et extérieures qui produisent les maladies cutanées, et surtout les nombreux rapports sympathiques de la peau. L'ouvrage de Lorry eut le grand succès qu'il méritait, et aujourd'hui encore c'est le livre peut-être que l'on peut consulter avec le plus de fruit; mais, ce qui empêcha ce succès d'être plus durable, c'est que l'auteur y sacrifia l'étude de la genèse des formes, et du siége des maladies, au développement d'une pathologie trop humorale.

Soit que l'on comprît déjà que la différence de structure du petit nombre des éléments anatomiques de la peau, alors connus, devait impliquer une différence dans les altérations de ces parties; soit que le mouvement fût aidé par la tendance qui exis-

(1) *Tractatus de morbis cutaneis.* Parisiis, Cavalier, 1777.

tait alors à créer des systèmes nosologiques, il faut arriver à cette époque, à la fin du siècle dernier, pour trouver des efforts sérieux tendant à isoler les maladies cutanées, afin d'obtenir une étude individuelle complète, à l'aide de classifications méthodiques.

C'est à Joseph Plenck, célèbre professeur de l'Université de Vienne, que revient l'honneur d'avoir vraiment créé la doctrine des maladies de la peau. La classification de Plenck (1) était basée sur la forme extérieure, et déjà, pour quelques-unes de ces formes, il avait cherché à établir un siége particulier. Elle se divisait en quatorze classes, dont les dernières, il est vrai, n'étaient plus caractérisées par la forme extérieure seulement, mais étaient constituées par des produits secondaires qui pouvaient manquer : *Ulcera cutanea, vulnera cutanea, insecta cutanea, morbi-unguium*, *morbi-pilorum*.

Aussi, adoptée et modifiée heureusement par Robert Willan, elle devint dans les mains de ce dernier un instrument de réforme, qui a illustré à jamais le médecin anglais comme fondateur de la pathologie cutanée (2).

Willan retrancha les derniers ordres de la classification de Plenck, et en admit huit, basés exclusivement sur des lésions qui devaient toujours exister : sur les lésions élémentaires.

(1) *Doctrina de morbis cutaneis*, in-8°, Vienne, 1776.

(2) *Descriptions and treatement of cutaneous diseases*. Lond., 1798, in-8°.

Ordre Ier. PAPULÆ.

1. Strophulus.
2. Lichen.
3. Prurigo.

Ordre II. SQUAMMÆ.

1. Lepra.
2. Psoriasis.
3. Pityriasis.
4. Ichthyosis.

Ordre III. EXANTHEMATA.

1. Rubeola.
2. Scarlatina.
3. Urticaria.
4. Roseola.
5. Purpura.
6. Erythema.

Ordre IV. BULLÆ.

1. Erysipelas.
2. Pemphigus.
3. Pompholix.

Ordre V. PUSTULÆ.

1. Impetigo.
2. Porrigo.
3. Ecthyma.
4. Variola.
5. Scabies.

Ordre VI. VESICULÆ.

1. Varicella.
2. Vaccinia.
3. Herpes.
4. Rupia.
5. Miliaria.
6. Eczema,
7. Aphtha.

Ordre VII. TUBERCULÆ.

1. Phyma.
2. Verruca.
3. Molluscum.
4. Vitiligo.
5. Acne.
6. Sycosis.
7. Lupus.
8. Elephantiasis.
9. Frambœsia.

Ordre VIII. MACULÆ.

1. Ephelis.
2. Nævus.
3. Spilus.

Cette classification n'était pas irréprochable, et la modification qu'elle a subie à son tour, en France, entre les mains de Biett, n'a pas peu contribué à décider son immense succès.

A peu près à la même époque, pendant que Th. Bateman (1) terminait l'œuvre que son maître n'avait

(1) *Practical synopsis of cutaneous diseases according to the arrangement of D. Willan.* London, 1815, in-4°.

pu achever, Alibert inaugurait, en France, la pathologie cutanée, et par un ouvrage (1), et par un enseignement qui, s'ils laissaient à désirer une classification méthodique, répandaient sur ces affections un intérêt tout nouveau, par l'énergie et la vérité des descriptions, la faconde spirituelle et saisissante du professeur, le style plein de charme de l'écrivain, qui sut éclairer d'un jour attrayant le pittoresque de ces maladies, jusqu'alors si repoussantes pour tous.

Alibert, suivant les données puisées dans un petit traité fait d'après les leçons de Mercuriali (2), admit deux grandes classes d'éruptions, l'une pour les affections de la tête, l'autre pour celles du reste du corps : *Post vitia capitis, sequuntur vitia totius corporis*, avait dit Mercuriali. Il appela les premières *teignes*, et les secondes *dartres*. Neuf types distincts complétèrent sa classification : c'étaient les *pliques*, les *éphélides*, les *cancroïdes*, les *lèpres*, les *pians*, les *ichthyoses*, les *syphilides*, les *scrofules*, les *psorides*.

Malheureusement toute l'habileté du maître s'était épuisée sur la description de certaines formes générales, sous lesquelles venaient se confondre, en désordre, des affections différentes. Plus tard (3), par un compromis tendant à se rapprocher de la partie mé-

(1) *Description des maladies de la peau observées à l'hôpital Saint-Louis*, etc., Paris, 1805.

(2) *De Morbis cutaneis libri duo.* Opera Pauli Picardii, Venise, 1577.

(3) *Monographie des dermatoses*, 2 vol., Paris, 1832.

thodique de la classification de Willan, le célèbre professeur en adopta une autre, la classification des dermatoses, composée de douze groupes.

Le compromis ne fut pas heureux.

Premier groupe. — DERMATOSES ECZÉMATEUSES.

Genre.	Espèces.	Genre.	Espèces.
1. *Érythème,*	sept.	7. *Épinyctide,*	deux.
2. *Érysipèle,*	trois.	8. *Olophlyctide,*	cinq.
3. *Pemphix,*	deux.	9. *Ophlyctide,*	deux.
4. *Zoster,*	deux.	10. *Pyrophlyctide,*	deux.
5. *Phlyzacia,*	deux.	11. *Charbon,*	trois.
6. *Cnidosis,*	deux.	12. *Furoncle,*	quatre.

Deuxième groupe. — DERMATOSES EXANTHÉMATEUSES.

Genre.	Espèces.	Genre.	Espèces.
1. *Variole,*	trois.	6. *Roséole,*	deux.
2. *Vaccine,*	deux.	7. *Rougeole,*	deux.
3. *Clavelée,*	trois.	8. *Scarlatine,*	deux.
4. *Varicelle,*	deux.	9. *Miliaire,*	deux.
5. *Nirle,*	deux.		

Troisième groupe. — DERMATOSES TEIGNEUSES.

Genre.	Espèces.	Genre.	Espèces.
1. *Achore,*	deux.	3. *Favus,*	deux.
2. *Porrigine,*	quatre.	4. *Trichome,*	deux.

Quatrième groupe. — DERMATOSES DARTREUSES.

Genre.	Espèces.	Genre.	Espèces.
1. *Herpès,*	deux.	3. *Mélitagre,*	deux.
2. *Varus,*	six.	4. *Esthiomène,*	deux.

Cinquième groupe. — DERMATOSES CANCÉREUSES.

Genre.	Espèces.	Genre.	Espèces.
1. *Carcie,*	six.	2. *Kéloïde,*	deux.

Sixième groupe. — DERMATOSES LÉPREUSES.

Genre.	Espèces.	Genre.	Espèces.
1. *Leucé,*	deux.	3. *Éléphantiasis,*	trois.
2. *Spiloplaxie,*	trois.	4. *Radezyge,*	deux.

Septième groupe. — DERMATOSES VÉROLEUSES.

Genre.	Espèces.	Genre.	Espèces.
1. *Syphilis,*	trois.	2. *Mycosis,*	trois.

Huitième groupe. — DERMATOSES STRUMEUSES.

Genre.	Espèces.	Genre.	Espèces.
1. *Scrofule,*	deux.	2. *Farcin,*	deux.

Neuvième groupe. — DERMATOSES SCABIEUSES.

Genre.	Espèces.	Genre.	Espèces.
1. *Gale,*	trois.	2. *Prurigo,*	quatre.

Dixième groupe. — DERMATOSES HÉMATEUSES.

Genre.	Espèces.	Genre.	Espèces.
1. *Péliose,*	trois.	2. *Pétéchie,*	deux.

Onzième groupe. — DERMATOSES DYSCHROMATEUSES.

Genre.	Espèces.	Genre.	Espèces.
1. *Panne,*	quatre.	2. *Achrome,*	deux.

Douzième groupe. — DERMATOSES HÉTÉROMORPHES.

Genre.	Espèces.	Genre.	Espèces.
1. *Ichthyose,*	trois.	4. *Onygose,*	quatre.
2. *Tylosis,*	trois.	5. *Dermatolysie,*	deux.
3. *Verrue,*	deux.	6. *Næve,*	deux.

A cette époque, Biett, élève d'Alibert, séduit par la simplicité, la netteté de la méthode anglaise, s'était séparé de son maître, adoptant la classification de Willan et la perfectionnant. C'est à lui que revient la gloire de l'avoir naturalisée en France, et d'y avoir créé la science des maladies de la peau, par la gravité et la richesse de son enseignement (1).

CLASSIFICATION DE BIETT.

Ordre Ier. EXANTHÈMES.

1. Érythème.
2. Érysipèle.
3. Roséole.
4. Rougeole.
5. Scarlatine.
6. Urticaire.

Ordre II. VÉSICULES.

1. Miliaire.
2. Varicelle.
3. Eczéma.
4. Herpès.
5. Gale.

Ordre III. BULLES.

1. Pemphigus.
2. Rupia.

Ordre IV. PUSTULES.

1. Variole.
2. Vaccine.
3. Ecthyma.
4. Impétigo.
5. Acné.
6. Mentagre.
7. Porrigo.

Ordre V. PAPULES.

1. Lichen.
2. Prurigo.

Ordre VI. SQUAMMES.

1. Lèpre.
2. Psoriasis.
3. Pityriasis.
4. Ichthyose.

Ordre VII. TUBERCULES.

1. Éléphantiasis des Grecs.
2. Molluscum.
3. Frambœsia.

Ordre VIII. MACULES.

Colorations.

Teinte bronzée. — Éphélides. — Nævi.

Décolorations.

Vitiligo. — Albinisme.

Maladies qui par leur nature ne peuvent se rapporter à aucun des ordres ci-dessus :

Ordre IX. LUPUS.
Ordre X. PELLAGRE.
Ordre XI. BOUTON D'ALEP.
Ordre XII. SYPHILIDES.
Ordre XIII. PURPURA.
Ordre XIV. ÉLÉPHANTIASIS DES ARABES.
Ordre XV. KÉLOÏDE.

(1) Alphée Cazenave et Schedel, *Abrégé pratique des mala-*

Dès lors ces maladies furent rapportées à un certain nombre de lésions élémentaires constantes pour toutes les éruptions de chaque ordre, se présentant toutes avec des caractères spéciaux et ayant une valeur individuelle importante pour leur étude. La science du diagnostic, non pas seulement du diagnostic objectif, comme on l'a tant de fois répété, était fondée, ainsi que nous le verrons plus tard.

A cette époque parurent plusieurs ouvrages dont les uns cherchaient à faire prédominer les considérations anatomo-physiologiques, dont les autres tendaient à faire marcher de concert et la connaissance de la forme et l'étude de la nature des maladies.

Ainsi, M. Rayer (1) a distingué les maladies de la peau suivant leur nature inflammatoire, hémorragique, nerveuse, etc., en cherchant à appuyer la grande classe des inflammations sur quelques considérations anatomiques.

Il a admis en même temps la considération de la forme pour établir ses sous-divisions, sans chercher à expliquer ces mêmes formes élémentaires.

Samuel Plumbe (2), de Londres, critiquant vivement la méthode de Willan, voulut éviter les in-

dies de la peau, d'après les documents puisés dans les leçons cliniques de M. le docteur Biett, médecin de l'hôpital Saint-Louis; in-8°, Paris, 1828.

(1) *Traité théorique et pratique des maladies de la peau, fondé sur de nouvelles recherches d'anatomie et de physiologie pathologiques*, 2 vol. in-8°, Paris, 1826-28.

(2) *A practical treatise on diseases of the skin.* Lond., 1824, in-8°.

convénients d'une classification fondée seulement sur le caractère local, et, tout en reconnaissant l'impossibilité d'en édifier une qui comprît complétement et les caractères locaux et les causes constitutionnelles, divisa les maladies cutanées en cinq sections : 1° celles qui peuvent être distinguées par l'état particulier de la peau; 2° celles qui traduisent une débilité du système; 3° celles qui ont probablement une influence salutaire, et qui sont symptomatiques d'une inflammation aiguë; 4° les inflammations chroniques; 5° les maladies à caractères mixtes.

Struve, de Berlin (1), chercha à fonder une classification à la fois sur la nature et sur la forme extérieure.

Fuchs, de Gœttingue (2), reconnaissant, à l'exemple de Schœnlein son maître, qu'un grand nombre de maladies de la peau n'est que le reflet des affections internes, mais oubliant complétement la valeur de la genèse organique, si je peux dire ainsi, de ces maladies, et faisant trop bon marché de l'anatomie pathologique, a créé un vaste système, d'où il ressort évidemment cette vérité, que les maladies cutanées ne doivent pas former une classe à part dans le système nosologique.

Le docteur Hebra a voulu démontrer qu'il est

(1) *Synopsis morborum cutaneorum secundum classes, genera, species et varietates,* en latin et en allemand. Berlin, 1829.

(2) *Les Altérations pathologiques de la peau et de ses annexes, sous les rapports de nosologie et de thérapeutique.* Gœttingue, 1840-41 (en allemand).

plus utile de considérer les maladies de la peau sous le rapport des *tissus* qu'elles occupent que sous celui de la forme : il a communiqué en décembre 1843, à l'Académie de Vienne, une classification dans laquelle, en fait de tissus occupés par les maladies cutanées, il n'est question que des follicules, qu'il regarde comme leur siége presque *exclusif* avec Rosenbaum, et avec presque toute l'école allemande, qui a tant contribué d'ailleurs aux progrès de la Pathologie cutanée, mais qui semble s'être arrêtée à l'anatomie de Malpighi. Ses divisions sont entièrement basées sur les caractères anatomo-pathologiques. Il admet neuf classes : 1° *Hypertrophies ;* 2° *Atrophies ;* 3° *Anomalies de sécrétion ;* 4° *Processus* — séreux, — puriforme, — coagulable, — hémorragique ; 5° *Hémorragies ;* 6° *Stases ;* 7° *Nouvelles formations ;* 8° *Formations végétales ;* 9° *Formations animales* (1).

Quoi qu'il en soit, la méthode de Willan prévalut en France ; et quand Alibert et Biett furent enlevés à la science, à quelques années d'intervalle, elle était généralement regardée comme étant la seule à l'aide de laquelle on pût procéder, avec ordre et clarté, à l'étude des maladies de la peau.

Voici ce que je disais sur ces maladies à l'introduction du cours que je fus chargé de faire, à la Fa-

(1) *Annales des maladies de la peau et de la syphilis*, 2e année, 2e volume, page 63.

culté de médecine, dans les années 1841, 42, 43, 44 (1) :

« Dès ce moment il y eut, à l'hôpital Saint-Louis, « un double enseignement autour duquel se groupè« rent tous ceux qu'attirait l'intérêt subit qui venait « de s'attacher à la pathologie cutanée. D'un côté, « Alibert, entraînant par l'éclat de sa parole, sédui« sant par le pittoresque de ses descriptions ; de l'au« tre, Biett, attachant par la netteté et la précision de « ses doctrines, insinuant dans ses leçons modestes « les convictions qu'il avait puisées dans ses obser« vations consciencieuses. Là, le professeur, attirant « la foule par son éloquence et la dominant par l'au« torité de son nom, par l'omnipotence de sa supré« matie longtemps incontestée : ici, le clinicien, dé« roulant dans l'intimité de ses conférences les tré« sors amassés par une pratique studieuse et intelli« gente, habituant ses élèves à la sévérité d'un « langage positif et invariable ; les armant peu à peu « de toutes les ressources d'un diagnostic précis ; les « initiant, enfin, aux mystères de cette pathologie, « jusque-là impénétrable, et surtout aux ressources « d'une thérapeutique qu'il avait enrichie d'expéri« mentations aussi hardies que savamment combi« nées. La lutte était déclarée entre les deux écoles ; « elle fut longue et difficile, souvent amère et pas« sionnée ; mais aujourd'hui nous n'avons plus qu'à

(1) *Leçons sur les maladies de la peau*, professées à l'École de médecine de Paris en 1841, 1842, 1843, 1844, publiées par fascicules grand in-folio, avec planches, de 1847 à 1856, Béchet-Labé.

« en peser les résultats, résultats précieux, dus à « ces deux hommes qui, suivant des routes différen- « tes, ont cependant concouru au même but, ont « substitué l'ordre au chaos, la lumière à l'obscurité. « C'est à eux que l'on doit l'introduction, en France, « de l'enseignement théorique et pratique des mala- « dies de la peau; ils personnifièrent, à eux deux, « cette ère de spécialité pendant laquelle la patho- « logie cutanée fut une science à part, ayant son « idiome, sa nosologie. L'hôpital Saint-Louis fut la « source intarissable où venaient puiser tous ceux que « tentait la science nouvelle, créée et professée par « les deux maîtres. Moi-même j'ai assisté, j'ai pris « part à ces luttes; et, disciple de Biett, que je « m'honore d'avoir eu pour maître et pour ami, j'ai « depuis bien des années contribué, le plus que j'ai « pu, à répandre ses doctrines, qui sont aujourd'hui « généralement acceptées.

« Si maintenant, nous arrêtant au point où nous « sommes parvenus, nous examinons l'ensemble des « connaissances acquises; si nous mesurons l'é- « tendue et la portée des conquêtes obtenues, nous « trouvons que là, où régnaient le chaos et la confu- « sion, brillent l'ordre et la méthode; que la pa- « thologie cutanée, abandonnée jusque-là à l'empi- « risme et à la routine, est devenue l'objet d'un in- « térêt studieux; que la persévérance dans les travaux « et le sérieux des études ont amené la réhabilitation « d'une science regardée auparavant comme indigne « de l'attention des médecins; que les éléments du

« diagnostic sont devenus vulgaires; que l'apprécia-
« tion graphique des formes ne laisse plus rien à dé-
« sirer. L'œuvre entreprise par nos devanciers est
« aujourd'hui complète : mais n'y a-t-il rien à faire
« au delà ?... Je suis arrivé ici au point le plus déli-
« cat de cette rapide esquisse, car je touche à une
« question toute d'avenir, bien qu'elle résume pour
« moi vingt années d'observations et de travaux.
« Dans ma conviction, les résultats acquis devraient
« rester éternellement stériles, s'il n'était pas per-
« mis d'espérer pour eux l'application qui leur man-
« que aujourd'hui. Je vais essayer de développer
« devant vous cette pensée, que plusieurs fois déjà
« j'ai eu l'occasion de formuler dans mes cours.

« La précision dans les termes, la certitude dans le
« diagnostic, tels sont, en résumé, les résultats obte-
« nus et professés jusqu'à présent. Ces résultats étaient,
« il faut bien le reconnaître, indispensables : sans
« eux, il n'y avait pas de progrès possible. Aujourd'hui
« nous possédons, d'une manière pour ainsi dire ma-
« thématique, les éléments constitutifs de telle ou
« telle éruption : nous savons à quels signes cer-
« tains reconnaître un eczéma ou un lichen... Mais
« nous ne savons pas ce que c'est que cet eczéma,
« ni ce que c'est que ce lichen !... Pour étudier les
« maladies de la peau, on les a isolées de la patho-
« logie générale ; on les a spécialisées ; cela était né-
« cessaire, indispensable, malgré l'inconvénient iné-
« vitable qui devait en résulter, c'est-à-dire l'habitude
« de les regarder comme des maladies à part, sans

« rien qui les rattachât aux autres affections. Au-« jourd'hui, au contraire, que nous les connaissons « individuellement, il faut généraliser leur étude, il « faut les reporter au milieu des nombreuses mala-« dies qui composent la pathologie tout entière ; il « faut rechercher s'il n'existe pas entre elles, et les « autres troubles de l'économie, des points de compa-« raison, et par suite des rapports, dont l'appréciation « aurait une importance extrême. Pour mieux préci-« ser ma pensée, il ne suffit pas de savoir reconnaître « le caractère ou pustuleux, ou papuleux, ou vésicu-« leux, de telle ou telle forme éruptive : il faut aller « plus loin... Il faut essayer de dévoiler la nature « intime des éruptions elles-mêmes, et par suite ar-« river à la connaissance des lois générales qui doi-« vent nécessairement présider au développement et « à la marche de ces intéressantes maladies ; il faut « soumettre enfin les maladies de la peau, trop long-« temps spécialisées, aux règles générales de la pa-« thologie. Qu'on ne considère pas ces tendances « comme une simple vue de l'esprit, ou comme une « matière à des travaux et à des études inutiles : il « y a quelques années que j'ai émis théoriquement « cette opinion, et déjà l'expérience l'a sanctionnée « en partie ; et ce qui doit être hors de doute pour « tous, c'est que c'est la seule manière d'arriver à « une thérapeutique vraiment rationnelle.

« En rapprochant les résultats remarquables, obte-« nus par l'anatomie, de ceux qui sont empruntés à « l'observation pathologique, on peut dès à présent

« décomposer, pour ainsi dire, les maladies de la peau, « les étudier, non plus seulement dans leurs formes, « mais bien dans leurs caractères intimes, dans leur « nature; il est permis d'arriver à la délimitation du « siége de chaque éruption. Sans doute, la connais- « sance seule du siége anatomique d'une maladie de « la peau ne saurait suffire toujours pour dévoiler la « nature intime de cette maladie. Aussi, comme vous « le verrez, j'ai cherché à les classer encore d'après « d'autres considérations; je les ai rapprochées d'après « d'autres affinités. Mais ce qui est toutefois hors de « doute, et ce que je ne saurais proclamer trop haut, « c'est que la connaissance précise du siége anato- « mique, aidée de l'observation pathologique et de la « comparaison des phénomènes morbides, est le meil- « leur moyen de reconnaître la nature d'une affec- « tion cutanée, et par conséquent de trouver le vé- « ritable traitement qui lui convienne. Ainsi, quand « à l'aide de ce procédé on reconnaîtra que telle « éruption siége à l'extrémité des canaux sudorifères, « telle autre dans l'appareil lymphatique de la peau, « celle-ci dans les organes de sécrétion de la matière « blennogène, celle-là dans l'appareil nerveux : là « où l'on ne voyait jusqu'ici qu'une *dartre*, non- « seulement on verra un eczéma, un impétigo, un « psoriasis, un lichen; mais encore cet eczéma re- « présentera une lésion de sécrétion, qui, à ce titre, « a les relations les plus intimes avec les troubles « intérieurs; cet impétigo traduira une affection lym- « phatique; le lichen, une maladie nerveuse, etc.,

« et bientôt l'étude de ces lésions, comparées à des « lésions analogues dans d'autres organes, conduira « successivement à une appréciation vraie de la na- « ture de maladies jusqu'alors complétement in- « connues.

« Ainsi donc, persister à ne voir dans les affec- « tions de la peau que des formes graphiques dont « on saisirait plus ou moins les éléments primitifs « ou les caractères secondaires, ce serait se con- « damner à des efforts désormais stériles, ce serait « méconnaître le vrai progrès, et se soumettre in- « définiment au joug de la routine.

« En résumé, les maladies cutanées, perdues d'a- « bord dans le chaos de la pathologie générale, fu- « rent pendant des siècles ou complétement mécon- « nues ou pressenties d'une manière confuse et « inintelligible. Pour les étudier, pour les connaître, « il a fallu les prendre à part, les spécialiser. Le « but a été atteint. Cette ère d'isolement doit être « fermée aujourd'hui; il faut, par le même procédé, « mais dans un sens inverse, les reprendre une à une « pour les faire rentrer sous les lois générales de « la pathologie. Il s'agit bien moins que jamais, « maintenant, d'inventer un sirop ou de combiner « une pommade; il faut étudier la peau dans ses « sympathies avec le reste de l'organisme, dans ses « fonctions propres, fonctions importantes, jusqu'à « présent méconnues, dans ses rapports avec les « influences venues du dedans ou du dehors : c'est « la seule voie rationnelle pour nous affranchir des

« prescriptions aveugles de l'empirisme, et pour « arriver enfin à une thérapeutique raisonnée. C'est « celle que j'ai suivie depuis plusieurs années dans « ce cours.

« Mais, en nous plaçant à ce point de vue, fau- « dra-t-il renoncer tout à fait à la méthode de « Willan? Évidemment non. Plus que jamais, au « contraire, j'attache de l'importance à la connais- « sance exacte de la forme, puisqu'elle nous mène « directement à la connaissance du siége. Je con- « serverai donc religieusement une méthode qui « nous a déjà tant servi; mais je la conserverai « comme moyen d'étude, comme procédé de dia- « gnostic; elle sera toujours notre guide, notre « guide indispensable pour arriver à reconnaître « une éruption. Mais, une fois celle-ci reconnue, « nous chercherons à aller plus loin, pénétrés dé- « sormais de cette vérité, qu'après avoir fait d'ail- « leurs une large part à la valeur de la forme, le « temps est venu aujourd'hui de rapprocher les « maladies cutanées par des moyens d'affinité plus « généraux. J'ai apporté à cette œuvre tout ce que « l'expérience et l'observation m'ont enseigné depuis « plusieurs années, et voici le plan que j'ai déjà « suivi depuis quatre ans, et que nous suivrons « encore.

« Je suis loin de regarder cet essai comme une « classification définitive; je crois, au contraire, que « l'expérience et le temps lui apporteront des modi- « fications et des perfectionnements, et je le donne

« ici comme un point de départ d'où nous devons « nous diriger vers le but offert aux investigations « de l'avenir. »

PLAN DU COURS.

Groupe	Genre	Affections
Ier GROUPE. **INFLAMMATIONS.**	1er Genre. ÉRUPTIONS non spécifiques pouvant exister à l'état aigu ou chronique.	Érythème. Érysipèle. Urticaire. Strophulus. Herpes. Eczema. Pemphigus. Impetigo. Ecthyma. Sycosis.
	2e Genre. ÉRUPTIONS non spécifiques existant toujours à l'état chronique.	Rupia. Lepra. Psoriasis. Pityriasis. Pellagre.
	3e Genre. ÉRUPTIONS spécifiques aiguës.	Roséole. Rougeole. Scarlatine. Variole. Vaccine. Varicelle. Miliaire.
	4e Genre. ÉRUPTIONS spécifiques chroniques.	Syphilides.

Groupe	Genre	Affections
IIe GROUPE. **LÉSIONS** de **SÉCRÉTIONS.**	1er GENRE. LÉSIONS de la sécrétion folliculeuse.	Acné. Porrigo favosa.
	2e GENRE. LÉSIONS de la sécrétion de la matière épidermique.	Ichthyose. Productions cornées.
	3e GENRE. LÉSIONS de la sécrétion de la matière colorante.	*Décolorations.* Albinisme. Vitiligo. *Colorations.* Teinte bronzée. Éphélides. Nævi pigmentaires.
IIIe GROUPE. **HYPERTROPHIES.** Développement anormal des parties affectées.		Éléphantiasis (Arabes). Molluscum. Frambœsia. Verrues. Nævi vasculaires.
IVe GROUPE. **DÉGÉNÉRESCENCES.** Tendance à détruire les parties affectées.		Éléphantiasis (Grecs). Bouton d'Alep. Kéloïde. Lupus. Cancer.
Ve GROUPE. **MALADIES HÉMORRAGIQUES.** Maladies caractérisées par la présence du sang, plus ou moins altéré, hors des vaisseaux qui doivent le contenir.		Hémorragies de la peau proprement dites. Purpura. Mélanose.

VIe GROUPE. **LÉSIONS** de la sensibilité de la peau.	Hyperesthésie	générale ou locale.	Lichen. Prurigo.
	Anesthésie.		

VIIe GROUPE. **CORPS ÉTRANGERS.**	Acarus.	Gale.
	Pédiculus.	
	Pulex.	

VIIIe GROUPE. **MALADIES DES ANNEXES.**	**Maladies des poils.** Alopécie. Canitie. Plique. **Maladie des ongles.** Onyxis.

J'ai cru devoir faire cette longue citation. J'ai cru devoir rapporter *in extenso* ce que je disais, ce que j'ai écrit il y a plus de vingt-cinq ans, parce que c'est la meilleure manière de donner une idée exacte de ce qu'était la science des maladies de la peau à cette époque, parce que c'est encore aujourd'hui de l'actualité; et enfin parce que, tout en revendiquant des idées qui m'appartiennent, c'est répondre à priori à ces reproches d'*immobilité* qui m'ont été faits avec un accord si touchant, en me représentant, jusqu'à ce jour, comme stérilement attaché à la forme graphique de la méthode de Willan.

Ainsi on lit, dans l'ouvrage de M. Devergie (2e édition, 1857) :

« M. Cazenave a laissé la dermatologie, en fait de

« classification, là où Biett l'avait posée, dans les « mêmes termes, dans les mêmes idées (page 37). »

Et plus loin, dans un chapitre qu'il consacre à l'examen des classifications, et dans lequel il signale tour à tour celles de Plenck, de Willan, d'Alibert, de M. Baumès, de M. Hardy, il n'est fait aucune mention de celle que non-seulement j'avais professée à la Faculté, mais que je professais chaque année depuis plus de dix ans à l'hôpital Saint-Louis, à côté de lui, dans mes cours... et qui, d'ailleurs, avait été publiée, etc. Je n'ai pas le droit de m'en étonner beaucoup, quand je pense que dans ce chapitre il n'est nullement question de Biett; et qu'en fait de modification de la méthode de Willan, M. Devergie ne parle que de la sienne.

Il n'est cependant pas possible d'admettre que M. Devergie ait péché par ignorance, car déjà dans la première édition (1854) on lit à la page 34 :

« Il y a *sept ans* environ, j'eus *le premier* la pen- « sée de rapprocher les formes morbides cutanées « de l'anatomie de la peau, faite par MM. Breschet « et Roussel de Vauzème. Je produisis ce rappro- « chement dans un de mes cours cliniques à l'hôpital « Saint-Louis. Mais je ne tardai pas à m'apercevoir « que j'étais dans l'erreur la plus complète. *L'année* « *suivante*, un de mes honorables collègues commet- « tait la même méprise dans un enseignement qu'il « fut autorisé à faire passagèrement à la Faculté de « médecine. »

M. Devergie écrivait cela en 1854. Or c'est en

1841, treize ans auparavant, que je faisais ce cours.

Il y aurait lieu de s'étonner de voir M. Devergie chercher à revendiquer ce qu'il regarde comme une erreur, et ce qui pour moi a une extrême importance, si dans tout le cours de son ouvrage, à côté d'une tendance évidente à déprimer Biett, mon honorable maître, on ne remarquait une faculté d'appropriation, bien excusable au milieu d'études nouvelles, mais qui conduit à chaque instant l'auteur à des erreurs semblables.

Du reste, comme je le disais plus haut, dans un accord remarquable, par cela même que, fidèle aux traditions du maître, je persévérais dans la voie qui seule, j'espère le démontrer, peut conduire à des progrès sérieux et durables, je suis resté........ « *à titre de Willaniste, routinier, marchant aveu-* « *glément dans le sentier tracé.* »

Et cependant, depuis cette époque, j'ai continué tous les étés, et cela pendant plus de dix ans, à chercher à propager ces idées dans mes leçons cliniques à l'hôpital, leçons dans lesquelles je développais avec soin le plan du cours, chaque fois imprimé et distribué de nouveau.

Et cependant, toujours dans le même but, j'ai créé et rédigé pendant plusieurs années un journal dans l'avant-propos duquel, en 1843, je disais de nouveau :

« Grâce au double enseignement d'Alibert et de « Biett, nous avons vu successivement se dissiper « l'obscurité qui entourait l'étude de ces maladies.

« Le chaos est débrouillé, la plupart des luttes ont « cessé, et à part quelques efforts malheureux, qui « ne tendraient à rien moins qu'à nous faire reculer « de quarante ans peut-être, presque tout le monde « est d'accord, tous ont adopté le même langage, « tous suivent la même méthode. Le diagnostic des « maladies de la peau est établi. Sous ce dernier « point de vue, la science est familière à tous ; en- « core un pas, et la spécialité aura atteint son but, « ou plutôt ce qui reste à faire à la spécialité, c'est « de se mettre à la tête des travaux qui doivent tendre « *à faire rentrer les maladies de la peau sous* « *les lois communes de la pathologie générale;* « c'est d'appeler tous les médecins à cette œuvre « difficile, c'est de les guider dans cette voie nou- « velle. »

Cet appel, suivi pendant plusieurs années de publications régulières, que je fis dans le but de soutenir les travaux dans cette direction, cet appel ne pouvait pas ne pas être entendu. Il le fut en effet, et l'on y répondit d'une manière différente, tout en s'accordant pour oublier immédiatement d'où il était venu, ce qui, je l'avoue, n'a pas grande importance. Mais ce qui est plus sérieux, c'est l'accord avec lequel les nouveaux venus repoussèrent la main qui les avait initiés ; c'est cette persévérance avec laquelle ils répudièrent l'héritage de nos maîtres, dont ils avaient tant profité ; c'est cette insistance à attaquer la méthode de Willan, qui les avait élevés, dont ils empruntaient, dont ils conservaient à chaque page, souvent littéralement, les divisions, le mode de description, le langage.

Faisons donc rapidement l'examen des travaux récents, et tâchons d'apprécier ce qu'ils ont été, et ce qu'ils peuvent être, pour les progrès de la pathologie cutanée. Nous y trouverons, presque toujours, une critique amère, passionnée, de la méthode de Willan et de Biett, bien qu'elle y règne presque partout en maîtresse. Nous verrons que les uns, comme cela a lieu à certaines périodes de l'histoire, affectent de passer l'ère d'Alibert et de Biett, et font commencer à eux la pathologie cutanée, sans avoir l'air de s'apercevoir qu'ils parcourent une route toute faite, chargée des richesses de leurs maîtres, ou au moins de leurs devanciers. Nous verrons les autres, d'ailleurs plus libres encore, faire table rase, et poser fièrement sur les débris stériles de la science actuelle les bases d'un nouvel et brillant avenir, qui n'est autre chose que le retour au passé, le plus vieux et le plus obscur.

Dans une première édition (1854), annoncée par quelques articles publiés dans les journaux de médecine, et notamment dans le journal de médecine pratique de Lucas Championnière, en 1853, M. Devergie s'exprime ainsi :

« Étranger à tout école antérieure, je me suis créé « des doctrines et une thérapeutique au lit du ma- « lade....... »

Il divise son ouvrage en deux parties : la première

comprend la pathologie générale. Là, après avoir fait connaître *ses doctrines en dermatologie, qui tendent à faire entrer complétement les maladies de la peau dans le domaine de la pathologie ordinaire.....* il jette un coup d'œil sur les causes, etc.

La seconde partie comporte la description de chaque dermatose et sa médication spéciale. « La « méthode de Willan, qui fait reposer la division des « maladies de la peau sur les éléments, non pas ana- « tomiques, ainsi qu'on le dit communément, mais « sur les éléments anatomo-pathologiques de ces « affections, est une méthode imparfaite ; elle n'em- « brasse que les formes simples..... Si on l'envisage « comme élément de diagnostic, on verra qu'elle pré- « sente les mêmes lacunes ; *car les maladies de la « peau ont deux physionomies bien différentes dans « la saison chaude et dans la saison froide. La forme « aiguë prédomine dans la première, la forme chro- « nique dans la seconde ; et, comme l'élément mor- « bide n'est en général bien appréciable que durant « la période aiguë, il en résulte que la méthode de « Willan n'est réellement applicable, dans un grand « nombre de cas, que pendant six mois de l'année.* »

. . . .

En présence de défauts si essentiels, M. Devergie a pensé *qu'un ordre nouveau d'exposition était permis*, et il a choisi celui qu'il regardait comme « le plus propre à placer les unes auprès des autres « les maladies *qui, sous le rapport thérapeutique,* « présentent des analogies de développement, d'âge,

« de tempérament, de constitution, d'évolution et de « forme, se *rattachant ainsi* aux idées d'Alibert, « en cherchant à rapprocher autant que possible les « nouveaux groupes qu'il créait *de la méthode de* « *Willan.* »

Le premier tableau de l'exposition de M. Devergie comprend douze groupes : 1° affections exanthémateuses, 2° affections vésiculeuses et bulleuses, 3° affections pustuleuses, 4° affections cachectiques ; 5° affections papuleuses, 6° affections squammeuses, 7° affections exotiques, 8° affections scrofuleuses, 9° maladies du cuir chevelu, 10° maladies des ongles, 11° productions accidentelles, 12° syphilides.

Telle est la classification par laquelle M. Devergie remplace toutes les autres, qui, dit-il, « manquent « de *logique,* de *pureté de méthode*, et dans les- « quelles tous les faits ne peuvent être groupés au- « tour d'une *idée mère.* »

Il est difficile de saisir l'*idée mère* de M. Devergie, autour de laquelle viennent se grouper des affections vésiculeuses, — des affections cachectiques, — des maladies exotiques, — des maladies scrofuleuses, — des maladies des ongles, etc.

Abordant l'étude des maladies générales, M. Devergie examine successivement les causes, la marche des maladies de la peau ; et, arrivant au diagnostic, il déplore de nouveau l'*insuffisance de la forme morbide;* et il propose un *second* tableau de classification « comme *méthode de diagnostic*, basée sur les pro-

« duits secondaires, voie dans laquelle Alibert est « déjà entré en partie. *Depuis six ans il a vu adop-* « *ter cette méthode avec un tel empressement qu'elle* « *doit avoir des avantages sur celle donnée par* « *Willan.* »

Les maladies y sont divisées en deux grandes classes, maladies *sécrétantes* et maladies *non sécrétantes.*

La thérapeutique générale de M. Devergie se compose de médications *antiphlogistiques*, *antilymphatiques*, *antiscrofuleuses*, *antiherpétiques*, *antipapuleuses*, *antisquammeuses*, de médications composées ou mixtes.

La pathologie générale se termine par un chapitre sur les classifications des maladies de la peau. Après un examen rapide, l'auteur ajoute..... « Telles sont « les principales classifications adoptées..... elles « ont toutes leur côté avantageux, utile. Aux per- « sonnes qui veulent apprendre à reconnaître une « maladie de la peau, je dirai : Attachez-vous à la « classification germanico-anglaise de Plenck et de « Willan, adoptée, avec quelques légères modifica- « tions, par MM. Baumès, Cazenave et Schedel, « Gibert et Rayer (il n'était pas question de Biett); « à celles qui voudraient grouper entre elles les ma- « ladies cutanées, dans le but d'application théra- « peutique générale, pour chaque groupe, adoptez « la dernière classification d'Alibert. »

Enfin, l'auteur termine en donnant un *troisième* tableau. « C'est une classification de Willan qu'il a

« modifiée, étendue et complétée, par l'addition de « maladies et de groupes de maladies : 1° maladies « exanthémateuses, 2° vésiculeuses, 3° bulleuses, « 4° pustuleuses, 5° papuleuses, 6° tuberculeuses, « 7° squammeuses, 8° hémateuses, 9° chromateuses, « 10° cancéreuses, 11° végétantes, 12° corps étran- « gers animés, 13° corps étrangers inanimés, « 14° maladies de la peau et du tissu cellulaire, « 15° maladies des poils, 16° maladies des on- « gles. »

J'aurai occasion de revenir ailleurs sur la pathologie spéciale de M. Devergie.

La seconde édition de l'ouvrage de M. Devergie, qui a paru trois ans après, ne diffère pas notablement de la première. L'auteur y a développé davantage ce qu'il appelle les formes composées; il l'a mise au courant des travaux micrographiques. On y retrouve les trois classifications que j'ai signalées dans la première : l'une, celle qui est destinée à servir au *diagnostic des maladies les plus connues*, et qui divise ces maladies en sécrétantes et non sécrétantes, n'a subi aucune modification. Quant aux deux autres, la classification *d'après l'anatomie pathologique* et la classification par *assimilation*, c'est un mélange des deux premières, dans lesquelles il est difficile de suivre l'idée de l'auteur. A ce sujet, je le laisserai parler lui-même, c'est le meilleur jugement que nous puissions invoquer :

« Voici les motifs qui nous ont dirigé dans cette

« agglomération des maladies : 1° autant que pos- « sible, nous avons mis à côté les unes des autres les « affections qui ont entre elles des analogies de « cause et de thérapeutique ; 2° dans d'autres cir- « constances, nous avons dû faire intervenir la forme « morbide ; 3° dans d'autres cas, le produit morbide « ou l'accident morbide ; 4° enfin l'origine climaté- « rique. Nous sommes arrivé ainsi à constituer qua- « torze groupes de maladies. »

Après avoir exposé ce tableau, l'auteur ajoute, il est vrai : « *Certes, ce n'est pas de l'homogénéité; nous « n'émettons donc ici aucune prétention à une clas- « sification.* »

Comme on le voit, s'attachant à quelques idées générales qu'il n'a pas développées et qu'il n'a pas suivies ; touchant un peu à tout ; ne sachant trop de quel côté s'arrêter, tout en ayant grande envie de se créer une voie nouvelle, M. Devergie a fini par composer un livre mi-Alibert, mi-Willan, et auquel la combinaison malhabile de doctrines différentes est loin d'avoir donné le cachet qu'il cherchait : *une idée mère, la logique et la pureté de méthode.*

Pour M. Bazin, c'est autre chose. Adversaire décidé de l'organisme, il ne croit pas, avec l'école de Paris, que la maladie soit un état normal du corps, caractérisé par une altération de structure ou par un trouble de fonctions ; *c'est un état accidentel et contre nature de l'homme, qui produit et développe un ensemble de désordres fonctionnels ou organi-*

ques, isolés ou réunis, simultanés ou successifs. Il a senti la nécessité d'abandonner les doctrines organopathiques, pour revenir aux principes de la *médecine antique*, c'est-à-dire de la *médecine d'observation.*

Les *lésions* de la peau ne sont pas des *maladies;* elles constituent seulement des *affections* ou symptômes de maladies (1).

M. Bazin n'admet pas de nosographie cutanée, puisqu'il n'y a pas de maladie de la peau. Il y a une symptomatologie, une anatomie pathologique et une séméiotique.

Dans la séméiotique cutanée, les *taches*, les *boutons*, les *exfoliations*, les *ulcères,* sont les quatre formes sous lesquelles se traduisent à la peau toutes les maladies, tant aiguës que chroniques.

Ceci est bien en effet de la médecine antique.

Pour les dermatoses qui dépendent de causes pathologiques, M. Bazin admet (2) trois groupes de maladies constitutionnelles :

1° La scrofule, la syphilis, l'arthritis;

2° La lèpre, la pellagre, la dartre;

3° Le scorbut, le rachitisme.

Quatre groupes de diathèses :

(1) Hippocrate n'avait pas eu l'honneur d'établir la distinction fondamentale, et si éminemment pratique, des maladies de la peau, en celles qui proviennent de causes externes, et celles dites spontanées, ou de causes internes. C'est M. Bazin qui a fait cette importante distinction. Chaque jour l'illustre médecin ne cesse d'insister sur la nécessité de fonder sur cette distinction la classification des affections de la peau. (Baudot, *Thèse*, page 16.)

(2) *Leçons*, etc., p. 9 et 10.

1° Diathèse hémorragique, saccharique, séreuse, calculeuse;

2° D. purulente, pseudo-membraneuse, gangréneuse;

3° D. graisseuse, fibreuse, chondromateuse;

4° D. tuberculeuse, cancéreuse.

« Mais, comme il y a beaucoup de ces diathèses « qui se rapprochent, ou par leurs *lésions* ou par « leurs *symptômes*, des maladies constitutionnelles, « qu'il doit particulièrement étudier...... et comme « il pense qu'il est inutile de s'occuper des maladies « exotiques, telles que la lèpre et la pellagre..... et « comme le scorbut n'est pas d'une observation jour- « nalière. . . . . »
En définitive, M. Bazin réduit l'étude élastique, comme on le voit, des affections de la peau, à quatre maladies constitutionnelles : la scrofule, la syphilis, la dartre et l'arthritis.

Ainsi, pour M. Bazin, les *dartres* ne sont que des symptômes, la traduction d'états morbides, à formes périodiques, qui ne deviennent continus qu'après un temps souvent fort long; mais elles n'en sont pas moins des *unités pathologiques*, toujours identiques, bien que parfois le malade, dans l'intervalle des accès ou poussées, semble jouir en apparence d'une parfaite santé.

Si dissemblables qu'elles soient par la forme élémentaire, les *dartres* se rattachent presque toutes à quatre principes : la scrofule, la syphilis, l'herpétisme, l'arthritis; d'où quatre catégories d'éruptions constitutionnelles : scrofulenses, syphilitiques, dartreuses, arthritiques.

Quand la dartre est pure, c'est-à-dire le *produit exclusif* d'une seule diathèse, le diagnostic est simple et facile. « Malheureusement on a souvent affaire à « *des éruptions cutanées complexes*, et, lorsqu'il « faut faire la part des *influences mécaniques*, du « *parasitisme* et des *combinaisons diathésiques*, « l'homme de l'art le plus exercé peut éprouver de « sérieuses difficultés. »

C'est-à-dire que, lorsque cette *unité pathologique* n'est pas pure, la *dartre* peut être à la fois une éruption dartreuse (naturellement), arthritique, scrofuleuse, parasitaire, etc...; et, comme l'auteur ne fait connaître nulle part les traits qui caractérisent la physionomie de chacune de ces *unités complexes*, il ne peut recommander comme guide, dans ce cas difficile, que beaucoup de *patience* et autant d'*attention.*

M. Bazin a donc rangé les dartres dans quatre groupes de maladies constitutionnelles, comme on l'avait fait pour les syphilides ; mais c'est ici le lieu d'appliquer une question qui a été faite tant de fois à la méthode Willan. L'auteur a-t-il découvert et nous a-t-il fait connaître des symptômes graphiques, des signes spéciaux, qui caractérisent chaque affection de la peau et *en trahissent la nature?* Un eczéma, un lichen étant donnés, a-t-il trouvé les moyens de reconnaître si l'éruption est arthritique ou dartreuse par le fait de l'observation, comme on l'avait fait, avant lui, pour reconnaître une syphilide, sans savoir si le malade a eu, oui ou non, la vérole, quelquefois même malgré les renseignements négatifs; ou, comme M. Hardy, plus logique dans ce sens, a-t-il au moins affecté exclusivement telle éruption à telle catégorie? Non. Aucuns traits spéciaux pour chacune des affections de la peau, qui appartient à tel ou tel groupe, et qui ne sont des *arthritides* que parce que les malades ont eu du rhumatisme ou la goutte, etc.... ou des *dartres;* cette fois je ne sais pas pour quelle raison;.... parce que M. Bazin l'a pensé. Non: aucune éruption n'appartient spécialement à tel groupe; elles y trouvent toutes leur place avec les mêmes traits, la même physionomie, ce qui, pour le dire tout de suite, réduit aux simples proportions d'une question d'étiologie, connue et acceptée de tout le monde, ce que l'imagination de M. Bazin a élevé à la hauteur d'une doctrine, et l'enthousiasme de quelques élèves à la majesté d'un système.

En effet, ces caractères communs et différentiels que M. Bazin a cherché à assigner aux affections constitutionnelles, non-seulement ne sont pas constants, mais encore n'ont aucune valeur sérieuse. Il suffira d'en citer quelques-uns, des plus importants; sous le rapport du siége, par exemple. Les affections cutanées se développent, dit l'auteur, dans des régions spéciales, suivant les maladies constitutionnelles auxquelles elles appartiennent. Nous savons que les scrofulides se montrent de préférence *sur le cuir chevelu,* d'où elles s'irradient *sur les autres par-*

ties du corps..... que les syphilides ont pour lieux d'élection *le front, les ailes du nez, la nuque, les épaules*, etc......

Les arthritides ont aussi *des lieux d'élection* qu'il est important de faire connaître. Elles se développent principalement sur les parties « *découvertes, telles « que la face, le front, la racine des cheveux, la « nuque, la partie* supérieure et antérieure de la « poitrine, les mains, les pieds, les avant-bras et les « jambes. Elles se manifestent, et très-souvent, dans « les régions les plus riches en glandes sudorifères « et pileuses. Le cuir chevelu, la paume des mains, « la plante des pieds, les régions axillaire et ombi- « licale, les mamelles au moment de la lactation, et « enfin les parties génitales. »

C'est-à-dire qu'en fait de lieux d'élection, les arthritides se développent partout, excepté au dos et aux fesses.

« Les herpétides n'ont pas, comme les arthritides, « de siége de prédilection ; cependant on voit souvent « chez les enfants la première manifestation de la « dartre se faire *à la tête, d'où elle ne tarde pas à « s'irradier sur les autres régions du corps.* »

Nous venons de voir que c'est absolument la même chose pour les scrofulides.

Quant à la forme : *les arthritides présentent habituellement la forme nummulaire.*

On sait que l'on retrouve cette forme partout, et principalement dans les syphilides, et même dans les scrofulides de M. Bazin, et surtout dans les maladies qu'il appelle scrofulides parasitaires.

Pour la couleur : *les syphilides laissent à leur suite des taches brunes caractéristiques.*

Ces taches existent après beaucoup d'éruptions non syphilitiques, et M. Bazin aurait mieux fait de parler de la teinte cuivrée, caractéristique de la syphilide.

« La couleur des arthritides est d'un rouge vi-
« neux, ressemblant à la couleur de la framboise;
« quelquefois la congestion est portée *jusqu'à l'hé-*
« *morragie.* Les herpétides humides offrent une
« coloration rosée. Dans la forme squammeuse de la
« dartre les squammes sont blanches, quelquefois
« d'un blanc nacré; dans les arthritides sèches, les
« squammes sont d'un blanc mat, etc..... » Il en est de même des caractères que l'auteur tire des produits excrétés, de la marche et de la distribution des affections, etc.

Les caractères objectifs, qui, d'ailleurs, manquent souvent comme on le voit, sont sans valeur par eux-mêmes, et ne pourraient servir le plus souvent au diagnostic. Aussi M. Bazin (1) a-t-il puisé, à cinq sources différentes, les moyens de remonter à la nature de l'affection, à la maladie constitutionnelle. Après les caractères objectifs, ces sources précieuses

(1) *Leçons du cours* 1864, thèse de M. Baudon.

sont : le *numéro d'ordre* de l'évolution, les affections *coexistantes*, les *antécédents* et la *thérapeutique*.

Ainsi, comme je le disais plus haut, une éruption, un eczéma sera une scrofulide s'il se développe chez un individu atteint d'engorgement glandulaire, etc... une arthritide, si le malade a eu précédemment du rhumatisme; une dartre.... on ne trouve pas pourquoi. « Et enfin, comme dernier caractère des sy-« philides, nous signalerons leur disparution sous « l'influence d'un traitement mercuriel. »

Mais, à défaut de traits caractéristiques qui signalent les *affections* de la peau appartenant à telle ou telle catégorie dont elles ne sont, après tout, qu'une partie peu importante, ces catégories elles-mêmes peuvent-elles être définies? M. Bazin sait-il, nous a-t-il dit ce que c'était que la dartre, l'arthritis, la scrofule, la syphilis?

Pour la syphilis, je ne m'y arrêterai pas; c'est elle qui a séduit M. Bazin. C'est le patron sur lequel il a taillé ses maladies constitutionnelles, sans réfléchir que le même patron ne va pas à toutes les tailles, et sans s'apercevoir que ce qui est vrai, clair, facile à reconnaître pour la syphilis et les syphilides, ne l'est plus pour les catégories qu'il a inventées.

M. Bazin n'aime pas beaucoup les définitions précises. Cependant on lit dans la thèse de M. Baudon :

« L'arthritis est une maladie constitutionnelle, « non contagieuse, caractérisée par la tendance à la

« formation d'un produit morbide (tophus) et par « des affections *variées* de la peau, de l'appareil « locomoteur et des *viscères*, affection se terminant « *généralement par résolution.* »

Comme les maladies constitutionnelles sont très-multipliées, M. Bazin en a simplifié l'étude, et, prenant en considération cette circonstance importante que, bien que *anatomique*, la division des accidents syphilitiques, en trois ou quatre périodes, se rapproche singulièrement de l'évolution naturelle des symptômes, il a appliqué la même division aux autres maladies constitutionnelles.

La première période de l'arthritis est caractérisée par des affections légères, superficielles, des membranes muqueuses et de la peau. Ainsi beaucoup de coryzas, d'angines, de bronchites, certaines éruptions aphtheuses, des ophthalmies *spécifiques*, le zona, l'urticaire, le *furoncle,* l'anthrax, l'érythème noueux, doivent être rapportés à l'arthritis.

Dans la deuxième période, les affections tégumentaires se prononcent davantage. L'œil exercé peut saisir dans les éruptions cutanées des *caractères spécifiques*..... une *certaine coloration bleuâtre* des téguments qui les entourent, quelquefois des *varices ;* la douleur pungitive, lancinante, qui accompagne chacun des éléments éruptifs.....

Mais surviennent les affections pathognomoniques : attaque de goutte aiguë ; rhumatisme articulaire aigu, avec tous les symptômes des phlegmasies les plus franchement inflammatoires ; fièvres, etc.....

dans l'intervalle, les rhumatalgies, les crampes, les contractures d'origine rhumatismale.

Dans la troisième période de l'arthritis, les affections articulaires deviennent fixes et se généralisent. Il se forme autour des articulations des dépôts de matières tophacées.

Enfin, dans la quatrième, les viscères sont affectés : maladies organiques du cœur, asthme, catarrhe suffocant, etc.

Je n'ai pas l'intention de faire ici la critique des opinions de M. Bazin en pathologie générale ; libre à lui de faire une maladie constitutionnelle, une entité pathologique dans laquelle les affections rhumatismales le plus franchement inflammatoires ne sont fatalement que la seconde période d'une maladie caractérisée dans sa première par du coryza, des affections aphtheuses, des ophthalmies, l'urticaire, le furoncle, le zona ; plus tard, par des affections des viscères, des maladies organiques..... et *se terminant généralement par résolution.*

J'ai voulu seulement mettre ce court extrait sous les yeux du lecteur, pour qu'il puisse apprécier ce que sont au milieu de tout cela les *arthritides*, avec les caractères objectifs que nous savons.

J'ajouterai toutefois, pour achever de donner l'idée de la netteté sévère avec laquelle M. Bazin établit ses maladies, « qu'il réunit sous la dénomina-« tion commune d'arthritis la goutte et le rhuma-« tisme, confondus par des hommes d'un incontes-« table mérite, mais qui sont pour lui deux entités

« pathologiques *distinctes*..... » et que le trait principal de la définition est la tendance à produire un tophus, trait qui n'appartient qu'à la goutte.

Quant à la dartre : « C'est une maladie constitu- « tionnelle à longue période, à marche lente, conti- « nue ou intermittente. Ses affections, nombreuses « et protéiformes, alternent souvent les unes avec les « autres..... Le *principe morbifique* quitte la peau « *pour se porter* sur les membranes muqueuses. A « l'irritation cutanée succède l'irritation catarrhale ; « le catarrhe disparaît, il vient une fièvre larvée, « une névralgie périodique. Puis, au bout d'un « temps plus ou moins long, une lésion organique « viscérale qui entraîne la mort du sujet qui en est « atteint (1). »

La première période est signalée aussi par des ophthalmies, des coryzas, des angines. On retrouve des pseudoxanthèmes, et encore l'urticaire, l'érythème, l'inévitable zona.

Dans la deuxième période, les *manifestations cutanées* persistent avec plus d'opiniâtreté : *la dartre se traduit à la peau avec tous les caractères qui lui sont propres :* elle est sèche ou humide.

La troisième période est remarquable par la tendance que les dartres ont à disparaître plus ou moins brusquement. Le travail morbide se porte avec toute

(1) L. c., *Leçons théoriques et cliniques,* 1858, p. 26.

sa violence sur les organes internes, la vessie, le foie, la rate, le poumon, etc.

Dans la quatrième période, les *accidents* ne se déplacent plus. Ils sont *fixes,* et suivent une marche *graduellement progressive* et fatale vers une fâcheuse terminaison.

Les organes internes eux-mêmes ont subi les atteintes du vice herpétique. Tantôt on observe les signes les moins équivoques d'un ramollissement de la membrane muqueuse gastrique, ou d'un cancer de l'estomac ou du foie. Chez certaines femmes, on découvrira des tumeurs des ovaires ou de l'utérus.

« Quelle est la nature des altérations viscérales
« propres à la dartre, et comment les distinguer des
« lésions d'origine scrofuleuse ou syphilitique? La
« fausse direction imprimée de nos jours aux re-
« cherches d'anatomie pathologique est cause que
« tout est encore à faire sur cet intéressant sujet
« (*loco citato*, p. 27 à 32). »

Je crois que cette citation doit suffire, sans commentaires, pour établir ce que je disais plus haut : qu'il est impossible de comprendre ce que c'est que la dartre de M. Bazin, et que les organiciens n'ont rien à envier à la pathologie de l'auteur sous le rapport de la logique, de la netteté des idées et de la sévérité du langage.

Mais au moins pour la scrofule, comme l'appelle l'auteur, maladie généralement admise, en lui assignant des manifestations spéciales, mais sur la nature de laquelle on est loin d'être d'accord ; pour la scrofule, dis-je, M. Bazin a t-il trouvé, dans ses travaux, le moyen d'éclairer les questions nombreuses attachées à cette entité pathologique complexe, si je peux parler ainsi ? Hélas ! on chercherait en vain dans l'auteur, et même dans la thèse de son élève, quelque chose qui fît connaître quelle est sa pensée nette sur la nature de la scrofule.

« Pour nous, dit M. Bazin, la scrofule est une maladie constitutionnelle non contagieuse, *le plus souvent* héréditaire, d'une durée *ordinairement* fort longue, se traduisant par un ensemble d'*affections*, variables de siége et de *modalité pathogénique*, qui ont cependant pour caractères communs la fixité, la tendance hypertrophique et ulcéreuse, et pour siége ordinaire les systèmes tégumentaire, lymphatique et osseux. » (*Cours de séméiotique cutanée.*)

Lui appliquant sa division en quatre périodes, M. Bazin assigne à la scrofule à peu près les mêmes caractères qui composent sa triade des maladies constitutionnelles, calquée sur la syphilis. A la première période appartiennent les affections *superficielles* du système tégumentaire : des éruptions cutanées, des affections muqueuses catarrhales.

Les éruptions cutanées sont divisées en trois groupes : 1° affections *érythémateuses*, éruption permanente, — l'érythème induré, — la *couperose ;* 2° affections *boutonneuses*, — le strophulus, le lichen, le prurigo, l'acné ; 3° affections *exsuda-*

tives, gourme ou pseudo-teigne, eczème, impétigo, *acne sebacea.*

Dans la deuxième période, les affections du système tégumentaire sont plus profondes. Elle comprend les scrofulides : — la *scrofulide érythémateuse,* — lupus érythémateux, — lupus acnéique ; — la *scrofulide* qui se distingue par des saillies *cutanées* tuberculeuses, — lupus tuberculeux, — scrofulide tuberculeuse inflammatoire, — une variété rare du molluscum des auteurs, — *scrofulide crustacée,* ulcéreuse.

La quatrième période est caractérisée par l'existence d'affections osseuses, et, comme toujours, par celle d'affections viscérales.

J'ai voulu citer textuellement ce tableau des caractères assignés par M. Bazin à la scrofule, parce qu'on y voit figurer en première ligne les fameuses scrofulides, si chères à l'auteur, et qui, en tant que voulant dire éruptions attribuées, avec plus ou moins de raison, à la scrofule, ne signifient rien de nouveau ; c'est ce que l'on trouve à peu près dans tous les auteurs ; c'est même ce que Fuchs avait, avant M. Bazin, aussi décrit à part, sous le nom de scrofuloses (1).

En tant que voulant dire symptôme particulier, caractère objectif d'une certaine période d'une ma-

(1) On trouve dans la classification de Fuchs (*loco citato*) quinze familles. *Scrofuloses :* 1er groupe. Pustules scrofuleuses. 1er genre, favus ; 2e genre, alphus ; 3e genre, rhypia. — 2e groupe. *Tubercules scrofuleux.* 4e genre, lupus ; 5e genre, molluscum ; 6e genre,

ladie constitutionnelle, elles n'ont qu'une médiocre valeur, puisque l'auteur ne dit nulle part nettement ce que c'est pour lui que la scrofule ; puisqu'il admet, à une certaine période, la production du tubercule, et, d'un autre côté, il ne le regarde pas comme pathognomonique de la maladie, qui peut exister longtemps et être très-grave sans lui (1) ; puisqu'il confond évidemment et entasse pêle-mêle sous le nom générique de scrofule une foule de lésions très-différentes, qu'il est temps aujourd'hui de séparer, depuis les simples affections du système lymphatique jusqu'à ce qu'il appelle les écrouelles ; depuis les gourmes jusqu'à la scrofule proprement dite, sans parler des maladies qui, n'ayant rien de commun avec les affections scrofuleuses ou lympha-

kelois. — 3e groupe. Forme scrofuleuse sans fruit. 6e genre, scrophytophyma ; 8e genre, scrophulonychia ; 9e genre, scrophuleosis.

On lit dans une classification du docteur Nicolas de Alfaro, de Madrid :

3e groupe du premier ordre :

Maladies constitutionnelles déterminées par les vices scrofuleux, cancéreux, syphilitique. 1re section. *Scrofules cutanées. Lupus.* Productions pathologiqnes, tubercules, ganglionites, etc. (*Tractato theorico practico de enfermedades cutaneas*, par Nicolas de Alfaro. Madrid, 1840, 2 vol. in-8°.)

(1) Outre les produits *inflammatoires communs*, les affections scrofuleuses développent encore deux produits spéciaux : le *tissu fibro-plastique* et le *tubercule*, qui, cependant, ne lui sont pas exclusivement propres, puisque le tissu fibro-plastique lui est commun avec les affections syphilitiques, et le tubercule avec les affections de la phthisie essentielle. (Bazin, *l. c.*, p. 65.)

Et plus loin, p. 75 : L'anatomie fut causé de la confusion qui dure encore entre le tubercule scrofuleux et le tubercule de la phthisie essentielle.

tiques, s'étonnent, à bon droit, de se trouver en pareille compagnie.

Comme on le voit, séduit par les travaux de ses devanciers sur les syphilides, M. Bazin a voulu ranger les maladies de la peau dans des catégories analogues ; mais il ne s'est pas aperçu qu'il n'y avait d'analogie que dans des cadres qu'il a trouvés tout faits, et que, pour qu'une éruption soit classée parmi les syphilides, il ne suffit pas qu'un malade ait eu la vérole,.... que l'on voit tous les jours une maladie de la peau, qui n'a rien de spécial chez des gens qui ont eu la syphilis ; que telle éruption n'est une syphilide qu'à la condition de présenter des caractères spéciaux, qu'on ne retrouve nulle part ailleurs, et qui permettent de remonter sûrement, comme origine, à une maladie *sui generis*, à la syphilis, en dehors de tout renseignement ; que dans les cadres de M. Bazin il n'y a rien de pareil ; toutes les éruptions, scrofulides, herpétides et arthritides ont la même physionomie ; qu'en ôtant l'étiquette de tel groupe pour la reporter à un autre, il n'y aura rien de changé.

Voilà les doctrines de M. Bazin, examinées au point de vue de la peau, le seul dont nous ayons à nous occuper ici ; pour en faire mieux apprécier la valeur, j'en extrairai quelques corollaires.

Une jeune fille atteinte de cette maladie, qui en est à peine une, qui vient à l'âge de la puberté, qui coïncide souvent avec l'état de santé le plus florissant, de l'acné simple, est, de par M. Bazin, scrofuleuse à la première période, et, comme telle, exposée par conséquent, après avoir traversé les mille et un accidents de la seconde et de la troisième, à se voir menacée plus tard de la tuberculisation du poumon, des ganglions bronchiques du cerveau et de ses annexes, des dégénérescences graisseuses, albumineuses, fibro-plastiques du foie, de la rate, des reins, du pancréas.

Un jeune homme est pris d'un érythème aigu, d'un zona ; il est ou arthritique, ou dartreux, au choix. Si dartreux ; il l'est à la première période, un peu moins que s'il avait un lichen ou un prurigo, qui appartiennent à la seconde; mais il sera exposé à voir, à la troisième, la dartre disparaître, et le travail morbide se porter avec toute sa violence sur les organes internes : la vessie, l'estomac, le foie, la rate et les poumons, et produire des accidents qui, heureusement, ne sont pas *toujours* mortels, comme ceux de la quatrième période, qui est aussi riche que la scrofule en lésions viscérales, parmi lesquelles il faut noter le ramollissement de la muqueuse gastrique, le cancer de l'estomac, du foie : chez les femmes, les tumeurs des ovaires, de l'utérus..... où peut conduire un zona !

L'eczéma, *cette dartre humide par excellence*, est à volonté de la dartre, de la scrofule ou de l'arthritis ; mais à chacun de ces titres, indifféremment, elle conduit aux lésions viscérales les plus graves. Si, en effet, des produits morbides, en quelque sorte spécifiques, appartiennent à la scrofule, à la syphilis, à l'arthritis, *sans que l'auteur en connaisse encore pour la dartre ;* d'autres lésions, aussi nombreuses que variées, paraissent *communes* à plusieurs maladies constitutionnelles, avec des caractères distinctifs pour chacune, sans doute, mais que, dans l'état actuel de la science, *il est bien difficile d'apprécier* (*loco citato*, page 35). Cependant, dans la troisième et quatrième période des maladies constitutionnelles, les affections sont tellement différentes qu'on ne saurait un instant les confondre (*ibid.*, page 36).

En résumé, M. Bazin, subissant le programme qu'avec d'autres il a cru inventer, mais qui était la conséquence des travaux de ses devanciers, a voulu faire rentrer les maladies de la peau dans la pathologie générale, et les faire sortir de cette ornière stérile où les retenaient les Willanistes ; pour cela, brisant leur individualité pathologique, prenant l'étiologie pour de la pathologie, et en laissant de côté un grand nombre qui le gênaient, il les a rattachées à quatre maladies constitutionnelles (pourquoi quatre seulement pendant qu'il y était ?) ; faisant bon marché de leurs caractères objectifs, les réduisant toutes à quatre formes : *taches*, *boutons*, *exfoliations*, *ulcères*, il n'en a plus fait que des symptômes de ces quatre maladies, symptômes bien peu importants au milieu du cortége effrayant qui est l'apanage de chacune d'elles. L'œuvre eût été complète si, logiquement, l'auteur n'avait pas continué à emprunter aux Willanistes leurs dénominations et leurs descriptions.

En un mot, tout individu atteint d'une éruption quelconque aiguë ou chronique,.ou, pour parler le langage de l'auteur, qui a une *dartre*, est nécessairement syphilitique, scrofuleux, arthritique *ou dartreux*.

C'est là ce que M. Bazin appelle revenir à la médecine antique, à la médecine d'observation; en vérité, le retour n'est pas heureux. Les organiciens rendent plus de justice à la médecine antique; s'ils tiennent grand compte de l'état pathologique, des altérations de l'organe, ils font entrer dans leur médecine, qu'ils croient aussi médecine d'observation, l'étude des troubles fonctionnels, celle du sang, des produits sécrétés, etc.... Quand Galien parle du rôle de ces humeurs, de la bile, du phlegme, etc... il y a là quelque chose qu'ils comprennent; mais l'arthritis, mais la dartre de M. Bazin, qu'est-ce ?... En vérité, rien.

Il y a encore, dans les travaux de M. Bazin, une autre partie, tout opposée à celle que nous venons d'examiner, et qui, cette fois, soulève des questions sérieuses et dignes d'attention : ce sont les maladies parasitaires, auxquelles l'auteur a fait une large part.

Adoptant les découvertes de Schœnlein et reprenant les observations de MM. Remarck, Lebert, etc., et surtout de M. Gruby, M. Bazin a ressuscité la famille des teignes, qui, sous son patronage, s'est prodigieusement accrue.

Plus loin j'examinerai, plus en détail, les affections cutanées dites parasitaires. Je ne partage, sur ce point, aucune des opinions de M. Bazin, mais il n'en a pas moins soulevé une question intéressante d'étiologie, ou mieux, pour le dire de suite, d'anatomie pathologique.

Quant aux progrès que cette partie des travaux de M. Bazin a, jusqu'à présent, fait faire à la pathologie, j'ai le regret de dire encore qu'ils n'ont pas été heureux. On avait à grand'peine apporté de l'ordre et de la clarté dans le chaos des maladies différentes, décrites autrefois sous le nom de *teigne*. M. Bazin non-seulement a repris le mot, mais il l'a singulièrement étendu en ne le réservant plus à une maladie spéciale du cuir chevelu, mais en l'appliquant à des affections diverses de nature et de siéges différents.

Le caractère contagieux des unes, non contagieux des autres, était un trait caractéristique qui séparait des éruptions qu'on aurait pu confondre, à cause de leur siége surtout; entraîné par les exigences de sa doctrine, il a assigné ce caractère à toutes, ce qui, cette fois, est une malheureuse erreur.

Au point de vue thérapeutique, aucun moyen nouveau ; seulement il a appelé parasiticides les moyens de traitement employés par ses devanciers. Il a presque inventé l'épilation, qui, rationnellement ou empiriquement, a été de tout temps le remède de la teigne, remède qui a valu aux frères Mahon leur succès incontestable. Les frères Mahon épilent avec les doigts, M. Bazin épile avec la pince. Voilà le progrès. Mais, toujours par le même procédé, M. Bazin épile, non plus seulement dans l'ancienne teigne, mais encore dans plusieurs maladies où l'épilation est au moins inutile, et dans d'autres où elle est impossible.

Voilà, jusqu'à présent, les résultats les plus clairs de cette découverte, dont un auteur moderne a dit (sérieusement, je pense) : « que c'était la plus belle de notre époque. » J'ai peur que l'on n'adopte préférablement le jugement d'un autre de nos collègues, qui prétend que, sans profit, M. Bazin n'a fait, jusqu'alors, que bouleverser la science.

Quant à M. Hardy, il veut, lui aussi, faire sortir la dermatologie de l'*histoire naturelle*, où elle s'était réfugiée depuis le commencement de ce siècle, pour la faire rentrer dans la médecine, la vraie médecine.

Adoptant les principes d'Alibert, peu lui importe qu'une maladie cutanée se présente avec des vésicules ou des pustules; l'essentiel pour le *vrai médecin*, c'est de savoir si elle est accidentelle ou constitutionnelle. Voulant faire rentrer les maladies de la peau dans de grands groupes nosologiques, il a admis d'abord dix classes : les macules, ou difformités ; — les inflammations *locales ;* — les affections parasitaires ; — les fièvres éruptives ; — les éruptions symptomatiques ; — les dartres ; — les scrofulides ; — les syphilides ; — les cancers ; — les maladies exotiques.

« En entendant exposer cette classification, ajoute « M. Hardy, on peut déjà saisir ses *avantages pra-* « *tiques*. D'après cette méthode, en effet, une ma- « ladie cutanée étant donnée, en la classant dans « un des ordres que nous avons admis, on a *im-* « *médiatement une idée nette* de sa nature sur son « pronostic et son traitement. »

Bienheureuse méthode, il faut l'avouer, à l'aide de laquelle, par exemple, l'éléphantiasis des Grecs étant donné, il suffit de le classer dans les maladies exotiques pour connaître *nettement* sa nature, son pronostic et les moyens de le traiter !

Si heureuse qu'elle fût, cependant, M. Hardy l'abandonna plus tard pour une autre classification dont les groupes nosologiques sont *moins grands*. Il rangea les maladies de la peau en onze classes : difformités ; — maladies inflammatoires locales ; — éruptions artificielles, — éruptions parasitaires ; — éruptions dues à une congestion ; — maladies hémorragiques ; — flux ; — névrosines ; — fièvres éruptives ; — et enfin maladies dépendant de causes constitutionnelles, soit les vices dartreux, scrofuleux, syphilitique, pellagreux : lèpre.

Je n'insisterai pas sur les classifications de M. Hardy, dont les doctrines ne semblent pas encore bien arrêtées, et dont l'irrésolution se traduit par des modifications fréquentes. Je ferai remarquer seulement que dans cette nouvelle méthode, d'où la classe des maladies exotiques a disparu, il est vrai, on trouve toujours rangés dans les inflammations locales (auxquelles M. Hardy assigne, en *vrai médecin,* pour caractère commun, d'être accidentelles, non contagieuses et indépendantes de toute diathèse) l'érythème, qui devient une fièvre pseudo-éruptive quand il est noueux ; le zona, l'herpès, l'acné qui est à la fois rangée parmi les maladies inflammatoires locales et les flux ; l'ecthyma secondaire : que l'on trouve dans la même classe, à côté les unes des autres, les éruptions attribuées au copahu pris à l'intérieur, et celles qui sont le résultat de frictions avec certaines pommades, etc.... Je me contenterai de faire remarquer que, dans les doctrines de M. Hardy, on retrouve les *dartres*, sans qu'elles soient mieux définies que dans les maladies constitutionnelles de M. Bazin.

« Nous appelons dartres, dit M. Hardy, les affec-
« tions de la peau à lésions élémentaires différentes,
« non contagieuses, se transmettant *souvent* par
« voie d'hérédité, se reproduisant d'une manière
« presque constante, présentant pour symptôme
« principal des démangeaisons, disposées à s'éten-
« dre, à marche habituellement chronique, et dont
« la guérison a lieu sans *cicatrices*, bien qu'elles
« s'accompagnent souvent d'*ulcérations*. Ces affec-
« tions sont dues à une *disposition générale* de
« l'économie, que nous appelons *diathèse dar-
« treuse*. »

Pour M. Hardy, les *dartres* sont : l'eczéma, le

psoriasis, le pityriasis et le lichen, qui ne se développent jamais que sous l'influence de la diathèse dartreuse, et même M. Hardy a reconnu tout récemment que le lichen et le pityriasis n'étaient que des phases de l'eczéma, et que les dartres ne sont plus représentées que par l'eczéma et le psoriasis, ou le psoriasis et le pityriasis, qui est la même chose !

Je ne reviendrai pas sur ce que j'ai dit plus haut à l'occasion de la dartre de M. Bazin ; j'aime mieux laisser M. Bazin et M. Hardy discuter sérieusement si l'eczéma est toujours une *dartre*, ou s'il n'est pas indifféremment une *dartre* ou une *arthritide*, que ne reconnaît pas M. Hardy.

Espérons qu'il sortira de ces graves discussions quelque chose de plus clair, et surtout de plus utile aux progrès de la dermatologie.

Tels sont les travaux qui ont la prétention d'avoir *rénové*, comme on l'a dit, les *sciences dermatologiques*, et d'avoir élevé au moins un édifice plus ou moins majestueux, qui devra durer plus que l'airain.

Pour les élever, ces édifices, il a fallu pulvériser Willan et les Willanistes, ce qui était facile pour des novateurs.

Comment résister, en effet, à des arguments comme ceux-ci :

— La classification de Willan a l'avantage de fixer l'esprit sur les affections cutanées elles-mêmes ;

— De conduire le médecin à rechercher leurs éléments anatomiques ;

— De séparer nettement les unes des autres les diverses affections, d'en tracer une description exacte.... On l'accorde ; mais c'est un faible mérite quand, à côté de cela, elle élève les lésions et les symptômes au degré de *maladie*.... quand elle considère les affections cutanées, non comme des manifestations symptomatiques de *maladies multiples*, mais comme autant d'*êtres* indépendants, etc.

Tous les Willanistes ont été et sont organiciens ; ils confondirent et confondent encore la *maladie* avec l'*affection*, la *lésion* avec le *symptôme*, et *ne préconisèrent jamais qu'un traitement local.*

Je ne relèverai pas quelques erreurs si maladroitement contenues dans ce réquisitoire, comme celle qui représeute Willan et les Willanistes *ne préconisant jamais qu'un traitement local*.... Les citations mêmes qu'on invoque à l'appui suffisent, ce qui est au moins singulier, pour les réfuter.

Mais je dirai que ces caractères, accumulés sous forme de reproche, sont précisément ceux qui recommandent la méthode de Willan, et qui font qu'elle court grand risque de vivre et de prospérer, malgré l'ombre des édifices les plus majestueux.

Oui, les Willanistes sont organiciens en tant qu'ils considèrent chaque affection de la peau comme une *unité pathologique* ayant ses caractères anatomiques, ses symptômes à elle, et bien nettement séparée de sa voisine, une maladie proprement dite *ayant sa vie propre*, pour me servir d'une expression avec laquelle on a voulu la critiquer; mais ils sont loin de vouloir, pour cela, en faire une maladie essentiellement locale, dans le sens dans lequel on le leur a reproché, ne demandant à être combattue que par des moyens locaux, et ils ne savent pas trop, si on leur a fait l'honneur de les lire avec la moindre attention, où l'on a pu trouver la raison de ce reproche.

Ils ne croient pas, il est vrai, que les affections de la peau ne sont que les symptômes de trois ou quatre maladies dites constitutionnelles ; mais ils les regardent comme étant le plus souvent l'expression symptomatique de troubles variés, et plus ou moins éloignés quelquefois d'un état général très-variable aussi. Ils pensent que le progrès consistera dans l'étude, dans l'appréciation des liens physiologico-pathologiques qui peuvent exister entre telle maladie de la peau et telle affection viscérale, tels troubles fonctionnels, tel état diathésique permanent ou passager.

Pour eux, un *eczéma* est une maladie comme la pneumonie, la bronchite, qui ne cessent pas d'être une unité pathologique, parce qu'elles peuvent être développées ou entretenues par un état général particulier.

Pour eux, un *lichen* est toujours une *maladie*, comme la gastralgie, la névralgie sciatique, etc.....

quoiqu'il se soit produit sous l'influence de causes générales d'excitation du système nerveux.

En envisageant ainsi les maladies de la peau, ils croient être plus dans le vrai que ceux qui ont la prétention de faire la *vraie médecine,* lorsqu'ils rattachent pêle-mêle les affections cutanées à des inconnues.

Encore s'ils étaient logiques! A quoi bon attacher de l'importance à laisser à ces maladies variées des dénominations spéciales, à les séparer par leurs éléments anatomiques et leurs caractères graphiques? Il serait plus simple et plus facile encore de revenir tout bonnement aux vraies dartres sèches, humides, etc., en classant ainsi, d'après leurs apparences, les affections dont le caractère propre n'a plus de valeur, destinées qu'elles sont à ne jamais s'élever au *degré de maladie,* et à rester toujours les *symptômes* dociles de deux ou trois imaginaires.

Comme, malgré les temps d'arrêt, tout s'enchaîne dans le progrès de l'esprit humain, comme le dernier chaînon d'une époque de vérité doit tôt ou tard recevoir le premier de celle qui devra infailliblement venir, il me sera facile de démontrer qu'en persévérant dans la voie que nous avons suivie jusqu'alors, l'étude pathogénique des maladies de la peau se déroule avec une facilité, une évidence, qui ne peuvent échapper qu'à des esprits prévenus ou trop désireux d'aller vite.

C'est l'anatomie et l'anatomie pathologique complétées par l'étude clinique qui nous conduiront, sans effort de l'imagination et avec l'observation seulement, à la connaissance de la nature et, par suite, de la thérapeutique des maladies de la peau.

CHAPITRE II.

CONSIDÉRATIONS ANATOMIQUES.

Nous sommes loin déjà de l'époque où la peau était considérée comme une enveloppe à peu près homogène, composée seulement de feuillets superposés, renfermant quelques glandes.

Aujourd'hui, grâce aux travaux modernes, la composition anatomique de la peau, le système cutané, qui constituent un des chapitres les plus curieux et les plus compliqués de l'histologie spéciale, comprennent l'étude d'appareils variés, d'organes différents, dont les fonctions, comme les altérations diverses, se prêtent mal aux théories exhumées d'un autre temps, et qui ne sont rien moins, au point de vue des progrès de la science positive, que de grossiers anachronismes.

Ainsi, on y trouve un corps papillaire, un appareil sudoripare, etc. ; le tout maintenu dans un tissu comme fibreux, le derme, qui renferme, de plus, des cellules graisseuses, des muscles lisses, des vaisseaux sanguins et lymphatiques, et des nerfs.

La peau, ou *tégument externe*, est une membrane molle et sensible qui limite de toute part la surface du corps, et qui se continue, au niveau des orifices, avec un système de membranes analogues, tapissant les cavités du corps qui communiquent avec l'extérieur. Ces membranes sont appelées membranes muqueuses ou tégument interne.

DE LA PEAU EN GÉNÉRAL.

1° *Caractères physiques.* — La *couleur* de la peau est d'une coloration rosée chez l'enfant naissant, d'un rose moins tendre quelque temps après la naissance. Chez l'adulte, cette couleur varie selon la race, selon les individus, selon les régions du corps que l'on examine. Les saisons et les maladies peuvent aussi la faire varier.

Elle constitue un des meilleurs caractères distinctifs des diverses races humaines ; aussi a-t-on distingué la race blanche, la race noire, la race cuivrée et la race jaune.

La couleur des téguments n'est pas la même chez tous les individus de la même race. Tout le monde sait que, chez les blancs, il existe des peaux blanches à côté de peaux brunes. Tel individu possède une peau d'un rose foncé, tel autre d'un blanc mat ; chez d'autres, enfin, la peau est d'un bleu azuré. Ces différences de coloration ne tiennent pas à la même cause. Le développement plus ou moins considérable du système sanguin de la peau, la plus ou moins grande abondance de pigment, le plus ou moins d'épaisseur, en sont les principales causes. C'est cette dernière surtout, l'épaisseur, qui donne à la peau une couleur d'un blanc mat lorsqu'elle est considérable, et qui l'orne, au contraire, d'une belle teinte azurée, lorsqu'elle est plus mince. Les femmes, en général, présentent cette coloration de la peau, et, on peut le dire, elle ne contribue pas peu à l'éclat de la beauté de leur corps.

Les différentes parties du corps sont diversement colorées. La peau des parties découvertes, exposées à l'air et aux rayons lumineux, est ordinairement plus brune. La peau des organes génitaux dans les deux sexes, les mamelles chez la femme, présentent une coloration plus foncée, etc. (Voir plus bas : *De la peau dans les diverses régions*.)

On sait que les saisons influent sur la couleur de la peau, qui se fonce pendant les chaleurs de l'été. Qui ne connaît aussi l'influence des maladies : maladie d'Addison et autres, cachexies, et celle de cet état physiologique qu'on appelle grossesse? Sans entrer dans les détails de la coloration de la peau dans les cas pathologiques, il n'est pas possible de ne pas dire un mot du changement de coloration des téguments pendant la grossesse. Pendant que le produit de la conception se développe dans la cavité utérine de la mère, il n'est pas un appareil, pas un organe de celle-ci qui ne se ressente plus ou moins de ce changement physiologique. L'appareil nerveux, l'appareil digestif, l'appareil respiratoire, l'appareil génital, sont le siége de troubles variés, parfois singuliers et très-bizarres. Il en est de même du système glanduleux. Mais la peau est modifiée surtout dans sa couleur. Parmi ces modifications de couleur, les unes tiennent à une production exagérée de pigment, les autres tiennent à la fois à la même cause et à une congestion sanguine. Le masque qui vient altérer le plus beau visage pendant la grossesse et qui laisse le plus souvent des traces, la coloration plus foncée du mamelon et de son auréole, l'apparition de la ligne noire entre l'ombilic et le pubis, reconnaissent pour cause une accumulation de cellules pigmentaires. La peau des environs de la vulve, celle des grandes lèvres, les petites lèvres et toute la muqueuse vulvaire se foncent également; en même temps cette muqueuse se tuméfie. Ce changement ne tient pas seulement à la production des cellules de pigment, mais aussi à la congestion des organes génitaux, congestion très-favorable au développement de l'œuf.

L'*épaisseur* de la peau est assez considérable. Elle est en général de 2 à 3 millimètres, si l'on ne considère que la peau dépourvue de sa couche adipeuse. Il nous paraît difficile de séparer celle-ci, qui se confond complétement avec elle. Du reste, plusieurs des éléments de la peau, tout un système, le système des glandes sudoripares, sont placés dans cette couche, et, comme elle est inégalement développée chez les divers individus, elle imprime à la peau de grandes variétés, quant à son épaisseur.

Son *étendue* est considérable, plus considérable que la surface du corps qu'elle revêt. En effet, elle se moule sur toutes les saillies, sur toutes les dépressions, elle arrondit les angles trop saillants, elle comble les cavités trop profondes et ne contribue pas peu de la sorte à arrondir les formes. C'est pour la même raison, et aussi à cause du développement de son système adipeux, que la femme présente des formes plus régulières que l'homme; et ses formes régulièrement arrondies, jointes à la couleur blanche, à la finesse de sa peau, lui impriment un cachet de beauté et de faiblesse.

Puisque le tégument recouvre toutes les parties du corps, il est naturel de penser qu'il a la même étendue; il faut cependant considérer qu'il forme en certaines régions des replis qui contribuent à l'augmenter : sur la circonférence du pavillon de l'oreille, sur les ailes du nez et sur la verge, par exemple.

M. Sappey a mesuré avec soin cette étendue. Il est arrivé aux résultats suivants. La superficie de l'enveloppe cutanée peut être évaluée :

1° Chez un homme robuste et de taille élevée, à 12 pieds carrés environ;

2° Chez un homme de même taille, d'un embonpoint considérable, à 14, 15 et même 18 pieds carrés ;

3° Chez une femme de taille et d'embonpoint ordinaires, à 8 pieds carrés environ.

La *surface* libre de la peau est bien différente de la surface profonde. Celle-ci, en effet, toujours humide, est en rapport plus ou moins intime avec les parties sous-jacentes. Sur le tronc et sur les membres, elle glisse sur les parties profondes au moyen d'une lamelle de tissu cellulaire dont la description ne peut pas trouver place ici, et qu'on appelle *fascia superficialis*. A la paume des mains, à la plante des pieds, l'adhérence est plus considérable et le déplacement de la peau presque impossible (voir plus bas).

La surface libre de la peau présente : 1° des productions cornées, normales et accidentelles ; 2° des saillies permanentes et passagères ; 3° des orifices ; 4° des sillons ; 5° des plis.

1° Les productions cornées sont constituées par les poils, les ongles, les cors, dont la description sera faite avec la structure de l'épiderme.

2° Les saillies permanentes qui ont reçu le nom de *papilles* sont étalées à la surface de la peau. Elles forment dans leur ensemble le *corps papillaire*. Ces petites élevures, destinées, pour la plupart, à la sensibilité, ont été vues pour la première fois, au dix-septième siècle, par Malpighi sur la langue du bœuf, et plus tard, sur la peau de l'homme. Elles ont été étudiées par Ruysch, qui a compris à tort dans leur description la saillie que déterminent sur la peau les follicules pileux, et mieux encore par Albinus, dont la description laisse peu à désirer. Les papilles les plus grandes se rencontrent à la main et au pied;

c'est au talon surtout qu'elles acquièrent le plus grand développement.

Les papilles moyennes sont placées sous les ongles de la main et du pied, et sur le reste de l'enveloppe cutanée se trouvent les plus petites. Leur forme se rapproche plus ou moins d'un cône pour les grandes, d'un cylindre pour les moyennes, et d'un hémisphère pour les petites.

On voit se produire à la surface de la peau, sous l'influence du froid, de la peur, etc., des saillies passagères avec redressement de poils; ce phénomène, qui a reçu le nom de *chair de poule*, a été expliqué différemment par certains anatomistes. M. Kölliker, d'accord en cela avec les autres anatomistes, dit que la saillie est due au follicule pileux qui vient proéminer à la surface de la peau, mais il attribue ce déplacement du follicule à un faisceau musculaire qui partirait de la surface du derme pour s'insérer au fond du follicule. Toutefois ce faisceau musculaire ne serait, suivant quelques autres, qu'un faisceau de fibres élastiques. Le phénomène de la chair de poule n'en est pas moins dû à la contraction de fibres musculaires. En effet M. Ordoñez a constaté, et M. Fort a fait les mêmes observations, qu'il existe, au-dessous des follicules, des faisceaux musculaires disposés en spirales qui soulèvent le follicule par leurs contractions.

3° De nombreux orifices se rencontrent à la surface de la peau. Chaque follicule pileux s'ouvre par un orifice; il en est de même de quelques glandes sébacées et de toutes les glandes sudoripares. Remarquons, en passant, que la paume des mains et la plante des pieds sont dépourvues de follicules pileux et de glandes sébacées, tandis que les glandes sudoripares y abondent.

4° La peau est couverte de petits sillons bien marqués, surtout à la paume de la main et à la plante des pieds. Ces sillons sont séparés par une arête couverte de papilles. Sur la peau qui recouvre la dernière phalange, ils décrivent des courbes concentriques, tandis qu'ils suivent une direction transversale ou oblique sur la peau des autres phalanges et sur celle de la paume de la main et de la plante du pied.

Chez les femmes qui ont eu des enfants et chez les sujets qui ont été affectés d'ascite, on remarque sur la peau du ventre et de la partie supérieure des cuisses, des sillons irréguliers, d'aspect luisant, connus sous le nom de *vergetures*. Ils sont produits par une éraillure du derme distendu. On observe rarement ces sillons indélébiles à la racine des cuisses et au pli de l'aine, chez certaines femmes qui n'ont jamais été placées dans les conditions indiquées. Nous en avons vu plusieurs exemples.

5° Les plis de la peau sont nombreux. Les uns, ce sont les rides, sont dus à la contraction des muscles sous-jacents. Ces rides, passagères au début de la vie, et n'existant qu'au moment même de la contraction musculaire, deviennent permanentes plus tard. On les observe surtout à la face. D'autres sont dus au mouvement des articulations.

Les rides ne viennent pas toujours avec l'âge : — elles apparaissent après des maladies graves ; avec l'amaigrissement qui résulte de grossesses répétées, — à la suite de chagrins, d'excès.

STRUCTURE DE LA PEAU.

La membrane qui enveloppe notre corps est formée de deux couches : l'une superficielle, ou épiderme ; l'autre profonde, ou derme.

1° Derme.

Le derme constitue la partie essentielle de la peau; l'épiderme n'est placé au-dessus que pour le protéger, à la manière d'un vernis. Il est formé d'éléments anatomiques nombreux ; et l'étude rend compte de ses propriétés. Au milieu de ces éléments, on trouve disséminés les *follicules pileux*, les *glandes sébacées*, les *glandes sudoripares*. De petits prolongements s'élèvent à sa surface ; ce sont les *papilles*.

Fibres de tissu conjonctif ou cellulaire, fibres élastiques et fibres musculaires de la vie organique, vaisseaux et nerfs : tels sont les éléments anatomiques qui constituent le derme.

Les fibres de tissu conjonctif, les plus nombreuses, en forment la charpente. Ces fibres forment de gros faisceaux serrés et entre-croisés irrégulièrement. De nombreuses fibres élastiques, qui sont répandues au milieu des précédentes, donnent au derme son élasticité. Ces fibres sont minces, ramifiées et anastomosées entre elles. On trouve encore, disséminées dans son épaisseur, des *fibres-cellules* ou fibres musculaires de la vie organique, qui forment à sa face profonde un plan très-mince. Ce plan musculaire représente chez l'homme le rudiment du peaucier des mammifères. C'est à ces fibres que le derme doit sa contractilité.

Les faisceaux de fibres qui composent le derme, très-serrés à sa face superficielle, s'écartent vers la face profonde et limitent entre eux des espaces, ou aréoles, dans lesquels viennent se loger les pelotons adipeux de la couche sous-cutanée. Ces faisceaux se perdent insensiblement dans l'épaisseur de cette couche, dans certaines régions; se transforment peu à peu en tissu cellulaire, dans d'autres points; et viennent ailleurs s'implanter solidement sur l'aponévrose sous-jacente ; et là, ils divisent la couche graisseuse en une foule de petits paquets, en partie séparés les uns des autres. Chacun des lobules graisseux est pourvu d'une enveloppe spéciale que lui fournit le tissu conjonctif (Kölliker).

Les artères de la peau sont extrêmement nombreuses. Dans certaines régions, le tronc artériel est placé immédiatement sous la peau : c'est ce que l'on observe pour les artères du cuir chevelu, *A. temporale, A. occipitale ;* — de la face, *A. faciale ;* — des doigts et des orteils, *A. collatérales ;* — de la partie inférieure de la paroi abdominale, *A. sous-cutanée abdominale ;* et du scrotum, *A. honteuses externes*. Ailleurs, le tronc artériel est séparé de la peau par l'aponévrose que les ramuscules perforent pour aller se distribuer aux glandes du derme et aux papilles. Les parties de la peau qui recouvrent immédiatement les troncs artériels sont extrêmement riches en capillaires; le cuir chevelu, la face, les doigts et les orteils surtout. On trouve également une grande vascularité dans les régions de la peau abondamment pourvues de papilles : la main, le pied, le gland, les lèvres. Il est à remarquer aussi que le réseau capillaire de la peau est plus abondant sur la ligne médiane du tronc, en avant ; et du côté de l'extension, au niveau des articulations trochléennes. Tous ces capillaires se terminent en réseau, dans les papilles, et à la surface des glandes et des follicules pileux.

Les veines de la peau font suite aux capillaires. Elles cheminent à travers les faisceaux de fibres qui composent le derme et viennent se jeter dans des troncs situés entre la peau et l'aponévrose. Elles sont remarquables par le nombre considérable de leurs valvules et par leurs fréquentes anastomoses en réseau.

Les vaisseaux lymphatiques y sont très-répandus. Ils sont surtout abondants dans les régions où la sensibilité est très-vive, où le système glandulaire est très-développé : la paume des mains, la plante des pieds. Les téguments des organes génitaux des deux sexes sont remarquables sous ce rapport. Ces vaisseaux prennent naissance à la surface du derme; ils naissent surtout dans les papilles, où ils forment un réseau à fines mailles extrêmement superficiel et à la surface même des glandes sébacées. A leur sortie des glandes sébacées ils forment, autour de l'embouchure, une maille assez large qui communique avec des mailles voisines (1). Ces vaisseaux absorbants naissent tous par un réseau à la surface du derme et ne présentent aucune ouverture. Ils vont se jeter dans les ganglions lymphatiques correspondants.

Tous les poils qui recouvrent la surface de la peau sont contenus dans des dépressions du derme en forme de godet. Ce sont les *follicules pileux*, dont l'étude doit être faite avec celle du système pileux.

Les *glandes sébacées* sont des glandes en grappe simple, disséminées dans l'épaisseur du derme, dont elles atteignent la face profonde, mais en restant toujours sur un plan plus superficiel que celui des glandes sudoripares. Elles existent partout, excepté à la paume des mains et à la plante des pieds, dépourvus aussi de follicules pileux. Leur nombre est considérable. Elles sont très-abondantes au cuir chevelu, à la face, aux ailes du nez surtout. Elles sont presque toutes annexées aux follicules pileux, dans lesquels elles viennent s'ouvrir à l'union du tiers inférieur avec les deux tiers supérieurs. Chaque fol-

(1) On ne connaît pas de vaisseaux lymphatiques dans les glandes sudoripares.

licule pileux en reçoit deux et quelquefois plus. Si l'on jette un coup d'œil sur le développement du système pileux qui recouvre toute la surface de la peau, on peut se faire une idée de la prodigieuse quantité de glandes sébacées que cette membrane renferme. Celles qui ne sont pas annexées aux follicules pileux sont rares; on les trouve sur quelques points de la peau et surtout dans l'auréole du mamelon, où elles sont très-développées pendant la grossesse, et connues sous le nom de *tubercules de Montgomery*.

Chaque glande sébacée présente deux parties: un corps et un conduit excréteur. Le corps, arrondi et bosselé, a une épaisseur d'un millimètre environ; il est situé entre les éléments qui composent le derme, et formé de plusieurs culs-de-sac (1 à 10). Chaque cul-de-sac, large de 5 à 35 centièmes de millimètre, s'ouvre dans un petit conduit, et le canal excréteur de la glande, qui vient le plus souvent s'aboucher dans un follicule pileux, est formé par la réunion de ces petits canaux. Ces culs-de-sac et leurs conduits ont une paroi propre, peu granuleuse, adhérente à des fibres élastiques et à des fibres lamineuses qui l'entourent. Cette paroi est tapissée par des cellules épithéliales, sphéroïdales et polyédriques, incolores, transparentes, sans noyau, et renfermant quelques gouttes d'huile qui rompent l'enveloppe de la cellule et qui vont constituer l'humeur grasse qui s'échappe de la glande. Le canal excréteur est cylindroïde, son diamètre est de 3 à 4 dixièmes de millimètre environ.

Il est formé d'une paroi propre qui fait suite à celle des culs-de-sac, et d'une couche interne épithéliale qui fait suite aux cellules d'épithélium qui constituent l'épiderme d'une part, et à celles qui tapissent les culs-de-sac, de l'autre.

La *matière sébacée* contenue dans ces glandes est jaunâtre et onctueuse ; elle est formée : 1° de cellules semblables à celle de la tunique interne de la glande, et remplies de gouttes d'huile ; 2° de cellules épithéliales minces, transparentes, ne contenant aucune matière grasse ; 3° de gouttes d'huile libres ; 4° de granulations moléculaires. Cette matière se répand à la surface de la peau pendant les chaleurs de l'été, et lui donne un aspect luisant. Quelquefois elle est concrète, et alors on la fait sortir par pression des glandes qui la renferment, sous forme de petits cylindres d'un blanc jaunâtre, appelés *comédons*. Lorsque l'orifice de la glande s'oblitère, la matière sébacée s'accumule dans sa cavité, et devient le point de départ d'une foule de tumeurs identiques qui ont été décrites sous des noms très-différents (tannes, kystes sébacés, kystes dermoïdes, loupes, athéromes, etc.). C'est cet orifice qui se montre sur la peau sous forme d'un point noir, dû au mélange de poussière et de matière sébacée au niveau de l'embouchure de la glande. MM. Simon, Robin et Kölliker ont décrit dans cette matière l'*acarus folliculorum*.

Les *glandes sudoripares* furent indiquées, vers la fin du dix-septième siècle, par N. Sténon. Il leur donna le nom de *fontes sudoris*. Depuis, elles ont reçu les noms de glandes miliaires (Boerhaave), glandes hydrophores (Breschet et Roussel); mais celui de glandes sudoripares a prévalu. Malpighi, Duverney, Winslow, les ont admises, mais sans les avoir vues; Bichat nia leur existence, malgré les travaux de G. Cooper, qui dataient du commencement du dix-huitième siècle. En 1827, elles furent étudiées par Eichorn (1), qui n'en connut que le canal excréteur, et encore, incomplétement. En 1833, deux anatomistes allemands, Purkinje et Wendt, en firent une description complète; ils virent le corps de la glande qui n'avait été encore que soupçonné, et les spires du canal excréteur qui n'avaient encore fixé l'attention d'aucun anatomiste. L'année suivante, deux anatomistes français, Breschet et Roussel, les décrivirent avec un grand soin, sous le nom de glandes hydrophores.

Ces glandes appartiennent à la classe des glandes en tubes. Elles existent partout, sans exception, et elles sont situées dans la couche graisseuse sous-cutanée, au milieu des pelotons adipeux qui la constituent. Elles sont surtout abondantes à la paume des mains et à la plante des pieds.

Elles occupent un plan plus profond que celui des glandes sébacées. Le corps de la glande est jaunâtre et difficile à distinguer du tissu qui l'entoure; mais l'acide acétique, après une macération de vingt-quatre heures, rend les glandes plus opaques, en même

(1) *Journal des Progrès*, p. 60, 4e vol., 1827.

temps qu'il rend transparents les éléments du derme. D'une forme plus ou moins arrondie, ces glandes ont un diamètre qui varie entre 5 dixièmes de millimètre et 2 millim. Le canal excréteur s'élève au-dessus de la glande, en se pelotonnant d'abord sur lui-même, puis il traverse perpendiculairement le derme et les couches profondes de l'épiderme jusqu'à la couche cornée; mais, arrivé vers les couches superficielles ou cornées, il décrit des tours de spire dont le nombre varie de six à trente, selon l'épaisseur de l'épiderme, et vient s'ouvrir à la surface de la peau. En examinant superficiellement cet orifice, on pourrait croire qu'il est situé au sommet des papilles; mais, par un examen attentif, on ne tarde pas à s'apercevoir que les crêtes qui forment les papilles sont formées par une double rangée de ces petites saillies, et que c'est entre chaque paire de papilles juxtaposées qu'il se trouve placé. Quelques anatomistes ont voulu chercher à compter ces glandes, ce qui est tout à fait impossible, car leur nombre varie, non-seulement d'une région à l'autre, mais aussi suivant les individus. En 1719, Leuwenhœck en comptait 2,016,000,000 à la surface du corps d'un homme de moyenne taille; en 1827, Eichorn en comptait 10,000,000; en 1852, M. Sappey en comptait de 600,000 à 700,000. A mesure que les années s'écoulent, y aurait-il une diminution dans le nombre de ces glandes? Les procédés employés pour l'évaluation de ce nombre sont-ils défectueux? Ou bien, ce qui nous paraît plus probable, leur dénombrement est-il impossible?

Ces glandes sont formées par un tube en cul-de-sac, enroulé sur lui-même vers son extrémité fermée. Le nombre de ces replis varie de 6 à 12. Ce tube est formé, d'une extrémité à l'autre, par une membrane propre, tapissée à l'intérieur d'une couche d'épithélium nucléaire. Les glandes sudoripares du creux de l'aisselle, étudiées avec soin par M. Robin, sont plus volumineuses, à épithélium pavimenteux, et renferment dans l'épaisseur de la paroi du conduit excréteur quelques fibres-cellules.

Les *papilles*, dont nous avons déjà parlé (p. 69), sont formées par des saillies du derme. Nous avons vu où elles siégent, et comment on les divise quand on considère leur volume. On peut encore les diviser en *papilles simples* et en *papilles composées*, si l'on a égard à leur conformation : les premières sont coniques ou renflées à leur extrémité libre, mais jamais divisées; les autres, au contraire, présentent une base plus ou moins large, sur laquelle se trouvent plusieurs saillies semblables aux papilles simples. Si l'on considère leur structure, on les divise en *papilles nerveuses* et en *papilles vasculaires*. Ces saillies sont toutes formées de substance amorphe, renfermant quelques fines granulations, et quelquefois des noyaux libres assez rares. Elles contiennent, aussi, quelques fibres élastiques fines, et des fibres de tissu conjonctif. — A leur surface, se trouve un réseau mince de vaisseaux lymphatiques qui se continue avec celui du derme. — Les papilles nerveuses renferment encore l'élément nerveux; les papilles vasculaires ne renferment que des vaisseaux; cependant on trouve un grand nombre de ces organes pourvus de ces deux sortes d'éléments. — Chaque papille nerveuse reçoit un ou plusieurs tubes nerveux qui, arrivés au niveau du corpuscule du tact, le contournent et se terminent par une extrémité libre dans la papille. — En se terminant, le tube nerveux perd sa cavité et forme un filament plein. — Les anatomistes qui ont admis la terminaison en anse, pour les nerfs de la peau, se sont mépris, et ont pris pour la terminaison du nerf ce qui n'est qu'une anastomose.

La papille nerveuse est pourvue d'un petit corps qui a reçu le nom de *corpuscule du tact* ou *corpuscule de Meissner*. Ce corps a 5 millim. de diamètre. Il est plein et jaunâtre, et placé au sommet de la papille. C'est une dépendance du périnèvre; on ne le rencontre pas dans les papilles vasculaires.

Il n'y a pas de vaisseaux dans les papilles nerveuses, si ce n'est, quelquefois, une anse vasculaire qui arrive jusqu'à leur base. La papille vasculaire contient une à trois anses vasculaires; elle est complétement privée de nerfs. Souvent une papille vasculaire et une papille nerveuse sont soudées dans une partie de leur longueur; la papille paraît alors bifurquée; il faut connaître ce détail, car, si l'on n'était prévenu, on pourrait croire à la vascularité de la papille nerveuse.

On ne trouve les papilles nerveuses, ou à corpuscule du tact, à l'état d'isolement, qu'à la peau de la paume des mains, de la plante des pieds, de la face antérieure des doigts et du bord libre des lèvres, et à la muqueuse de la pointe de la langue. Les papilles vasculaires se rencontrent isolées, sans mélange de papilles nerveuses, d'après M. Robin (Dictionnaire de Nysten, art. Papilles) sur la muqueuse du gland, du prépuce, de la vulve, du vagin, etc. Sur toutes les autres régions du corps, les papilles vasculaires et nerveuses sont mélangées.

2° Épiderme.

A la surface du derme se trouve une autre couche mince, qui en trahit toutes les saillies, toutes les dépressions : c'est l'épiderme. Cette couche est uniquement constituée par des cellules, auxquelles se rattachent les ongles et les poils. Il n'est pas exact de dire que cette couche n'est pas organisée. Certainement, elle est dépourvue de vaisseaux et d'éléments nerveux, mais elle est composée d'éléments qui ont une organisation propre, puisqu'ils naissent, vivent et se succèdent, comme nous le verrons plus tard.

L'épiderme est mince, de 2 à 4 dixièmes de millimètre. Il est plus épais aux mains et aux pieds, et sur les régions du corps qui ont à supporter des pressions souvent répétées. C'est ainsi que les chaussures étroites en déterminent l'épaississement sur certaines parties du pied (cors). C'est encore de cette façon que se développent les durillons sur les mains des ouvriers. Cette augmentation de l'épaisseur de l'épiderme sur certaines parties du corps dépend souvent de la profession du sujet. Dans le même point, on trouve ordinairement une bourse séreuse sous-cutanée, et la cause qui détermine la formation de l'un favorise le développement de l'autre.

L'épiderme est transparent, insensible; sa surface externe présente, comme nous l'avons déjà vu, des saillies, des sillons, des plis, des orifices. Sa surface interne, moulée sur la surface du derme, présente aussi des saillies et des dépressions qui correspondent aux saillies et aux dépressions du derme. On y trouve aussi des prolongements plus ou moins considérables, lorsqu'on détache l'épiderme après avoir fait macérer la peau jusqu'à putréfaction. Ces prolongements sont aussi nombreux que les glandes sébacées, les glandes sudoripares et les follicules pileux réunis; ils sont formés par l'épiderme qui se prolonge dans la cavité de ces organes pour en former la tunique interne. Dans les follicules pileux, l'épiderme adhère au poil, de sorte qu'en détachant l'épiderme de la peau putréfiée, on enlève aussi le poil contenu dans le follicule.

L'épiderme est formé de cellules d'épithélium pavimenteux stratifié. Ces cellules forment trois couches qui se confondent; et, s'il est possible de séparer les deux superficielles sous le nom de corps muqueux et d'épiderme proprement dit, il faut dire que le mode de développement et l'identité des éléments de ces deux couches ne permettent pas de les décrire séparément. Nous ne décrirons donc à l'épiderme qu'une couche, qu'un seul élément, mais nous nous empressons de dire que cet élément forme une couche, d'aspect particulier, selon l'époque de développement à laquelle il est parvenu. Profondément, par exemple : dans la couche qui touche le derme, les cellules épithéliales de l'épiderme sont polyédriques, régulières, juxtaposées et colorées dans les parties foncées, et surtout chez les nègres, par de la mélanine. C'est à cette couche qu'on donnait le nom de *pigment* ou de *couche pigmentaire*. Par-dessus cette couche on en trouve une autre, formée de cellules un peu aplaties et confusément entassées; elle est molle, et constitue ce qu'on appelle le *corps muqueux Malpighi.* Superficiellement, enfin, des cellules lamelleuses minces, généralement sans noyau, adhérentes entre elles, constituent la *couche cornée* ou *épidermique*.

Le *pigment* est cette matière noire qui donne à la peau une couleur plus ou moins foncée et qui tapisse la face interne de la choroïde. On a donné le nom de *couche pigmentaire* à la partie profonde de l'épiderme qui renferme cette matière noire. Chez l'homme blanc, il ne forme pas une couche régulière ; il est très-inégalement répandu dans les régions. Souvent certains points de la peau prennent une teinte brune, temporaire ou permanente, sous l'influence de certains états physiologiques ou pathologiques (grossesse : maladie d'Addison). Lorsqu'il se développe en masse sous l'influence d'une cause pathologique, on a des tumeurs, appelées *mélanoses*.

Le pigment est une substance organique, connue sous le nom de *mélanine*. Plus ou moins brune, unie à des principes immédiats azotés, cette substance existe sous forme de *granulations pigmentaires*. Ces granulations sont libres ou déposées dans les cellules les plus profondes de l'épiderme; la plus ou moins grande abondance de ces granulations, dans cette couche, détermine la plus ou moins grande coloration de la peau en noir. A mesure que ces cellules, profondément situées, se rapprochent de la surface de l'épiderme, les granulations pigmentaires pâlissent et disparaissent; en sorte que les cellules les plus superficielles sont uniquement formées par la paroi aplatie, sans noyau et sans granulations.

Le *corps muqueux* fut décrit pour la première fois par Malpighi, dont il porte le nom, à la face profonde de l'épiderme de la langue. Cet auteur le considère comme une lame percée de trous, erreur qui fut réfutée bientôt après par Albinus, qui fit voir la parfaite continuité de cette couche dans toute l'étendue de la peau (1). Bichat en fit, bien à tort, un plexus vasculaire, qu'un anatomiste, Gaultier, vint ensuite diviser en quatre couches superposées. Purkinje et Henle ont démontré qu'il n'y a là aucun

(1) Chaque trou correspondait à une papille, ce qui tenait au mode de préparation : Malpighi faisait bouillir une langue dont il enlevait l'épiderme, tandis qu'Albinus procédait par macération de la peau.

vaisseau, et que cette couche est uniquement constituée par des cellules.

Si on laisse macérer pendant douze jours, dans parties égales d'acide acétique et d'eau, un lambeau d'épiderme, on peut, au bout de ce temps, séparer deux lamelles superposées, l'une superficielle, blanche, l'autre profonde, un peu brune. Celle-ci est le corps muqueux. On le rencontre partout où se trouve l'épiderme, puisqu'il en est une partie constituante; on le trouve même sous les ongles dont il est facile de le séparer. Cependant il nous paraît difficile de ne pas dire que cette couche est si intimement confondue avec la couche superficielle qu'elle ne doit pas être décrite séparément. Comme les couches superficielles de l'épiderme, elle est dépourvue de vaisseaux et de nerfs; comme elles aussi, elle est formée de cellules épithéliales. Seulement, elles sont moins aplaties, leur noyau n'a pas encore disparu, et les granulations pigmentaires y sont rares. Nous voyons là une période de l'évolution des cellules épithéliales de l'épiderme qui naissent à la surface du derme, renferment des noyaux et des granulations pigmentaires, et se rapprochent peu à peu de la surface libre, tandis que les noyaux et les granulations disparaissent graduellement. Elles s'éloignent de plus en plus du derme, parce qu'elles sont poussées par d'autres cellules nouvellement formées.

DES ONGLES.

Les ongles sont des lames cornées de même nature que l'épiderme, qui recouvrent la face dorsale de l'extrémité libre des doigts et des orteils. Ils sont enchâssés dans une dépression de la peàu qu'on appelle matrice. Celle-ci, plus profonde à la partie moyenne, diminue vers les côtés, pour disparaître complétement sur les bords de l'ongle. Elle contient un peu plus du quart de la longueur de cette lame cornée.

L'ongle présente la *racine,* le *corps* et l'*extrémité libre.*

La *racine* est enchâssée dans sa matrice ; elle est blanche, opaque, mince et molle. Son bord libre est dentelé et contracte des adhérences avec la couche superficielle de l'épiderme qui s'enfonce entre la racine de l'ongle et le repli cutané qui la recouvre. Une partie de la racine se voit à l'extérieur ; elle est blanche, en forme de croissant, et beaucoup plus apparente sur l'ongle du pouce ; c'est la *lunule.*

Le *corps* de l'ongle a la forme d'une gouttière plus ou moins prononcée selon les sujets, et présente une surface convexe libre et une surface concave adhérente. Chez les phthisiques, cette forme est altérée ; la partie libre de l'ongle se renverse vers la face palmaire, et, au lieu d'une gouttière, on a une calotte plus ou moins régulière. Cette forme de l'ongle, jointe au rétrécissement du doigt au-dessus de la troisième phalange, a fait donner à ces doigts le nom de *doigts en baguette de tambour* (doigts hippocratiques). La face convexe de l'ongle présente des stries longitudinales marquées qui ont fait croire à certains anatomistes que cette lame est formée par la réunion de plusieurs poils juxtaposés, et qui sont dues aux rangées de papilles situées au-dessous. Certains ongles présentent des sillons transversaux beaucoup moins apparents. Beau a remarqué que les maladies laissent sur les ongles une trace de leur passage. Pendant la maladie, il semble que le développement de l'ongle s'arrête pour continuer plus tard sa marche. Cet arrêt de développement est trahi par un sillon transversal taillé à pic, et linéaire si la maladie a été brusque et courte. La face profonde du corps de l'ongle est très-adhérente au corps muqueux; cependant on a vu, à la suite d'accidents, l'avulsion de l'ongle sans lésion du corps muqueux. Ces exemples doivent être rares, trop rares pour croire, comme M. Sappey (1), que l'avulsion de l'ongle est ordinairement une opération peu douloureuse. Cette face profonde présente les mêmes stries que la face superficielle, et dues comme elles aux rangées papillaires du derme. Les bords du corps de l'ongle se dégagent peu à peu des extrémités de la matrice, et se confondent avec l'épiderme comme le bord dentelé de la racine.

Le *bord libre* se détache du doigt et s'accroît

(1) *Anat. descript.*, p. 486, t. II.

sans cesse. Il a de la tendance à se recourber vers la pulpe des doigts lorsqu'il a une certaine longueur, comme il est facile de le voir chez certains vieillards des hospices.

Les rapports de l'ongle avec les différentes couches de la peau n'ont pas été indiqués de la même manière par les divers anatomistes. Aujourd'hui il paraît incontestable : 1° que le *derme* recouvre une partie de l'ongle, s'adosse à lui-même pour y former un repli, et rétrograde pour passer à la face profonde en formant la matrice. Il ne touche l'ongle par aucune de ses parties. 2° Que le *corps muqueux*, ici seulement, bien distinct des couches superficielles de l'épiderme, se comporte comme le derme, qu'il accompagne partout. Il n'est en contact avec l'ongle qu'à la face profonde de celui-ci dans toute son étendue. 3° Que la *couche cornée de l'épiderme* avance au niveau du bord libre que forme la peau sur la racine de l'ongle, s'adosse à elle-même pour former le long de ce bord libre un repli mince et transparent qui le déborde de 5 dixièmes de millimètre à 1 millimètre. Cette couche accompagne ensuite le corps muqueux en se renversant jusqu'au fond de la matrice, où elle se confond intimement avec l'extrémité de la racine. Sur les bords, l'épiderme se confond avec l'ongle de la même manière. Enfin, au niveau du bord libre de l'ongle, l'épiderme s'insère sur lui, au moment où il abandonne la pulpe pour devenir libre. On voit, en résumé, que l'ongle n'est autre chose qu'une portion des couches superficielles de l'épiderme épaissie, se confondant par sa périphérie avec les cellules de la même couche et recouvrant, comme ces dernières, le corps muqueux de Malpighi.

La structure de l'ongle est la même que celle de l'épiderme ; les cellules y sont plus serrées et disposées en lamelles. Dans le corps muqueux, chez l'adulte, se trouve une grande quantité de granulations interposées aux cellules.

DES FOLLICULES PILEUX.

Les poils sont contenus dans des dépressions de la peau, analogues à la matrice des ongles, et qu'on pourrait appeler matrices des poils. Ce sont les follicules pileux, dépressions qui ont de 1 à 5 millimètres de longueur, et de 5 millimètres à 2 millimètres d'épaisseur, plus étroites à l'orifice que dans les parties profondes. On en distingue deux variétés : 1° *variété tubuleuse ;* 2° *variété arrondie*. Ceux qui ont forme de tube sont les plus longs ; ils renferment ordinairement des poils très-longs, et alors ils dépassent la face profonde du derme, touchent le tissu adipeux sous-cutané, et sont pourvus de deux ou plusieurs glandes pileuses. Quelques-uns de ces follicules tubuleux ne dépassent pas le derme et ne sont pas pourvus de glandes pileuses; ils renferment alors des poils de duvet, des poils rudimentaires.

Les follicules de forme arrondie sont peu profonds,

n'ont jamais de glandes et renferment toujours des poils rudimentaires.

L'orifice du follicule est étroit et embrasse plus ou moins étroitement le poil. La matière sébacée exhalée par les glandes et remplissant le follicule peut cependant glisser le long du poil et le protéger. Lorsque cette matière est abondante, on dit que les poils sont gras.

Le fond du follicule présente un renflement : c'est le *bulbe pileux* (*papille* de Ruysch), sur lequel s'implante le poil. Il est formé par une saillie du derme, surmontée d'une foule de cellules plus ou moins arrondies, à noyaux analogues à ceux des cellules naissantes des parties profondes de l'épiderme.

Le corps du follicule se confond avec les fibres du derme par sa surface externe. Sa surface interne, tapissée par l'épiderme, est en rapport avec la racine du poil, dont elle est séparée par la matière sébacée. C'est à l'union du tiers supérieur avec les deux tiers inférieurs du follicule, qu'on voit l'embouchure des glandes pileuses, quand elles existent.

Le follicule est formé de deux tuniques : l'une, externe, fibreuse, se confondant avec le derme et recevant un réseau vasculaire assez riche ; l'autre, interne, formée par un prolongement de l'épiderme ; c'est un épithélium pavimenteux, à noyau : il s'enfonce jusqu'au bulbe, et là il se redresse pour se confondre avec la surface du poil. Le bulbe est donc un renflement surmonté de cellules, renflement qui repousse l'épiderme au centre du follicule et qui donne naissance à un produit épidermique analogue à l'ongle, le poil. Il a déjà été question des glandes et de la matière onctueuse qu'elles fournissent, à propos des glandes sébacées (1).

Des poils. — Des filaments de nature épidermique recouvrent toute la surface du corps, la paume de la main et la plante du pied exceptées ; la face palmaire des doigts et des orteils en est également dépourvue.

Partout les poils sont extrêmement abondants, et si quelques régions, telles que le nez, la mamelle, etc., en paraissent dépourvues : cela tient à leur petitesse extrême.

On peut distinguer à la surface du corps deux espèces de poils : les poils proprement dits et les poils du duvet. Ceux-ci se développent chez certains individus qui paraissent peu velus. C'est l'inégal développement des poils, et non leur nombre, qui explique la différence du système pileux aux divers âges, dans les deux sexes et chez les divers individus.

La forme des poils est variable : les uns sont cylindriques, les autres aplatis, d'autres triangulaires, quadrangulaires, etc. Ces deux dernières formes se voient surtout dans les poils de la barbe et du pubis.

Leur couleur varie comme les individus ; elle est

(1) Voir page 75.

souvent en harmonie avec la couleur des yeux, et tandis que les cheveux blonds viennent orner un beau visage aux yeux bleus, les cheveux noirs accompagnent des yeux foncés, au regard vif et pénétrant.

Les poils sont très-résistants et se cassent difficilement ; dans certains états pathologiques ils se rompent cependant avec la plus grande facilité.

Ils attirent l'humidité de l'air et s'allongent en s'humectant. C'est sur cette propriété des poils qu'est fondé l'hygromètre de Saussure. Ils sont pourvus aussi d'élasticité ; car, après avoir été allongés par l'extension, ils reprennent, en grande partie au moins, leur longueur primitive.

Le poil se compose de deux parties, la racine et la tige.

La racine est contenue dans le follicule pileux. Elle s'élargit en bas, et se confond avec le bulbe du follicule. Le renflement qui la termine a été appelé bulbe du poil. Il est formé de même substance que le bulbe du follicule, et ces deux renflements superposés n'en forment qu'un seul.

La tige, de forme variable, le plus souvent cylindrique, se termine en pointe. Quelquefois elle est bifurquée et même trifurquée.

Le poil est creusé d'une extrémité à l'autre d'un canal rempli d'une matière grenue (*substance médullaire*), d'une consistance molle, plus ou moins brune selon la couleur des cheveux.

La substance corticale est striée longitudinalement. Les fibres qui forment ces stries sont juxtaposées et entourées, de distance en distance, par quelques fibres transversales. Elles sont toutes le résultat de la transformation des noyaux du bulbe du poil. En effet, à mesure qu'on se rapproche de ce bulbe, on voit les fibres diminuer peu à peu de longueur, former des noyaux allongés vers la partie supérieure de la racine, ovales vers la partie inférieure, pour devenir tout à fait ronds au niveau du bulbe, et là les noyaux du bulbe du poil se confondent avec ceux du bulbe du follicule, pour former un seul et même organe.

Cette structure fait voir jusqu'à l'évidence l'analogie qui existe entre les poils et les ongles. Comme eux, le poil est dépourvu de vaisseaux et de nerfs, il est insensible; comme eux, il se continue sur le pourtour de sa racine avec l'épiderme qui tapisse le follicule pileux; comme eux, il présente sous son enveloppe épidermique, une substance molle, le corps muqueux. Seulement le poil est complétement arrondi, en forme de canal, au lieu de présenter la forme de gouttière comme l'ongle ; en s'enroulant complétement il a emprisonné dans son canal le corps muqueux et le pigment.

On pourrait le considérer encore comme une excroissance de l'épiderme formée au centre par le corps muqueux, et tout autour par les cellules épithéliales modifiées.

COMPOSITION ET CARACTÈRES CHIMIQUES DE LA PEAU.

1. Derme (1). Le derme, débarrassé du tissu adipeux et du tissu cellulaire sous-cutané, de l'épiderme et de ses produits épidermiques, et soumis à l'analyse par Wienholt, est composé de :

Eau	57,50
Matières extractives solubles dans l'eau.	7,60
d° d° dans l'alcool.	0,83
Albumine	1,54
Tissu cutané, vaisseaux et petite quantité de tissu cellulaire	32,53
	100,00

La *lumière* agit sur le derme en le colorant en brun ; il suffit, pour s'en convaincre, de comparer la peau des parties découvertes du corps à celles des autres parties, la peau de la main du laboureur à celle de la main d'un homme de cabinet. Cette action de la lumière est indépendante de celle du calorique.

Le *calorique et le froid* agissent différemment sur la peau, selon les degrés auxquels ils se trouvent quand ils y sont appliqués. Une chaleur modérée dilate les veinules et les artérioles de la peau, y détermine un afflux du sang, et par conséquent la tur-

(1) Pelouze et Frémy, 6e volume, p. 244, 2e édition.

gescence. Si la chaleur est plus intense on observe une désorganisation de la peau en rapport avec les degrés du calorique. Le froid, au contraire, détermine la contraction des mêmes vaisseaux, et, par conséquent, la décoloration de cette membrane. S'il est intense, il détermine la désorganisation de la peau par mortification, et ses effets alors présentent une certaine analogie avec ceux de la brûlure.

L'*air* agit sur la peau du vivant en enlevant sans cesse les liquides exhalés par cette membrane. Il dessèche la peau détachée du cadavre, la rend ferme, résistante et transparente. Dans cet état de dessiccation, elle n'exhale aucune mauvaise odeur. L'air détermine sur le cadavre la putréfaction de la peau ; elle devient terne, puis verdâtre ; elle est alors très-fétide ; son épiderme se détache.

L'*eau* ne détermine la putréfaction du derme qu'au bout de trois ou quatre mois, beaucoup plus tard que celle des membranes fibreuses et des tendons. L'eau bouillante le dissout lentement, en le convertissant en gélatine.

L'*acide sulfurique* dissout le derme, à la température ordinaire, en le réduisant en une pulpe noirâtre. L'*acide azotique,* même peu étendu, amène plus difficilement cet état pulpeux.

Les *alcalis* le dissolvent en partie, mais leur action est bien différente sur le vivant ; jamais on n'obtient sur le cadavre, par les alcalis concentrés, les escarres qui se forment sur la peau du vivant, en quelques minutes seulement.

Le *tannin*, le *bi-chlorure de mercure*, le *sulfate de peroxyde de fer*, forment avec le derme des combinaisons imputrescibles ; c'est sur cette propriété qu'est fondé le tannage des cuirs.

L'*alcool* et l'*éther* n'ont aucune action sur le derme.

2° Épiderme. L'épiderme a été analysé par M. John, il renferme :

Matière cornée...........	93,00
Substance gélatiniforme...	5,00
Graisse.................	0,50
Sels, acides, oxydes......	1
	99,50

Les sels sont du lactate, du phosphate et du sulfate de potasse ; du sulfate et du phosphate de chaux.

L'*air* l'altère à peine. Il le durcit un peu, et le rend un peu plus cassant ; mais il reprend au contact de l'eau sa souplesse primitive. Il ne se putréfie pas.

L'*eau*, pendant la vie, blanchit l'épiderme et le ride lorsqu'elle a été longtemps en contact avec lui. Cette blancheur tient à ce qu'il s'imbibe de liquide. Dans cet état, la sensibilité est obtuse. On peut, à l'exemple de Bichat, s'assurer du fait, en plongeant les doigts dans un cataplasme pendant toute une nuit. Sur le cadavre, l'épiderme blanchit au contact de l'eau, mais ne se ride point ; il se ramollit au bout d'un temps très-long. Par l'ébullition, il est facile de séparer l'épiderme du derme.

La *lumière* n'a aucune action sur l'épiderme.

La *chaleur* n'agit sur lui que si elle est concentrée. Il brûle à la flamme d'une chandelle sans se racornir; il exhale une odeur de corne brûlée.

L'*acide azotique* le jaunit, et cette coloration ne disparaît que lorsque l'épiderme tombe. — Soumis à son action prolongée, il finit par se ramollir en une pulpe jaunâtre. L'*acide sulfurique concentré* le dissout; c'est pour cela qu'au toucher cet acide paraît aussi onctueux que l'huile. Les *alcalis* dissolvent l'épiderme. Les *sels* le durcissent. Les *sulfures alcalins,* les *nitrates d'argent* et de *mercure* lui donnent une couleur foncée qui passe rapidement au noir.

Le *tatouage* est fondé sur l'affinité de l'épiderme pour certaines matières colorantes végétales avec lesquelles il se combine. Le *tannin* n'a pas d'action sur l'épiderme.

3° Ongles. J'ai dit déjà que la structure de l'ongle est la même que celle de l'épiderme, seulement les cellules y sont plus serrées; ils possèdent les mêmes caractères chimiques.

4° Cheveux. Les cheveux, analysés par Vauquelin, contiennent: 1° Une matière animale qui en forme la plus grande partie; 2° une huile blanche concrète, en petite quantité; 3° une huile gris-verdâtre, plus abondante; 4° du fer, dont l'état est incertain; 5° de petites quantités d'oxyde de manganèse; 6° du phosphate de chaux; 7° du carbonate de chaux; 8° de la silice; 9° une notable quantité de soufre.

Les cheveux rouges renferment une huile rouge; les cheveux blancs renferment une huile incolore et contiennent du phosphate de magnésie. La quantité de soufre est évaluée par Van Laer à 5 pour 100. La présence du soufre dans les cheveux expliquerait pourquoi certaines personnes parviennent à colorer leurs cheveux en noir, en se servant de peignes en plomb; il se forme du sulfure de plomb qui est noir. L'*air* n'agit pas sur les cheveux. L'*eau* les pénètre et les allonge; mais ils ne se putréfient point. Le *chlore* les blanchit et les convertit ensuite en une substance analogue à la térébenthine de Venise. L'*acide sulfurique* et l'*acide chlorhydrique* les dissolvent. L'*alcool* dissout les huiles des cheveux, à chaud. Pendant cette opération, les cheveux brunissent. Les *alcalis* les dissolvent. Cette propriété des alcalis a fait composer les pâtes épilatoires. L'*azotate d'argent* les colore en noir.

Propriétés vitales et organiques de la peau.

1° *Sécrétions de la peau.* — Les nombreuses glandes situées dans l'épaisseur du derme séparent du sang deux substances : la matière sébacée et la sueur. La matière sébacée est sécrétée par les glandes du même nom. Cette sécrétion est continue, et le produit de ces glandes est sans cesse rejeté au dehors, où il forme une couche protectrice à la surface de l'épiderme; il sort du follicule pileux et protége ainsi la surface du poil sur laquelle il s'étale. (Voir *Glande sébacée.*)

Les glandes sudoripares sont le siége de la sécrétion de la sueur et de la perspiration cutanée insensible. La sueur est un liquide transparent et limpide, d'une odeur pénétrante caractéristique. Ce liquide, d'une action acide, devient promptement alcalin après sa sécrétion. Pendant la sécrétion même, si l'on vient à fragmenter le liquide sécrété, on remarque que le premier tiers est acide, le second neutre, et le troisième alcalin.

La quantité de sueur sécrétée est augmentée par une atmosphère chaude et sèche. L'état électrique de l'atmosphère l'accélère également. Les exercices violents, le travail de la digestion, les émotions morales fortes, activent aussi la sécrétion de la sueur. On sait qu'un homme qui se livre à un exercice fatigant peut perdre jusqu'à 200 grammes de liquide en une heure. Cette quantité peut s'élever jusqu'à 1,000 grammes en une heure, si on fait l'expérience dans une étuve chauffée à une haute température.

Quand la sueur n'est pas excrétée à la surface de la peau, celle-ci est encore le siége d'une perspiration insensible, d'une exhalation qui se fait aussi par les glandes sudoripares ; la partie liquide se répand dans l'atmosphère sous forme de vapeur, la partie fixe reste sur la peau avec la matière sébacée, et nécessite certains soins de propreté. La quantité d'eau évaporée ainsi à la surface de la peau est de

1,000 grammes en vingt-quatre heures. Cette quantité n'est pas toujours la même; elle augmente quand l'atmosphère est sèche; elle diminue, au contraire, quand elle est humide, c'est-à-dire quand elle tient en dissolution une certaine quantité d'eau, qui la sature plus ou moins complétement.

L'évaporation de l'eau à la surface de la muqueuse pulmonaire est soumise aux mêmes oscillations et pour les mêmes raisons. Mais la sécrétion urinaire en est le régulateur et rétablit l'équilibre. C'est ainsi que, sous l'influence d'une température basse et humide, la sécrétion urinaire augmente tandis que la perspiration cutanée diminue, et que, sous l'influence d'une température élevée et sèche, la première diminue et la seconde augmente.

Berzelius, Thenard, Anselmino, se sont occupés de l'analyse de la sueur; mais c'est à M. Favre (1) qu'on doit le travail le plus complet sur la composition de ce liquide.

Pour obtenir une certaine quantité de sueur (les expériences ont été faites sur 55 litres), M. Favre faisait prendre au sujet soumis à l'expérience un bain de vapeur tous les deux jours, Avant de le placer dans l'appareil, il lui donnait un bain simple et une douche d'eau tiède. On le plaçait ensuite dans une baignoire en tôle étamée reposant sur une table inclinée et munie à l'extrémité déclive d'une

(1) *Comptes rendus de l'Académie des sciences*, 1852, et *Archives générales de médecine*, 1853.

rigole conduisant le liquide dans un flacon. Les pieds du sujet en expérience étaient placés du côté déclive.

L'appareil était chauffé dans une étuve par un jet de vapeur. Chaque séance durait une heure à une heure et demie, et immédiatement après on soumettait à l'analyse la sueur recueillie.

Pour 1,000 grammes.

Chlorure de sodium............	22,30
Chlorure de potassium..........	2,43
Sulfates alcalins...............	0,11
Albuminates alcalins...........	0,05
Lactates alcalins...............	3,17
Sudorates alcalins..............	15,62
Urée..........................	0,42
Matières grasses...............	0,13
Eau..........................	9955,73
	10000,00

2° *Respiration cutanée.* — La peau, chez l'homme et les animaux, est le siége d'une vraie respiration qui, quoique lente, n'est pas moins évidente que la respiration pulmonaire.

Cette respiration consiste dans l'exhalation d'acide carbonique et l'absorption d'oxygène à la surface de cette membrane, en contact avec l'air. Pour se convaincre de cette vérité, on peut faire l'expérience suivante :

Plongez le bras dans une cloche pleine d'oxygène,

vous verrez au bout d'un certain temps que l'oxygène a diminué, et, si vous voulez constater dans le gaz de la cloche la présence de l'acide carbonique, vous n'avez qu'à y introduire de l'eau de chaux, qui, par l'agitation, vous donnera du carbonate de chaux insoluble qui troublera le liquide.

Des expériences physiologiques prouvent encore cette respiration cutanée, et la suppression de l'exhalation de l'acide carbonique amène la mort au bout d'un certain temps chez les animaux. Pour faire cette expérience, on met à nu la peau d'un animal, chien, lapin, cheval, et on la recouvre d'un vernis qui empêche l'exhalation de l'acide carbonique et celle de la vapeur d'eau. La suppression de cette dernière ne détermine aucun accident, très-probablement, car le liquide de la peau se porte vers la glande rénale, et la sécrétion urinaire augmente; mais il n'en est pas de même pour l'acide carbonique qui s'accumule lentement dans le sang et qui détermine la mort des animaux par asphyxie lente.

Il est facile de se rendre compte de ce curieux phénomène. Chez l'homme, par exemple, la quantité d'acide carbonique exhalée par la peau est le trente-huitième de celle qui est exhalée par le poumon; elle est beaucoup moindre chez les animaux. Mais si l'homme était recouvert d'un vernis imperméable, il se serait accumulé dans son sang après trente-huit inspirations une quantité d'acide carbonique équivalente à celle qu'il rend dans chaque expiration. Or, l'acide carbonique s'accumulant peu à peu dans son sang, il arriverait un moment où il périrait d'asphyxie, comme cela arrive dans la suppression de la respiration. Cette asphyxie serait probablement trente-huit fois plus lente que l'asphyxie pulmonaire. Donc la respiration cutanée est indispensable à la vie, car il ne faut pas croire que le poumon puisse suppléer à l'exhalation gazeuse de la peau.

Le poumon, en vertu d'une loi physique, échange ses gaz avec l'air atmosphérique, et, pour une telle quantité d'acide carbonique exhalé, il ne peut recevoir en échange qu'une telle quantité d'oxygène. Il est donc inévitable que l'acide carbonique, qui ne peut pas s'exhaler par la peau, s'accumule dans le sang. Celui-ci devient noir et impropre à la nutrition. Après la mort, on trouve les tissus de l'animal gorgés d'un sang noir comme dans l'asphyxie vraie.

3° *Absorption par la peau.* — La peau est-elle le siége d'une absorption? Oui, elle peut absorber des liquides et des gaz.

La respiration cutanée prouve l'absorption gazeuse. Chaussier a placé des corps de lapins et d'oiseaux dans l'hydrogène sulfuré, en maintenant la tête au-dehors des vessies qui contenaient ce gaz, et constaté leur mort au bout de douze minutes.

Les liquides sont absorbés, mais en petite quantité et dans de certaines conditions. Il faut distinguer ici l'absorption de l'eau pure, de celle de l'eau chargée de substances minérales ou organiques. On croit généralement aujourd'hui à l'absorption de l'eau, et l'on admet que le corps de l'homme augmente de poids dans un bain. (Il est bien entendu qu'il s'agit d'un bain tiède, car si la température de l'eau est supérieure à celle du corps, celui-ci exhale de la sueur et il perd de son poids ; et si elle est à peu près la même que celle du corps, il ne perd ni ne gagne en poids.) Et encore, est-ce bien là de l'absorption ?

Il existe un grand nombre d'expériences contradictoires sur l'absorption des substances médicamenteuses dissoutes dans les bains. Aux faits négatifs de Homolle, Duriau et Parisot on oppose les expériences de Bonfils de Nancy, de Séguin, de Westrumb, de Bradner Stuart, de Henry fils, de Willemin. Ces physiologistes ont expérimenté sur une solution de sublimé, sur la gomme-gutte, l'émétique, la scammonée, le musc et le cyanure de potassium. — On s'est surtout appuyé, pour prouver l'absorption par la peau, sur les effets thérapeutiques des bains de sublimé, des lotions mercurielles, des frictions mercurielles. Mais ces faits peuvent être expliqués autrement.

Dans tous les cas, l'absorption par la peau demande des conditions particulières. Les physiologistes sont unanimes pour invoquer l'imbibition préalable de l'épiderme et l'absorption par la surface du derme. Un de mes élèves, aujourd'hui anatomiste distingué, le docteur Fort, a donné de ces phénomènes une explication qui me paraît satisfaisante (1).

(1) *Anatomie et dissection*, 1 vol. 1866.

« Considérant : 1° Que l'épiderme ne se laisse traverser qu'après une immersion longtemps prolongée dans l'eau ; 2° Que les corps gras ne peuvent, en aucune façon, pénétrer l'épaisseur de l'épiderme ; 3° Que les substances médicamenteuses dissoutes, ou en nature, sont rapidement absorbées ; 4° Que les frictions facilitent l'absorption de ces substances, comme on le voit pour les frictions mercurielles et autres ; 5° Que cette absorption est plus rapide et plus facile dans les régions où existe une grande quantité de glandes sudoripares isolées (plante des pieds, paume des mains), nous croyons que cette absorption se fait, non pas à la surface de la peau, mais dans l'épaisseur du derme ; que les substances médicamenteuses, de même que l'eau, pénètrent dans les canaux des glandes sudoripares, et que cette pénétration est facilitée par les frictions. Les canaux sont revêtus, en effet, d'une couche d'épithélium beaucoup plus mince que celle de l'épiderme, et, à quelque distance de la surface libre de la peau, cet épithélium passe à l'état d'épithélium nucléaire. Là, en effet, on peut admettre sans répugnance une absorption active, si l'on considère le nombre des glandes sudoripares contenues dans la peau. Il est probable que cette absorption a lieu aussi à la surface interne des glandes sébacées, mais en fort petite quantité, à cause de la matière onctueuse qui se trouve dans la cavité de ces glandes. »

Cette explication de l'absorption cutanée par les

glandes, me semble importante, si l'on se représente, d'une part, le revêtement sec, formé par la couche superficielle de l'épiderme, et, de l'autre, cette espèce de vernis, cet enduit gras, qui lubréfie presque partout la surface du corps. Elle pourrait bien être la vérité au milieu de tant d'expériences contradictoires, dans lesquelles on a trop souvent oublié le rôle de l'absorption pulmonaire.

Ainsi, Biett nous avait chargés, M. Béhier et moi, de surveiller une série d'expériences sur les bains de sublimé. — Presque constamment auprès des malades, nous avons eu plusieurs fois un commencement de salivation ; ce petit accident, que, chose remarquable, aucun des malades n'a éprouvé, aurait bien pu se produire chez eux, et il démontre que les résultats qui ont été cités pour prouver l'absorption par la peau pouvaient très-bien être attribués à l'absorption pulmonaire.

Quoi qu'il en soit, l'absorption par la peau me semble être un fait, et un fait considérable; mais elle demande des conditions particulières dont l'étude physiologique n'est pas complète.

CHAPITRE III.

ANATOMIE PATHOLOGIQUE.

La peau est donc une réunion d'organes, d'appareils à fonctions distinctes, venant aboutir à une enveloppe épidermique, et maintenus entre eux par un tissu dense, parcouru par des nerfs, des vaisseaux sanguins et lymphatiques, etc.

Si, aujourd'hui l'anatomie l'a démontré depuis longtemps, la variété des formes des maladies cutanées, qui diffèrent tant entre elles, tendait à faire admettre que les divers éléments de cet organe complexe peuvent être atteints isolément, c'est maintenant un fait qui a reçu la double consécration de l'histologie et de l'anatomie pathologique.

Déjà, comme nous l'avons vu, plusieurs auteurs, surtout en Allemagne, se sont occupés des questions d'anatomie pathologique dans l'étude des maladies de la peau. Dans un ouvrage fort important, M. Simon, de Berlin, a réuni les recherches anatomiques et microscopiques dont elles ont été l'objet, en y ajoutant les résultats de ses propres investigations. M. Axenfeld a donné un extrait précieux et fidèle de ce livre dans les *Annales*, qui malheureusement n'en ont pu publier qu'une partie (1).

Il est facile de comprendre que ces organes différents, que ces appareils divers, qui, rapprochés, contigus, confondus quelquefois, contribuent à former la peau, cette enveloppe si remarquable, dont l'intégrité des fonctions est nécessaire à la santé, à la vie ; on comprend, dis-je, que, comme les autres organes, les autres appareils de l'économie humaine, ils soient sujets à une foule d'altérations pathologiques, dont cette fois la valeur, la signification particulière, sont en raison de la facilité d'un examen direct.

On retrouve en effet dans l'anatomie pathologique de la peau toutes les altérations qu'on observe dans les autres organes, depuis l'inflammation, avec ses produits nombreux, jusqu'aux lésions variées des fonctions, aux dégénérescences de tissu.

Inflammation. — Je n'ai pas à m'occuper ici de la théorie de l'inflammation, mais bien des phénomènes locaux, des produits d'un état morbide désigné

(1) *Recherches anatomiques sur les maladies de la peau.* (*Die Hautkrankheiten durch anatomische Untersuchungen erlautert*), par Gustave Simon, Berlin, 2e édit. 1848, traduit par M. Axenfeld, ancien interne de l'hôpital Saint-Louis. — *Annales des maladies de la peau*, 1852, 4 vol., p. 325.

généralement sous ce nom, et qui existe dans le plus grand nombre des maladies de la peau.

Depuis longtemps, quelques auteurs avaient avancé déjà que, dans certaines maladies inflammatoires de la peau, les follicules pileux et sébacés étaient affectés; mais Rosenbaum a généralisé cette opinion, et a voulu établir que *toutes* les inflammations de la peau étaient dues à un état morbide des glandes cutanées, à l'exception des vésicules de la miliaire. M. Hébra, qui a accepté les idées de Rosenbaum, ne veut même pas de l'exception, et place toujours le siége de la miliaire dans les follicules, et non dans les conduits sudoripares.

« Suivant Rosenbaum, » dit Simon, « l'accumulation, dans le follicule, d'un produit dont la sécrétion a été exagérée par l'effet de l'irritation, produirait une petite nodosité; en même temps que la congestion du réseau capillaire, qui entoure le follicule, donne naissance à une auréole rouge. Plus tard, l'exsudation de la liqueur du sang gonfle le tissu cellulaire voisin, et la *papule* augmente de volume. Si les particules solides dominent dans le produit de sécrétions morbides des follicules, celui-ci est plus distendu, et, au lieu d'une papule, c'est un *tubercule* qui se forme. Plusieurs follicules juxtaposés deviennent-ils turgides, en même temps qu'une forte exhalation a lieu dans les couches celluleuses voisines, il y a production de *plaques* (pomphi). — La formation des *vésicules* s'explique d'après ce même auteur par l'accumulation du produit de sécrétion dans les conduits excréteurs des follicules, conduits dont l'orifice est supposé oblitéré : si les mêmes phénomènes se passent dans plusieurs glandules à la fois, il se produit des *bulles;* la présence des globules de pus dans les produits d'exsudation inflammatoire qui s'amassent dans les follicules et autour d'eux donne naissance aux *pustules*. Cette variété particulière de vésicules résulterait d'une affection des glandes sudoripares, dont le conduit excréteur distendu se soulèverait en entraînant l'épiderme auquel il est uni. » (Simon, *loco citato,* p. 339.)

Ces assertions sont combattues par M. Simon. Elles reposent en effet sur des hypothèses que l'état actuel de nos connaissances ne peut faire admettre. Assurément les glandes cutanées jouent un grand rôle dans la pathologie cutanée ; mais, bien que la physiologie n'ait pas dit son dernier mot sur leur importance, leurs altérations pathologiques connues jusqu'alors ne permettent pas d'accepter l'exactitude de ces hypothèses.

Or, l'inflammation se traduit par des produits variés, et le plus souvent différents, suivant son siége, de sorte que, comme nous le verrons bientôt, ces produits sont non-seulement des symptômes qui servent à établir le diagnostic de la forme, mais encore des signes pathognomoniques qui dénotent le siége et souvent la nature de la maladie.

Les produits de l'inflammation sont : la rougeur (exanthème), — les vésicules, — les pustules, — les papules, — les squammes, — les croûtes, — les ulcères.

Rougeur. — Dans un grand nombre de maladies de la peau, l'inflammation se traduit seulement par de la rougeur, suivie ou non d'une desquammation de l'épiderme. Cette rougeur est le résultat de la congestion des vaisseaux capillaires ; elle est accompagnée quelquefois de chaleur, de gonflement ; *elle disparaît sous la pression du doigt.* La vascularisation a pour siége, tantôt les couches superficielles du derme seulement (l'érythème), tantôt toute son épaisseur (érysipèle).

La rougeur se manifeste sous l'apparence de taches, tantôt larges et peu nombreuses, tantôt petites et disséminées. S'il n'y a qu'une seule plaque, la rougeur commence par un point circonscrit d'où elle s'étend aux parties environnantes : faible d'abord, elle devient de plus en plus foncée, à mesure que l'inflammation augmente. Elle est souvent accompagnée d'un gonflement de la peau, quelquefois plus sensible au toucher qu'à la vue ; d'une chaleur plus ou moins vive, ou de démangeaison, quelquefois d'une véritable douleur.

Elle est, d'ailleurs, d'une couleur très-variable ; quelquefois très-claire ou rosée (roséole) ; ou, au contraire, d'une teinte plus ou moins foncée (scarlatine). Dans quelques cas, le réseau vasculaire veineux, par suite d'un état congestif chronique, éprouve une véritable phlébectasie, comme dans l'acné rosacea, certains eczéma des jambes.

Elle est suivie d'une desquammation le plus souvent furfuracée, quelquefois en larges plaques (scarlatine).

C'est cette rougeur qui constitue les exanthèmes, c'est-à-dire l'érythème, l'érysipèle, l'urticaire, la roséole, la rougeole et la scarlatine.

Vésicules. — Les vésicules sont de petits soulèvements de l'épiderme formés par une sérosité transparente.

Tantôt résultat d'un travail franchement inflammatoire, elles sont entourées à leur base d'une auréole rouge ; elles sont constituées par un amas de liquide au-dessous de l'épiderme. Le liquide est neutre. Il se comporte au microscope comme celui des épanchements séreux. On y constate la présence de granulations et de cellules (Seitz cité par Simon). Ce sont les vésicules de la miliaire et de l'herpès.

Tantôt demi-sphériques, transparentes, conservant le plus souvent à leur base la coloration normale de la peau, elles contiennent un liquide constamment acide (Seitz-Barensprung). Simon l'aurait trouvé tantôt neutre, tantôt acide. Barensprung y a remarqué de petites cellules analogues à l'épithélium des canaux sudoripares. M. Simon y a vu deux fois un petit nombre de corpuscules qui n'avaient ni la grosseur, ni la surface granulée des globules de pus ; d'autres fois il n'y a découvert aucune particule solide. Ici les vésicules consistent dans une accumulation de sueur, dans les canaux dilatés des glandes sudoripares ; c'est ce qui arrive pour les sudamina et pour l'eczéma. Pour Barensprung, le liquide des vésicules des sudamina n'est évidemment que la sueur ; seulement, il les fait consister dans une accumulation de sueur entre deux lamelles d'épiderme.

Si l'on examine avec la loupe, ou même à l'œil nu, ces petites vésicules, il est facile de voir qu'elles ne sont qu'une espèce de renflement, d'ampoule à l'extrémité d'une partie que l'on distingue quelquefois d'une manière évidente. Dans d'autres circonstances (eczéma aigu), les vésicules souvent ne se sont pas reformées, alors que la sécrétion de sérosité continue ; et l'on voit distinctement sur une surface rouge, à chaque place isolée, où tout à l'heure étaient les vésicules, une petite gouttelette de ce liquide bien transparent, au travers duquel on aperçoit l'orifice du petit conduit par les parois duquel elle semble encore retenue.

Les vésicules sont tantôt disséminées, tantôt rassemblées en groupes ; d'autres fois plus ou moins largement répandues et confluentes.

Les vésicules se terminent de différentes manières ; quelquefois le liquide est résorbé, sans avoir perdu sa transparence, et la maladie finit par une desquammation légère ; quelquefois le liquide se trouble plus ou moins ; il se convertit en lamelles ou squammes minces et plus ou moins sèches. Ces lamelles diffèrent d'un autre produit pathologique que nous verrons tout à l'heure, et qui consiste aussi dans une véritable squamme, en ce que, beaucoup plus minces, plus molles, moins blanches, elles trahissent facilement par leur peu d'épaisseur, leur couleur jaunâtre, etc., qu'elles sont le résultat d'un liquide qui s'est épaissi.

Bulles. — La bulle est une petite tumeur aqueuse, transparente, qui résulte du décollement de l'épiderme, produit par la sérosité qui s'est accumulée au-dessous de lui.

D'après une analyse de Simon, le liquide renferme de la cholestérine, de la matière extractive, du lactate de soude, du chlorure de sodium et de potassium, une matière analogue à la salive, de l'albumine, des phosphates, de l'acide acétique, des corpuscules de pus, et 92 pour 100 d'eau. On n'y trouve pas d'urée, ce qui a une certaine importance, puisque quelques auteurs, regardant le pemphigus comme lié à des troubles de la sécrétion urinaire, ont trouvé au liquide contenu dans les bulles une odeur urineuse. Cette odeur est due probablement au développement de l'ammoniaque. (Simon.)

Les bulles sont rondes, assez résistantes, distendues par un liquide transparent ; en général régulièrement circulaires ; leur base est large, leur volume varie depuis celui d'un pois jusqu'à celui d'un œuf d'oie ; elles sont quelquefois entourées d'une auréole rouge à leur base (dans le pemphigus aigu).

Dans quelques cas, elles se troublent de bonne heure, et en se rompant elles laissent échapper le liquide qu'elles contenaient ; elles se replient alors sous forme d'une pellicule comme roulée sur elle-même, qui ne tarde pas à se détacher. Elles laissent, après elles, une tache, une empreinte plus ou moins rouge et généralement persistante.

Elles sont ordinairement isolées; dans quelques cas elles sont confluentes, et alors le soulèvement épidermique est à peine marqué ; c'est ce qui arrive dans le pemphigus auquel j'ai donné le nom de pemphigus foliacé.

Quelquefois les bulles petites, comme aplaties, sont remplies, dès le début, d'un liquide trouble qui ne tarde pas à devenir purulent ; elles reposent sur une base enflammée ; elles se dessèchent rapidement et sont remplacées par des croûtes épaisses, noirâtres, qui vont dans certains cas en s'élargissant sans cesse par une accumulation successive de liquide autour de la croûte. Ce sont les bulles du Rupia qui, en tombant, laissent à découvert une exulcération arrondie superficielle. Enfin, il y a des cas dans lesquels la bulle, flasque, aplatie, à peine distendue par un liquide noirâtre, est entourée d'une auréole d'un rouge cuivré, et se termine par une véritable ulcération (pemphigus syphilitique et pemphigus des nouveau-nés).

Pustules. — L'inflammation pustuleuse occupe une grande place dans les affections de la peau, et les formes variées sous lesquelles elle se présente sont autant de démonstrations de l'importance extrême de la lésion dite élémentaire pour reconnaître la nature de la maladie.

La pustule est une petite tumeur circonscrite, formée par l'épanchement d'un liquide purulent qui soulève l'épiderme. On l'a dite *phlysaciée* quand, plus large, elle offre une base enflammée (Ecthyma); elle caractérise ordinairement une affection aiguë. Les pustules *psydraciées* sont plus petites (Impétigo); elles appartiennent, en général, aux affections chroniques.

L'école anglaise admet encore deux variétés de pustules distinctes : les *favi* et les *achorès*. Les favi sont les pustules du Porrigo, qu'on doit continuer à appeler *pustules faveuses,* malgré le mauvais argument qu'on a voulu opposer dans la discussion de la *teigne*. L'addition de l'épithète *faveuse,* surabondamment expliquée dans la description de la maladie, fait assez comprendre qu'il ne s'agit pas ici d'une pustule ordinaire; et cette dénomination indique le point important capital *de la liquidité du bouton* au début.

Les *achorès* constituent un autre ordre de pustules superficielles qui appartiennent exclusivement à une éruption du cuir chevelu et du visage (gourme).

Les pustules sont quelquefois ombiliquées; ainsi dans une éruption excessivement aiguë, la variole et la vaccine; et dans une affection essentiellement chronique, le porrigo.

L'ombilication des *pustules varioliques* tient à la présence, au début, d'un disque ombiliqué plus ou moins épais formé par une substance blanchâtre, d'une certaine consistance développée à la surface du derme enflammé. L'ombilication est détruite quand, du cinquième au septième jour de l'éruption, le pus sécrété soulève l'épiderme et donne aux pustules une forme sphérique. Dans les cas rares où cette substance n'existe pas, la pustule n'est pas ombiliquée.

Depuis longtemps, d'ailleurs, on a fait des recherches pour connaître le siége de l'éruption variolique et surtout expliquer l'ombilication des pustules. Cotugno attribua cette ombilication à l'existence d'une glande sébacée et de son conduit (*De sedibus variolarum*, etc., 1771). Il ne parle en aucune façon d'une production pseudo-membraneuse. Cette opinion, reproduite par Deslandes en 1825, a été appuyée par les belles recherches de Petzholdt de Leipzig, 1838, qui a parfaitement décrit l'état *papuleux* à la première période, puis le ramollissement de l'épiderme, la collection d'un peu de liquide dans les couches les plus profondes, la formation d'une petite cavité qui se remplit de liquide, et la constitution de la *vésicule*, dans laquelle on ne trouve que de la sérosité, mais point de fausses membranes.

C'est l'opinion de MM. Rillet et Barthez (Paris, 1843), qui expliquent aussi la production de l'ombilic par la présence du conduit de la glande qui, bientôt, dans le bouton devenu *pustule*, se trouve rompu par la suppuration. MM. Rillet et Barthez admettent cependant une période intermédiaire entre la vésicule et la pustule, du quatrième au cinquième jour de l'éruption, pendant laquelle s'effectue une fausse membrane fournie par le corps papillaire du derme enflammé.

Cette fausse membrane a été, d'ailleurs, très-bien étudiée par MM. Rayer et Yong : « Le disque « pseudo-membraneux ressemble assez bien, dans « certaines pustules, à un anneau dont le bord ex- « térieur serait plus saillant ou plus gros que le « bord interne. L'ombilic de la pustule correspond « à la partie centrale et déprimée du disque ou an- « neau membraneux, qui donne à la pustule l'aspect « du godet ou des favi des abeilles. »

D'après mes propres observations, je crois, avec Simon, que l'ombilic ne se produit pas toujours de la même façon. Dans un certain nombre de cas, il admet l'opinion adoptée d'abord, puis abandonnée par Cotugno. Pour lui, c'est un follicule pileux qui constitue le petit prolongement par lequel l'épiderme est fixé au derme, au niveau de l'ombilic central. Il est probable, dit-il, que les conduits des glandes sébacées volumineuses et en rapport avec des follicules pileux de petite dimension, peuvent produire le même effet. Quelquefois il a vu l'épiderme ne tenir au derme qu'au moyen d'une couche blanche qui existe à la face interne de l'épiderme et presque toujours à la surface du derme. Mais, pour Simon, cette couche blanche n'est pas une fausse membrane : — *elle est constituée presque tout entière par les couches profondes, ramollies de l'épiderme, et l'on reconnaît, vers l'extérieur, des cellules plates; vers la profondeur, des cellules arrondies; et enfin, en contact avec le derme, les noyaux et les cellules de ce que l'on appelle le réseau de Malpighi. On y trouve encore d'autres éléments, des cellules de pus, des globules granulés et des noyaux qui paraissent être de formation nouvelle ; et enfin quelquefois de petits tractus fibrineux qui deviennent transparents par l'action de l'acide acétique* (opere citato).

Enfin, Simon n'est pas éloigné dans quelques cas d'admettre la cause adoptée par Eickhorn, qui attribue l'ombilic à la dessiccation du liquide exsudé au début de l'éruption et à la production d'une petite croûte cornée qui retient l'épiderme et en empêche le soulèvement vers le centre des vésicules. Ce sont les cas dans lesquels on constate que, dans les pustules, il n'existe aucun follicule à l'endroit de l'ombilic; ou qu'il existe des follicules et des conduits excréteurs de glandes, aussi bien dans la partie sphérique et bombée de la pustule, que dans la partie centrale et déprimée.

Les *pustules vaccinales* sont ombiliquées aussi, et l'on a attribué l'ombilic aux mêmes causes. Les uns l'ont expliqué par une fausse membrane; les autres, par la présence de glandules. Enfin, on a cherché l'explication dans une agglutination du derme et de l'épiderme, par suite de la piqûre inoculatoire.

Pustules faveuses. — On retrouve encore l'ombilication dans les pustules du favus, et c'est même un caractère pathognomonique de cette affection. Ces pustules sont petites, exactement arrondies; elles contiennent un *liquide* particulier d'un jaune paille, présentant une dépression centrale, qui dépend de la présence du poil, et que l'on retrouve plus tard, sous forme de godet, quand cette matière a formé une croûte épaisse et celluleuse. Quant à l'ombilication, elle est le résultat de l'évolution curieuse du godet faveux. En effet, le favus, qui se développe à l'extrémité du conduit pilifère, débute par un petit point jaune, *liquide*, gras, enchâssé dans la peau, et traversé au centre par un cheveu. C'est la résistance qu'oppose ce cheveu, au fur et à mesure que l'épiderme se distend par l'accumulation de la matière faveuse, qui produit la dépression centrale.

Impétigo. — Les pustules psydraciées de l'impétigo sont petites, disséminées ou agglomérées, et, dans tous les cas, aplaties, superficielles, peu saillantes au niveau de la peau. Cette forme pustuleuse présente une grande analogie avec l'eczéma. Elle consiste dans une inflammation avec hypersécrétion de l'appareil lymphatique de la peau. Ici on ne peut pas constater aussi facilement *de visu* le siége de la pustule, d'abord, à cause de son défaut de transparence, et ensuite parce que bientôt le liquide sécrété se coagule toujours en croûtes sur la surface malade; mais la nature même de ce liquide et par suite la forme et la composition des croûtes permettent d'établir son siége dans le réseau lymphatique : assertion que nous verrons plus tard confirmée par l'observation clinique. Chez des jeunes femmes atteintes d'impétigo capitis, M. Simon, dans l'examen cadavérique, a trouvé une injection assez vive du derme, sans altération des follicules pileux et sébacés.

Ecthyma. — Les pustules phlysaciées de l'*ecthyma* sont comme vésiculeuses (*Pustula bullæ in modum erumpens*, Alibert); aplaties, distantes, entourées d'un cercle tantôt rougeâtre, tantôt violacé. On a réuni, sous le nom d'ecthyma, deux éruptions différentes, que le volume de leurs pustules a sans doute fait rapprocher, mais qui, anatomiquement, diffèrent par leur siége, et cliniquement par leur nature.

Dans l'ecthyma aigu, la pustule débute par un point rouge, enflammé et souvent douloureux, qui s'élève peu à peu et acquiert un volume plus ou moins considérable. Ce point reste, en apparence, papuleux pendant vingt-quatre ou trente-six heures. Après ce temps, il se forme une collection purulente, arrondie, qui alors repose sur une base rouge, assez large, quelquefois même indurée.

Biett plaçait le siége de l'ecthyma dans les follicules sébacés. Le temps a confirmé cette opinion, mais elle est exacte pour l'ecthyma aigu seulement.

Dans l'ecthyma chronique, la pustule plus large est du diamètre d'une pièce de vingt-cinq centimes à un franc et plus. Elle suppure toujours plus complétement. On dirait une bulle. Quelquefois le liquide qu'elle contient est moins franchement purulent, moins épais, sanguinolent. C'est probablement l'origine du mot *Phlysacia* appliqué à cette forme pustuleuse. Ici on trouve le pus entre le derme et l'épiderme, et non pas dans le follicule.

Acné. — Les pustules de l'*acné* sont enchâssées dans l'épaisseur de la peau ; leur base est dure. Elles sont acuminées, et se convertissent de bonne heure en petites tumeurs rouges, circonscrites, presque indolentes, dont la résolution ne s'opère que très-lentement.

Dans les pustules de l'acné, le pus est contenu dans le follicule, mêlé souvent à la matière sébacée.

Enfin, c'est dans le follicule pilifère que siége la pustule du *Sycosis*, et c'est là que se fait la sécrétion particulière qui produit la pustule faveuse, et, plus tard, le godet faveux. (*Voir plus loin.*)

Les lésions secondaires, celles qui succèdent à la pustule, sont aussi très-différentes, suivant le siége de la maladie. Ainsi, les pustules psydraciées de l'impétigo sont remplacées par des croûtes molles, épaisses, rugueuses, d'un jaune verdâtre, comme déposées à la surface de la peau, et laissant après elles des empreintes rouges et luisantes.

Les pustules phlysaciées de l'ecthyma donnent lieu à des croûtes épaisses, larges, noirâtres, adhérentes, laissant après elles des empreintes foncées, quelquefois des ulcérations.

Les pustules de l'acné sont remplacées par de petites croûtes grisâtres, qui tombent de bonne heure ; et enfin les pustules faveuses se convertissent en croûtes tout à fait caractéristiques, bien arrondies, creusées en forme de cupule, avec un relèvement des bords, d'un jaune particulier, et prenant de plus en plus la forme en godet.

Papules. — Les papules ont été considérées par beaucoup d'auteurs comme des produits de l'inflammation. — Henle, qui a fait un beau travail sur la formation du pus et du mucus, et leurs rapports avec l'épiderme (1), les regarde comme des *exsudations* qui précèdent la formation du pus, mais qui peuvent se résoudre ou devenir chroniques en finissant. Nous avons vu plus haut que, pour Rosenbaum et une grande partie de l'école allemande, leur siége est dans les glandes sébacées.

Les papules sont de petites élevures solides, résistantes, qui ne contiennent ni pus ni sérosité. Tantôt constituées seulement par l'accroissement morbide des *papilles*, ce sont de véritables élevures, sans changement de couleur de la peau. D'autres fois ces petits points proéminents, discrets, assez régulièrement arrondis, sont le siége d'une rougeur plus ou moins vive (lichen simplex). Dans quelques cas les élévations papuleuses non-seulement sont rouges, mais elles s'exulcèrent au sommet. Il s'en écoule un liquide séro-purulent, qui se concrète et forme de véritables petites croûtes jaunâtres, qui tombent, et sont remplacées par des squammes assez minces, et plus tard par des écailles sèches, accompagnées d'un véritable épaississement de la peau (lichen

(1) Voir *Journal de Hufeland*, vol. 86.

agrius). Elles sont souvent accompagnées de chaleur, et toujours d'un prurit incommode.

Quelquefois les papules enflammées sont plus volumineuses, plus larges, plus saillantes, semblables à des piqûres d'orties lichen urticans).

Dans quelques cas, tout en conservant la couleur de la peau, les papules sont larges, aplaties, discrètes, isolées, accompagnées quelquefois d'une démangeaison intolérable (prurigo).

M. Simon attribue le gonflement papuleux, qu'il fait résider dans le derme, à l'infiltration d'un liquide dans le tissu de cette membrane. Mais les papules du prurigo sont toutes superficielles, et le bouton papuleux ne contient jamais ni sérosité ni pus; il n'y a rien dans les follicules sébacés ou pileux, et enfin l'observation directe démontre que les papilles sont augmentées de volume, etc.

Les inflammations papuleuses ont leur siége dans le corps papillaire.

Squammes. — L'inflammation squammeuse de la peau est caractérisée par la formation, à la surface malade, d'une substance inorganique, lamelleuse, d'un blanc grisâtre, sèche, friable, plus ou moins épaisse, plus ou moins adhérente. Les lamelles ou *squammes* surmontent, en général, des élevures d'un rouge plus ou moins prononcé.

Véritable sécrétion morbide de l'épiderme, elles diffèrent essentiellement des squammes que l'on observe dans les inflammations vésiculeuses, et qui sont le résultat d'un liquide concrété. Ces squammes affectent des formes différentes tout en étant l'expression d'une affection de même nature.

Surmontant des disques exactement arrondis, dans la *Lèpre vulgaire*, elles sont répandues en plaques informes dans le *Psoriasis;* tandis que, dans le *Pityriasis*, elles consistent dans une exfoliation continuelle de petites écailles furfuracées, qui se renouvellent quelquefois, avec une promptitude et une abondance incroyables.

Dans les affections squammeuses il n'y a pas atrophie, comme ont dit les uns, ni hypertrophie de l'épiderme, comme ont pensé les autres. Il y a une véritable inflammation du derme, vitalité exagérée du corps muqueux, transformation incessante du plasma, renouvellement de la couche cornée, et en définitive hypersécrétion de la matière épidermique.

C'est à un travail analogue qu'il faut attribuer ces desquammations que l'on observe normalement chez certains individus, et accidentellement dans quelques cas de maladies, chez les phthisiques, les cancéreux, etc.... C'est, au contraire, par le défaut d'activité de cette sécrétion, que l'on peut expliquer la desquammation que l'on observe souvent chez les vieillards.

Ulcères. — La peau est assez souvent le siége d'ulcères. Ils sont naturellement divisés en deux classes bien distinctes; ceux qui résultent d'une affection qui tend essentiellement à détruire; je n'en connais que deux, la syphilis et le cancer : ceux qui résultent d'affections, en général, bénignes, mais qui ont dégénéré en plaie chronique, particulière, sous l'influence de mauvaises conditions locales, et aussi d'un état général détérioré. Ce sont ces ulcères qui succèdent à certaines pustules d'ecthyma, aux bulles de rupia, ou qui ont été produits par un eczéma chronique des jambes, entretenu le plus souvent par un état variqueux; ce qu'on appelait autrefois les ulcères *dartreux:* ce sont, enfin, ceux qui trahissent à la peau un mauvais état de la constitution, les ulcères atoniques, dits scorbutiques, etc....

Les premiers portent un cachet, tout spécial, qui leur appartient en propre, et qu'on ne retrouve jamais dans aucune autre affection; généralement arrondis, à bords coupés à pic, à fond grisâtre, dans la syphilis : fongueux, à bords renversés, déchiquetés, accompagnés d'un développement vasculaire variqueux, dans le cancer. Les uns et les autres produisent fatalement une perte de substance plus ou moins considérable.

Quant aux ulcères de la seconde catégorie, ils se présentent tous, quelle que soit leur origine, avec des caractères à peu près semblables. C'est le plus souvent une exulcération superficielle, quelquefois arrondie, sans que les bords soient jamais à pic; à fond rougeâtre, sécrétant un liquide ichoreux, et toujours entourée d'une surface plus ou moins large, rouge ou comme eczémateuse.

Dans quelques cas, en raison de conditions locales particulières, les bords prennent une dureté insolite: ils sont épais, calleux; le pus prend alors des caractères différents de ceux qu'il présente quand il est sécrété sous l'influence d'une inflammation franche; les corpuscules se déforment, les noyaux deviennent moins nets. (Simon.)

Dans quelques cas, la sécrétion est une espèce de bouillie, colorée en brun ou en noir, par des globules de sang altéré (ulcération grangréneuse).

Enfin, il y a une maladie toute spéciale, le Tsarath (Eléphantiasis des Grecs), dans laquelle les ulcères sont fongueux, blafards, baignés par un pus sanieux, qui se concrète en croûtes plus ou moins épaisses.

Croûtes. — Les croûtes elles-mêmes qui, comme lésion secondaire, acquièrent une importance réelle, et qui représentent l'altération qui les a produites, offrent de grandes différences dans leur aspect, leur forme, leur composition.

Dans le Rupia, le liquide se concrète promptement pour former une croûte flûtée, dont l'épaisseur et l'étendue vont en augmentant, par un procédé d'inflammation remarquable. La circonférence de la croûte est entourée d'une auréole rougeâtre, large de quelques lignes, sur laquelle l'épiderme est encore soulevé. Une nouvelle croûte s'y établit, et ajoute à l'étendue de la première. Une auréole rouge se propage de nouveau, et d'une manière lente, à la circonférence, l'épiderme se soulève, etc...; et ainsi, par des additions successives, la croûte primitive croît en étendue et en épaisseur; et plus ou moins large, plus ou moins conique, elle permet de suivre circulairement les progrès successifs. La couleur est d'un brun-noirâtre; la forme peut être comparée à celle d'une écaille d'huître, quand sa surface offre plus d'étendue en hauteur qu'en largeur; dans le cas contraire, elle est conique et ressemble beaucoup, comme l'a dit Willan, à l'écaille de ces mollusques univalves connus sous le nom de lépas ou patel, et qui s'attachent au rocher.

Les croûtes du rupia, examinées au microscope, se composent de cellules épidermiques, de corpuscules de pus desséché.

Les croûtes de l'ecthyma, sans jamais présenter la forme particulière de celles du rupia, souvent aussi sont épaisses, noirâtres, plus ou moins élevées au centre; leurs bords sont durs, enflammés; elles sont très-adhérentes.

Celles de l'impétigo, au contraire, plus ou moins épaisses aussi, sont jaunâtres, très-friables, semi-transparentes, offrant une certaine ressemblance avec le suc gommeux de quelques arbres, ou avec un peu de miel desséché. Elles sont comme déposées à la surface de la peau.

Les croûtes du favus sont jaunes, avec une dépression alvéolaire : véritables godets qui ressemblent aux alvéoles d'une ruche de miel. En les examinant au microscope, MM. Robin et Bazin ont parfaitement décrit des corps ovoïdes de 3 à 8 millimètres, qu'ils ont cru être les spores du champignon de Schoenlein, et qui ne sont que cette matière sébacée qui, d'après Kolliker, provient, par métamorphose, des cellules d'épithélium nucléeuses tapissant la face interne des conduits glandulaires. La croûte de la teigne faveuse n'est, pour M. Léveillé, qu'une masse composée de parcelles membraneuses, de globules graisseux et d'autres globules dont il ignore la nature, qui sont altérés dans leur forme, et agglutinés les uns aux autres.

Tubercules. — Les tubercules, en pathologie cutanée, présentent des caractères généraux analogues. Ce sont des tumeurs de forme et de grosseur variables, pleines, dures, ne contenant ni sérosité ni pus, se terminant le plus souvent par une ulcération dont l'aspect et le caractère rappellent la nature du tubercule lui-même.

Mais ces caractères graphiques communs appartiennent à des tumeurs très-variables par leur composition anatomique, et par conséquent par leur nature.

Ainsi elles consistent, tantôt dans une hypertrophie du tissu cellulaire et du tissu graisseux, quelquefois si molles, pour ainsi dire, qu'elles peuvent disparaître complétement par résolution, ou qu'elles donnent lieu à des ulcères blafards, superficiels, comme dans le Tsarath. J'ai constaté plusieurs fois, après la mort, la disparition complète des tubercules les plus récents, sans qu'il en restât la moindre trace; les anciens étant représentés par des indurations qui offraient quelquefois des vacuoles remplies par des grumeaux d'un blanc jaunâtre ou incolore.

Tantôt le tubercule semble formé par un dépôt de matière albumineuse, ce qui fait que, lorsque le tubercule pénètre l'épaisseur de la peau, son ulcération est profonde et laisse une cicatrice, souvent comme produite par un emporte-pièce. Ainsi dans certains tubercules syphilitiques, dans le lupus.

D'autres fois le tubercule est, au contraire, superficiel, comme dans certaines autres formes d'éruptions syphilitiques; s'il est ulcéré, la cicatrice n'a pas entamé l'épaisseur de la peau; et si, comme je l'ai vu plusieurs fois, la maladie s'est terminée par résolution, le tubercule qui a été détruit, ou qui a disparu, pour mieux dire, sans plaie, laisse après lui une cicatrice superficielle. Dans certains cas, cette cicatrice a l'air d'être en dehors de la surface cutanée, comme serait un sac qui se serait vidé. Telles sont les cicatrices de l'acné indurata, quand les follicules ont été fortement distendus.

Lésions de sécrétion. — Nous avons vu des altérations pathologiques qui résultaient à la fois et d'un état inflammatoire et d'une lésion de sécrétion; ainsi les pustules de l'acné, les godets du favus, etc.

Mais il y a des lésions de sécrétion qui constituent seules l'état pathologique, sans la moindre part de l'inflammation.

Il y a des affections idiopathiques de la peau qui ont pour caractère une lésion de sécrétion de la *matière épidermique*. Déjà j'ai parlé des squammes du psoriasis et de la lèpre, liées à une inflammation chronique, qui revêt parfois un caractère aigu. Dans d'autres cas, ces squammes, accompagnées d'un épaississement et d'une sécheresse remarquables de l'épiderme, larges, dures, imbriquées, donnent à la peau un aspect tout à fait singulier, sans jamais reposer sur des surfaces enflammées. C'est ce que l'on voit dans les diverses variétés de l'ichthyose.

J'ai publié dans les *Annales* (1) un fait curieux de maladie épidermique, observé par M. Barrier à l'Hôtel-Dieu de Lyon, chez un homme de trente-neuf ans. L'épiderme était recouvert d'une foule de villosités pressées les unes contre les autres, semblables par leur aspect à celles de l'intestin grêle, mais dures et rigides et non molles et flexibles, formées par une substance épidermique ou cornée. La peau était blanche en dessous et ne présentait rien autre de remarquable que de la sécheresse et de la rigidité.

Quelquefois ce sont de véritables productions cornées qui se développent sans aucun phénomène général ou local. Ces productions peuvent être multiples. Quand il n'y en a qu'une, celle-ci acquiert quelquefois un développement considérable. J'en ai vu, entre autres, un exemple curieux chez une femme

(1) *Annales*, 4 vol., p. 159.

qui portait à la joue un appendice de cette nature, ayant 15 centimètres de saillie.

Les productions cornées sont insensibles; elles brûlent en répandant une odeur caractéristique. Breschet les regardait comme un épaississement de l'épiderme sécrété en plus grande abondance. Pour Kraus, Bokitenski, Vogel, Simon, ce sont aussi des formations exubérantes de l'épiderme. Elles sont composées de cellules épidermiques verticales, et disposées en fibres. Vogel les a vues se résoudre dans la potasse caustique en petites écailles, comme les callosités, les cors.

Mais il y a des cornes qui résultent évidemment d'une lésion de sécrétion d'une autre nature. Willan croit même qu'elles résultent toujours de la dessiccation du liquide que sécrètent les glandes sébacées dilatées. C'est un autre genre de production cornée. Elles ont été l'occasion d'intéressantes recherches de la part d'Éverard Home et d'Ast-Cowper. J'en ai vu plusieurs cas à la suite de l'acné sébacée partielle; elles restent ordinairement plus petites; elles ont une forme conique; elles sont plus mobiles, elles se durcissent de plus en plus; elles ont l'air au début d'être comme enkystées. Simon a signalé une substance corticale, qui était probablement la membrane du follicule que pendant longtemps l'on retrouve encore à la base.

Enfin j'ai publié, sous le nom de mélanose cornée, un cas curieux d'une femme dont le corps était couvert de petites cornes dures, d'un noir d'ébène, qui avaient pour origine de petits épanchements de sang noir coagulé.

Lésions de sécrétion de la matière colorante. — Une altération pathologique voisine de la lésion de la sécrétion épidermique est celle qui, sous forme de *taches* à la peau, trahit une sécrétion anormale, en moins ou en trop, de la matière colorante.

Tantôt ce sont des taches plus ou moins étendues, et de forme variable, dans lesquelles la peau, lisse, unie, glabre, d'un blanc mat, uniforme, présente un aspect laiteux, comme dans le vitiligo.

D'autres fois, ce sont des plaques plus ou moins étendues, irrégulières aussi, d'une teinte uniformément jaunâtre, comme dans les éphélides. Dans quelques cas, c'est une teinte uniformément bleuâtre, d'un gris ardoisé, caractéristique, que l'on a appelée teinte bronzée, et dont l'explication, encore inconnue, ne se trouve pas, comme pour les précédentes, dans une répartition inégale de la matière colorante.

Ces diverses taches sont permanentes, le plus souvent sans le moindre trouble général ou local; elles ne disparaissent pas sous la pression du doigt.

Celles du vitiligo sont le plus souvent accompagnées de la décoloration du poil, quand elles se développent sur des points velus.

Lésions de sécrétion de la matière folliculeuse. — Les follicules sébacés et les cryptes folliculaires pileux sont le siége d'altérations des plus importantes, qui se traduisent toutes par des lésions pathologiques variées.

Tantôt c'est une teinte grasse, huileuse de la peau, ou bien une véritable couche de squammes molles, grises, sales, faciles à enlever, et laissant au-dessous d'elles une surface humide comme huileuse (acné sébacéa fluente).

D'autres fois, le produit sécrété est retenu dans le follicule qu'il dilate, et produit de petits points noirs (tannes), desquels on exprime, par la pression, un petit corps gras, allongé, vermiforme (acné punctata). Ou bien encore ce sont de petites tumeurs pédiculées ou sessiles de la couleur de la peau, molles, et laissant apercevoir sur un point de leur circonférence une espèce d'ombilication (acné molluscum). Enfin, dans quelques cas, le produit de sécrétion rare, sec, devenu corps étranger, aide à la destruction du follicule et produit une cicatrice caractéristique (acné hypertrophique).

Nous avons vu plus haut, à propos des lésions pathologiques qui sont produites par l'inflammation, ces *favi*, qui constituent une espèce de pustule particulière, accompagnés d'une hypersécrétion d'un liquide fourni par les cryptes, destinés à lubréfier le poil. Ici cette hypersécrétion a une importance toute spéciale : c'est d'abord un petit épanchement, sous l'épiderme et autour du cheveu, d'une matière jaune, grasse, *liquide*, qui se concrète de bonne heure pour former un godet arrondi, déprimé au centre, et plus tard une croûte qui, tout en augmentant de grosseur et de saillie, conserve les caractères pathognomoniques, c'est-à-dire cette couleur d'un jaune spécial et la forme cupulaire du godet primitif.

Hypertrophies. — L'augmentation pathologique des éléments anatomiques est une altération que l'on observe fréquemment dans la pathologie cutanée, et sous des formes différentes.

Tantôt c'est la peau tout entière qui est hypertrophiée, et souvent avec elle les tissus sous-jacents. Ainsi l'éléphantiasis des Arabes, dans lequel, depuis la couche corticale de l'épiderme, qui est hypertrophiée sous les formes diverses de squammes, de productions cornées, de végétations, jusqu'au tissu cellulaire sous-cutané, qui présente une induration hypertrophique d'autant plus considérable que les couches sont plus rapprochées du derme, tous les tissus, derme, glandes et vaisseaux lymphatiques, artères, veines, nerfs, et quelquefois les os eux-mêmes, participent à cette altération. Ils sont le siége d'une véritable hypertrophie, soit avec dilatation des vaisseaux, quelquefois au contraire avec rétrécissement de leur calibre, mais qui résulte alors de l'augmentation hypertrophique de leurs parois.

Tantôt l'hypertrophie est bornée à un seul des éléments de la peau; ainsi l'on voit quelquefois, à la surface des vésicatoires, de vieux ulcères, à la suite de vieux lichens, survenir des productions hypertrophiques du corps papillaire, sous la forme de bourgeons, de petites granulations rouges, de plaques mamelonnées grisâtres.

C'est l'hypertrophie avec ou sans épaississement de l'épiderme, qui constitue les cors, durillons, oignons, et l'espèce de verrue dite vulgaire.

Quant à ces petites végétations molles ou charnues, sessiles ou pédiculées, qu'on a appelées acrochordons, ce sont de véritables productions celluleuses, dit Simon, recouvertes d'un épiderme normal ou épaissi, dans les couches profondes duquel on trouve des granules de pigment.

« La substance intérieure de ces verrues est d'un « aspect uniforme; leur partie centrale est moins « dense que les couches excentriques, ce qui a fait « dire que le derme était repoussé et formait une « petite poche, dans laquelle pénétrait le tissu sous- « cutané; mais, en réalité, le tissu cellulaire occupe « l'épaisseur même du derme; au microscope, on « voit, outre les fibres celluleuses, les noyaux et les « cellules fusiformes du tissu cellulaire en voie de « développement. Le pédicule, quand il existe, est « également formé de tissu cellulaire; il n'est pas « rare de trouver un réseau vasculaire dans la subs- « tance de ces verrues. Les poils, qui les garnissent « quelquefois, sont épais. » (Simon, *loco citato.*)

C'est encore l'hypertrophie de l'épiderme qui constitue les boutons dits anatomiques, épaississements calleux, circonscrits, proéminents, qui, suivant Wirchou, résultent de la formation d'un tissu cellulaire nouveau dans lequel, de temps en temps, se forment de petits foyers purulents.

La peau présente quelquefois des tumeurs qui

résultent d'un développement anormal des vaisseaux capillaires. Ces tumeurs, que Dupuytren a désignées sous le nom de tumeurs érectiles, qu'elles soient purement artérielles, purement veineuses, ou mixtes, consistent toujours dans une dilatation considérable des capillaires, avec une substance intermédiaire qui n'est que du tissu cellulaire plus ou moins développé.

Enfin, c'est à l'hypertrophie de l'épiderme, du tissu cellulaire, en un mot, des éléments anatomiques de la peau, isolés ou réunis, qu'il faut rapporter plusieurs altérations encore mal connues, et désignées le plus souvent sous le nom de molluscum, etc.

Quelquefois l'hypertrophie procède de la cavité dilatée des follicules. Tantôt ce sont de petits grains superficiels, blanchâtres ou jaunâtres, développés assez souvent aux paupières. La pression ou une incision légère en font sortir un peu de matière sébacée. Il y en a quelquefois de plus volumineux aux cuisses et aux parties génitales.

Dans quelques cas, l'hypertrophie procédant du follicule est beaucoup plus considérable. C'est le point de départ de ces gonflements extraordinaires du nez, que l'on observe dans certaines formes d'acné rosacea (couperose), accompagnés d'un développement morbide du réseau vasculaire de la peau ou du tissu cellulaire sous-cutané, et qui constituent ces tumeurs étranges, difformes, lobulées, qui donnent au visage un aspect repoussant.

Enfin la peau présente quelquefois, non pas une

excroissance, comme on l'a dit, mais bien une induration très-étendue, non saillante, blanche, se terminant par des espèces de digitations qui se perdent dans l'épaisseur du derme. C'est la Kéloïde, que Simon regarde comme une tumeur fibroïde, mais qui consiste dans une hypertrophie du réseau lymphatique, avec absence de pigment.

DÉGÉNÉRESCENCES.

Cancer. — La peau présente encore les différentes dégénérescences qui constituent toutes les variétés du cancer.

A côté de ces tumeurs que nous venons de voir, dans lesquelles le microscope constate l'existence de cellules, en tout semblables à celles que présente normalement l'épiderme (verrues, etc.), il y en a d'autres qui, tout en présentant les mêmes caractères microscopiques, ont une tendance maligne à s'ulcérer, à s'étendre, à récidiver, et chez lesquelles on ne trouve pas l'élément dit spécial, la cellule cancéreuse.

D'un autre côté, la peau est le siége de boutons, de tumeurs, qui, examinés au microscope, présentent: 1° des fibres entre-croisées en grand nombre et en divers sens ; 2° des cellules à forme irrégulière, d'un diamètre variant de 75 millimètres à 25 millièmes de millimètre. Les cellules ont un noyau volumineux qui, cependant, ne dépasse guère un centième de millimètre. (Michon, *Du cancer cutané,* thèse de concours 1848.) C'est la variété du cancer cutané la plus commune, du squirrhe non ulcéré.

Dans d'autres cas, au lieu d'une tumeur circonscrite, la peau est dure, rugueuse, comme coriace, épaissie, d'une teinte, rougeâtre ou grise, tout à fait anormale. Il semble qu'elle ait été tannée, que ce soit une portion de cuir ferme qui ait pris la place du tégument ordinaire. C'est cette forme de squirrhe que Velpeau a décrite sous le nom de *transformation ligneuse.*

J'en ai observé un cas curieux dans mon service, à l'hôpital Saint-Louis, chez une femme de cinquante-neuf ans, qui était entrée pour une dégénérescence particulière des deux seins. Voici l'observation :

F*** (Anne), âgée de cinquante-neuf ans, concierge, habitant Paris, entre le 20 avril 1853 à la salle Sainte-Marthe, et est couchée au n° 51.

Cette femme est atteinte d'une dégénérescence particulière des deux seins, mais bien différente, en apparence au moins, des deux côtés.

Le sein gauche, qui a été pris le premier, est dans l'état suivant : toute la surface de la mamelle représente une large plaque d'un rouge violacé de 15 centimètres de diamètre, constituée par des végétations inégales, pressées les unes contre les autres, sans interruption, sans laisser entre elles, excepté au pourtour du mamelon, aucune partie qui ressemble à la peau. Ces végétations, dont les plus volumineuses ont à peu près la grosseur d'un pois, cèdent facilement quand on les irrite par le plus léger frottement. Le sang s'en échappe même quelquefois spontanément, sans aucune cause apparente capable de provoquer ces hémorragies, qui ne sont, du reste, jamais abondantes. Cette surface végétante fournit continuellement un liquide jaunâtre, sanieux, d'une odeur nauséabonde. On reconnaît, au centre des parties malades, le mamelon complétement rétracté avec son aréole. Cette partie centrale est rouge foncé, dure, adhérente au tissu sous-jacent; des végétations y existent également, mais plus petites, moins saillantes, moins nombreuses que sur les autres points. La circonférence de la plaque est nettement limitée; elle est marquée par une saillie notable des parties malades sur la peau voisine. Cette plaque repose sur les tissus durs complétement adhérents, et fait corps avec eux. La mamelle est peu proéminente, sans bosselures, sans autres inégalités que la saillie des végétations dont elle est couverte. L'altération des tissus sous-cutanés ne semble pas se prolonger au-delà des limites de ces végétations, car la peau y conserve sa souplesse, sa mobilité. Le toucher n'y perçoit aucune induration, aucune irrégularité ; il n'y éveille pas de sensibilité anormale ; mais, si les tissus profonds semblent respectés en dehors du siége principal de la maladie, il n'en est pas tout à fait de même de la peau. Çà et là, en effet, autour des parties où la dégénérescence est complète, on trouve des groupes de végétations semblables à celles dont nous avons déjà parlé. La peau qui les sépare est parfaitement saine sur quelques points, mais ailleurs elle est parcourue par de petits vaisseaux variqueux. On rencontre même quelques taches ardoisées d'un centimètre de largeur à peu près, où l'on dirait que le sang est épanché dans le derme. Ces groupes de végétation sont au nombre de cinq ou six à la partie supérieure de la mamelle. On en trouve deux dans l'aisselle. On voit en outre, sur le côté externe du sein, deux de ces végétations isolées, chacune au milieu d'une de ces petites plaques ardoisées dont nous avons parlé.

La malade éprouve de temps en temps un sentiment de chaleur, accompagné de vives démangeaisons dans les parties malades, mais pas à proprement parler de douleur, et surtout de douleur lancinante. Les sensations de chaleur se manifestent principalement quand l'écoulement sanguin, dont le sein est le siége, est sur le point d'avoir lieu. Plusieurs érysipèles légers se sont développés sur la peau du voisinage. Il n'y a pas de ganglions dans l'aisselle.

Trois mois avant son entrée à Saint-Louis, cette femme a vu l'autre sein se prendre, mais d'une tout autre manière. Tandis que le sein gauche avait acquis rapidement, au début de la maladie, un volume considérable, le sein droit se rétracta au contraire, de prime abord, au centre. Le mamelon et son aréole commencèrent à se déprimer au-dessous du niveau des parties voisines, en même temps qu'ils devenaient plus durs. Peu à peu cette rétraction et cette induration s'étendirent du centre à la circonférence, et aujourd'hui le mal a envahi, non-seulement la totalité de la mamelle, mais encore les tissus qui l'entourent, dans une zone de plusieurs centimètres, suivant toutefois une ligne très-irrégulière. La surface de la tumeur offre un aspect un peu inégal : la peau, le tissu cellulaire sous-cutané, la glande, le tissu cellulaire profond et les muscles forment une seule masse complétement immobile, intimement accolée à la peau thoracique. La peau est grise, sèche, d'une dureté presque ligneuse. Le mamelon est complétement déprimé au centre de la tumeur. La pression est indolente ; il n'y a pas, non plus, de douleurs spontanées, pas d'engorgement des glandes axillaires.

L'état de la malade était très-bon lors de son entrée. Bien qu'un peu pâle, elle avait encore un embonpoint raisonnable ; elle éprouvait seulement de temps à autre des points douloureux dans le côté gauche de la poitrine. Trois semaines après son entrée à l'hôpital Saint-Louis, elle succomba à une pleurésie.

A l'autopsie, on trouva un épanchement considérable dans la plèvre droite. La plèvre gauche était complétement effacée par des adhérences.

Il existait dans le foie une dizaine de noyaux cancéreux, dont les plus gros, visibles à la face supérieure de l'organe, avaient le volume d'un œuf de pigeon. Tous les autres viscères étaient sains.

La glande mammaire gauche était transformée en un tissu lardacé, jaunâtre, avec quelques traînées blanches. Le muscle grand pectoral avait subi la même dégénérescence dans la partie interne. La mamelle droite était également constituée par un tissu très-dur, criant sous le scalpel.

Voici le résultat de l'examen fait par M. Robin.... La coupe du tissu présente un aspect gris demi-transparent, n'offrant de vaisseaux fibreux que dans sa partie profonde, qui se confond insensiblement avec le tissu cellulaire. Cette portion est médiocrement vasculaire; en la comprimant, on en fait suinter un suc grisâtre, demi-transparent, de consistance crémeuse, du suc cancéreux, en un mot. Ce suc suinte en médiocre quantité, le tissu présentant plus de consistance que l'encéphaloïde proprement dit. Ce liquide, aussi bien que le fragment du tissu dont on le fait sortir, aussi bien, également, que les fragments du tissu bourgeonnant à la surface de la peau, présente des éléments cancéreux des plus caractéristiques, ce sont : 1° des noyaux libres, ovoïdes, ayant généralement de 12 à 15 millimètres; ils présentent tous un et quelquefois deux nucléoles jaunes et brillants assez volumineux; 2° on y rencontre des cellules cancéreuses de forme très-variable, ayant un diamètre de 20 à 80 millimètres. Ces cellules renferment toutes, un, deux et assez souvent trois, jusqu'à six noyaux semblables aux noyaux libres, ou quelques-uns sphériques, assez généralement plus gros que les noyaux libres. Il est assez ordinaire de voir les noyaux contenus dans les cellules plus grands que ceux qui sont libres. Les cellules sont proportionnellement plus abondantes que les noyaux libres; les plus grandes et celles à noyaux multiples se rencontrent surtout dans les bourgeons végétant à la surface de la peau. Ces éléments, noyaux libres et cellules, nagent dans un liquide contenant des granulations moléculaires et des granulations graisseuses assez abondantes.

Une coupe de cette peau faite au niveau du mamelon montre une ligne de démarcation assez nette, entre le tissu cancéreux envahissant la peau et le tissu que forment les conduits galactophores réunis par des tissus cellulaires. Le tissu cancéreux est gris-rosé, homogène; le tissu des conduits galactophores est gris-blanc, fibreux. En les comprimant, on fait suinter vers la partie profonde de la coupe (dans les parties où les conduits galactophores se continuaient avec le tissu mammaire, qu'on avait séparé de la peau malade) des filaments d'une matière qui a entièrement l'aspect blanc-jaunâtre et la consistance de la matière sébacée qu'on fait sortir des tannes, des glandes sébacées comprises dans les tumeurs épidermiques de la face, etc. Cette matière sort manifestement des conduits galactophores. Cette matière est constituée : 1° par des cellules d'épithélium pavimentum, petites, telles qu'on les trouve tapissant les conduits galactophores, mais cependant plus irrégulières et plus granuleuses que dans l'état normal; quelques-unes sont dépourvues de noyau. On y trouve aussi quelques noyaux libres semblables à ceux que renferme l'épithélium de ces conduits. Ils sont ovoïdes et un peu plus granuleux qu'à l'état normal; 2° on y rencontre en outre une très-grande quantité de granulations moléculaires formant proportionnellement une masse plus considérable de la matière sébacée que les cellules épithéliales elles-mêmes. Les unes sont grisâtres, beaucoup sont graisseuses. Les unes et les autres sont assez fréquemment réunies en petits groupes, dont les plus gros ont les dimensions des corpuscules du pus, mais s'en distinguant facilement par la régularité de leur forme. Telle est la composition du contenu morbide des conduits galactophores, qui, ainsi qu'on le voit, n'a rien d'hétéromorphe.

Examen de la mamelle droite. Le tissu mammaire présente une grande consistance; il est dur, impossible à déchirer, ne donnant aucune trace de suc. Toutefois çà et là on voit sortir par de petits orifices une matière entièrement semblable à la crème. Au microscope elle en offre toute la composition, c'est-à-dire qu'elle renferme : 1° des globules de lait très-abondants; 2° des corpuscules de colostrum tout à fait semblables à ceux qu'on trouve dans le lait immédiatement après l'accouchement. Il n'y a là aucun des éléments du cancer. Le tissu mammaire ne présente absolument que du tissu fibreux, et çà et là des culs-de-sac mammaires pourvus de leur épithélium, mais ne devenant visibles qu'après l'action de l'acide acétique sur le tissu cellulaire.

Examen du foie. Les tubercules morbides du foie donnent fort peu de suc, mais leur tissu présente un très-grand nombre de cellules cancéreuses, à noyau ovoïde, offrant toutes un ou deux nucléoles jaunes et brillants. Il y a des noyaux libres semblables à ceux qui sont contenus dans les cellules. Il n'est pas rare de voir des cellules contenant deux et même trois noyaux. Ces noyaux ovoïdes, leurs nucléoles jaunes et brillants, font facilement distinguer les cellules cancéreuses de celles d'épithélium hépatique, qui leur sont mélangées, et qui ont quelquefois les mêmes dimensions, mais ont toutes un noyau sphérique, et sont bien plus finement granuleuses.

La peau est quelquefois, mais plus rarement, le siége d'une autre variété de dégénérescence cancéreuse; elle consiste dans des noyaux arrondis, d'un volume plus ou moins considérable, qui à la coupe laissent voir tantôt une hypertrophie du derme, tantôt un tissu ramolli, qui, pressé entre les doigts, laisse suinter une humeur; et d'autres fois sont formés entièrement par une véritable masse de tissus encéphaloïdes.

HÉMORRHAGIES. — La peau peut être le siége de véritables hémorrhagies, et, suivant l'état du sang épanché, suivant la manière dont il se comporte dans le tissu cutané, il en résulte des phénomènes curieux, qui constituent des affections distinctes.

Tantôt le sang, altéré ou non, est épanché, infiltré dans le tissu propre de la peau et dans le tissu sous-cutané, comme dans les *ecchymoses* à la suite de violences extérieures ; comme dans les *pétéchies* dans le cours des maladies graves ; ou enfin comme dans le *purpura*, où l'hémorrhagie se montre sous la forme de taches, tantôt d'un rouge vif, tantôt d'une teinte violacée, mais ne disparaissant pas sous la pression du doigt. Quelquefois ces taches sont surmontées de véritables ampoules, comme l'ont observé Willan, Bateman, Biett. On en trouve un exemple curieux dans la collection de Reil.

Les taches sont formées par du sang épanché dans le tissu sous-cutané et dans l'épaisseur de la peau proprement dite. Le sang s'enlève toujours facilement par le lavage. Je n'ai jamais trouvé de ramification vasculaire voisine.

Dans quelques cas plus curieux et plus rares, il se fait, à la surface de la peau intacte, un flux sanguin, le plus souvent partiel, dans quelques cas assez général pour avoir été désigné sous le nom de sueur de sang.

On trouve dans les auteurs plusieurs exemples de ces hémorrhagies cutanées; mais ces exemples sont rares, et il en est à peine question dans les ouvrages modernes. Pour ma part, je n'en connais que trois cas : un, pour lequel j'ai été consulté en 1840; un autre, qui m'a été communiqué par le docteur Mongeal; un troisième enfin, fort curieux, que j'ai observé dans mes salles.

En 1840, on me présenta une jeune fille de province; elle avait quinze ans; elle était d'un tempérament lymphatique et sanguin, assez bien constituée d'ailleurs; c'était au mois de novembre. Depuis un mois, *pour la seconde fois,* elle était incessamment couverte aux bras et à la figure de taches qui laissaient suinter du sang. Je constatai plusieurs fois ces taches. Elles étaient allongées, rubanées, ressemblant assez bien à des plaques d'urticaria evanida. Il en venait plusieurs fois par jour. Elles apparaissaient subitement sur divers points du visage et à la face externe des bras; la peau devenait rouge, comme tuméfiée, et, en tournant le bras, l'enfant déterminait un écoulement de sang sous forme d'un petit filet. Bientôt le flux se tarissait, et il restait une empreinte qui durait plusieurs jours. Le tout se passait d'ailleurs sans douleurs, sans cuisson, sans rien qui annonçât la venue du mal, sans rien qui laissât le souvenir de son passage, autre que l'empreinte dont je viens de parler.

Ces accidents s'étaient déclarés, pour la première fois, un an auparavant, à la même époque. L'enfant s'attrapa légèrement au bras; il s'y forma une rougeur qui, au bout de trois à quatre jours, devint très-vive et répandait du sang. Elle n'était pas guérie qu'il s'en forma de nouvelles successivement sur la main et sur la figure. Ces premières taches n'étaient pas allongées comme celles que j'ai vues. Elles étaient rondes, en forme d'anneaux; elles se présentaient comme de petites rougeurs, qui à l'instant laissaient partir du sang, et qui, après s'être agrandies pendant quelques jours, se tarissaient et se séchaient. Elles durèrent ainsi jusqu'au mois de mars, époque où elles séchèrent subitement.

La petite malade était réglée depuis deux ans, et, chose remarquable, l'écoulement menstruel, qui ne venait pas à époque fixe, était régulier depuis trois mois, quand l'hémorrhagie cutanée apparut. Depuis elles se sont soutenues, irrégulièrement il est vrai, mais sans manquer jamais....

La jeune fille que j'ai observée dans mes salles était âgée de dix-sept ans, forte, bien constituée; elle n'avait jamais eu le moindre accident nerveux. Elle avait été réglée dix-huit mois auparavant. Ses règles ont duré cinq jours; elles étaient assez abondantes. Elles ont reparu un mois après, pour durer plus longtemps, mais la perte a été moins abondante; c'est dans l'intervalle de ces deux menstruations que s'est manifestée l'hémorrhagie cutanée.

Depuis ce moment les menstrues n'ont plus reparu, et la dermatorrhagie n'a pas cessé, apparaissant tous les deux, trois ou quatre jours, quelquefois une ou deux fois par jour, sous forme de plaques rouges, un peu douloureuses, laissant exsuder, au bout de quelques heures, tantôt un liquide séreux, limpide, tantôt une liqueur sanguinolente....

Enfin, dans l'observation qui m'a été communiquée par mon savant confrère, il s'agit d'une jeune fille âgée âgée de onze ans, brune, forte, aux mamelles déjà développées, bien réglée depuis plus d'une année. Sa santé générale avait toujours été bonne. Sa mère raconta qu'à plusieurs reprises, et cela depuis cinq à six ans, elle avait vu du sang sortir à travers les pores de la peau, par gouttelettes, comme de la sueur. Ce phénomène singulier s'etait montré pour la première fois entre le petit doigt et l'annulaire de la main gauche. A cette époque, elle fit voir son enfant à M. Lugol, qui parut fort surpris, et qui conseilla des lotions vinaigrées pour tout traitement. Ce phénomène se reproduisit à de rares intervalles, et, en juin 1843, le docteur Mongeal était appelé pour en être témoin. A la partie inférieure de l'orbite gauche, il observa une tache ponctuée, d'un rouge brun, de 2 à 3 centimètres de longueur, et qui paraissait, en effet, être formée par des gouttelettes de sang desséché. Il l'essuya avec un linge mouillé, et la peau resta parfaitement saine. Un peu plus tard, la mère lui fit conduire la jeune fille. Cette fois la tache de sang environnait tout l'œil gauche. Des hémorrhagies se renouvelèrent un très-grand nombre de fois, sur différentes parties du corps. Souvent elles étaient précédées de démangeaisons à la place où elles allaient apparaître : « Qu'est-ce que « j'ai donc sur la poitrine ? » disait la jeune fille. On la découvrait et on trouvait une large tache qui rougissait le linge. On lavait la place, et tout était terminé. Les genoux, les cuisses, le ventre, le dos, les avant-bras, le dessus des mains, quelquefois toute la figure, se couvraient de larges taches de sang. Plus tard eurent lieu des attaques d'hystérie bien caractérisée : perte de connaissance subite, convulsions partielles, étouffements, cris, etc. En décembre de la même année, il fut appelé pour une de ces attaques, et, pendant qu'il donnait des soins à la malade, sa figure se couvrit tout à coup d'un véritable masque de sang. Les gouttelettes se réunissaient pour former des gouttes qui coulaient le long du visage. Plus tard, chaque fois que les hémorrhagies survenaient, la malade éprouvait toujours, non plus des attaques d'hystérie, mais de légères syncopes, qui duraient à peine quelques secondes. On la trouva une fois étendue en travers de l'escalier, la figure couverte de sang. En 1847, elle avait alors quatorze ans et demi, pas une semaine ne se passait sans une hémorrhagie. A quinze ans et trois mois, on la maria, d'après le conseil d'un médecin. Les hémorrhagies continuèrent et devinrent même plus fréquentes. Elle devint enceinte et fit une fausse couche à trois ou quatre mois ; son état resta le même. Enfin, elle eut une seconde grossesse, et accoucha à terme en août 1849.

Depuis cette époque, tout a disparu ; plus de crises nerveuses, plus d'hémorrhagies, et aujourd'hui sa santé est excellente (1).

Enfin (et c'est une curieuse étude de chimie anatomique que cette transformation de l'*hématine* en *mélanine*) il se forme à la peau, comme dans tous les

(1) Voir *Leçons chimiques*, page 194.

organes d'ailleurs, une certaine production morbide qui n'est autre que la transformation de la partie cruorique du sang, la *mélanose*.

Je l'ai vue commencer par un épanchement liquide rosé ; peu à peu le liquide épanché prenait simultanément une teinte plus foncée, une consistance plus grande, en même temps qu'il augmentait de volume, si bien que, progressivement, à une tache succédait une petite tumeur saillante bistrée, qui devenait de plus en plus noire, de plus en plus solide. Prenant une forme conique, elle finissait par une petite corne d'ébène, dont la base, plus large, reposait sur une surface enflammée et ulcérée. Suivant les différents âges de cette production nouvelle, on trouvait à la coupe une consistance de plus en plus solide, qui allait à la fin jusqu'à celle de la matière cornée. J'ai déjà parlé plus haut, à propos de la mélanose cornée, d'un cas bien curieux dont j'ai publié l'observation avec le dessin pris sur nature dans les leçons sur les maladies de la peau. Il me semble assez intéressant pour le reproduire ici.

Marie D..., âgée de trente-neuf ans, entrée dans la salle Victoire le 3 novembre 1842, fut prise, il y a environ six ans, de vomissements d'un sang noir et non spumeux. Ces vomissements, qui avaient lieu chaque jour, coïncidaient avec la disparition des règles, qui n'ont reparu qu'une fois il y a vingt-deux mois, et durèrent huit jours, pendant lesquels ces vomissements de sang continuèrent. Dix mois après cette apparition des règles, c'est-à-dire il y a un an,

Marie D... ayant accouché, ses vomissements cessèrent et n'ont pas reparu, bien que la suppression des menstrues n'ait point discontinué. Vers l'époque de l'accouchement, il se fit sur la peau de cette femme une éruption qui se montra d'abord au bras droit, et ne tarda pas à se répandre sur tout le corps.

Voici l'état dans lequel se trouvait Marie D..., lors de son entrée à l'hôpital Saint-Louis. Sur toute l'étendue de sa peau, depuis la tête jusqu'aux pieds, il existe de petites élévations dont le volume moyen est à peu près égal à celui d'une grosse lentille. Ces élévations sont fournies par une croûte de consistance cornée et d'une coloration noire, dont la cause est un épanchement de sang noir coagulé qui existe au-dessous des croûtes cornées. Au milieu de ces élévations noires, on voit çà et là de petites tumeurs blanches, comme tuberculeuses, et paraissant siéger dans la profondeur du derme. Quelques-unes ont déjà à leur centre une petite tache noire, fournie souvent par deux ou trois petits points qui se touchent sans se confondre. Ces croûtes ont un caractère qui semble appartenir au Rupia; elles sont étagées à la manière de certains coquillages.

La malade était dans un grand affaiblissement. Elle se remuait avec peine, et ressentait dans la peau des douleurs qui la privèrent du sommeil.

Sur le bras droit et sur le dos, quelques croûtes étaient tombées; on voyait des ulcérations larges et profondes, à fond grisâtre et à bords taillés à pic. Je diagnostiquai un Rupia syphilitique avec hémorrhagie.

La malade fut soumise à la tisane de salsepareille, édulcorée avec le sirop de quinquina. On lui donna 10 centigrammes d'opium par jour. Une amélioration notable se manifesta sous l'influence de ce traitement. Il y avait plus de vie dans le facies de la malade, et bientôt on vit autour de plusieurs croûtes un cercle de pus comme dans le Rupia ordinaire, et un assez grand nombre de ces croûtes se montraient sans la coloration noire, lorsque l'on crut convenable de recourir, le 15 décembre, au proto-iodure de mercure. Alors l'amélioration cessa, et force fut de revenir à l'opium, dont on avait obtenu un si bon résultat.

L'état général redevint meilleur, mais l'éruption fit toujours des progrès. Au milieu des productions noirâtres, dures, cornées, on voyait d'autres élévations tout à fait croûteuses, à lames épaisses, superposées, grisâtres, irrégulières, fendillées; enfin il existait des surfaces très-profondément ulcérées qui avaient succédé à la chute des croûtes, assez circonscrites et peu nombreuses à la face, tandis qu'aux épaules, à la partie supérieure du bras, à la partie antérieure du thorax, et surtout à la partie postérieure du tronc, ces ulcérations étaient nombreuses, profondes, occupant toute l'épaisseur du derme, d'une étendue qui variait entre la largeur de la paume de la main et celle d'une pièce de deux francs. Ces plaies offraient de plus, pour la plupart, un aspect pâle, grisâtre; la suppuration était abondante. Enfin, à côté de ces parties si profondément altérées, se trouvaient quelques portions de peau parsemées de taches ecchymotiques naissantes de la largeur d'une tête d'épingle ou d'une lentille, remplies d'un liquide rosé, faisant une saillie légère, et offrant à la pulpe du doigt une résistance plus ou moins dure, qui, pour les plus anciennes, arrivait à la dureté caractéristique. C'était ainsi que s'étaient comportées, à leur début, les élévations déjà décrites de date plus ancienne.

Ces taches pétéchiales se voyaient surtout autour des lèvres et des cils, du nez, à la face postérieure de l'avant-bras et de la main.

Au 15 janvier, les fonctions générales ne présentaient pas d'altération bien prononcée; le pouls était légèrement fréquent, un peu faible; la respiration était libre; il n'y avait pas de toux; les fonctions digestives étaient peu troublées; il n'existait qu'une constipation légère, que l'on combattit par des lavements émollients.

La malade était toujours soumise au traitement opiacé. Elle prenait soir et matin une pilule d'un demi-grain d'extrait gommeux d'opium. Les plaies étaient lavées avec du vin aromatique, et pansées avec du cérat opiacé. Elle mangeait deux portions d'aliments.

Le 20 janvier, elle accusa du malaise, le pouls devint plus fréquent, et quelques taches pétéchiales nouvelles apparurent. Il y eut deux selles liquides. L'affaiblissement général fut assez marqué : les ulcérations, toujours profondes, avaient fait peu de progrès vers la cicatrisation : quelques-unes, cependant, offrirent un aspect vermeil assez bon.

On augmenta d'un demi-grain la dose de l'opium : il survint un peu de mieux.

Le 25 janvier, le malaise et l'affaiblissement reparurent plus prononcés, ainsi que le dévoiement. On suspendit l'usage de l'opium. (Tisane de riz gommée, quatre pilules de proto-iodure de fer, et tous les matins deux cuillerées de sirop de quinquina.)

Les jours suivants, le nombre des pilules est porté jusqu'à dix; les plaies sont toujours pansées au vin aromatique.

Le 10 février, elles sont pansées avec la pommade au proto-iodure de mercure. Nouveau mouvement fébrile; nouvelles taches; quelques croûtes sont tombées et ont laissé voir de nouvelles plaies; le dévoiement est devenu presque continuel, quoique peu abondant. On suspend les pilules de fer; le sirop de quinquina est continué, le cérat opiacé remplace la pommade au proto-iodure de mercure.

Le 12, la malade prend un bain amidonné, sans en être trop fatiguée; elle est un peu dépouillée.

Le 13, les pilules au proto-iodure de fer sont reprises. Les plaies font peu de progrès. La teinte vermeille est cependant assez prononcée. Lavées au vin aromatique, elles sont pansées avec la pommade au tannin.

Le 24 février, apparition de nouveaux accidents; prostration plus marquée; éruption nouvelle; pouls fréquent et petit; inappétence, dévoiement plus abondant : même état des plaies. On insiste sur le régime tonique, qui consiste en une décoction de quinquina avec le sirop de quinquina : pilules de proto-iodure de fer, 150 grammes de vin de Bagnols ; deux portions de vin ordinaire; pommade au tannin et vin aromatique pour les plaies.

Le 2 mars, la malade est dans un état assez satisfaisant; le pouls est meilleur : on continue le même traitement.

Le 9 mars, affaiblissement considérable. Nouvelle éruption à la face. La prostration devient de plus en plus prononcée, le dévoiement abondant; la malade commence à gâter sous elle. Le pouls est petit et fréquent.

Le 15, nouvelle hémorrhagie cutanée.

Le 16, la malade ne répond plus aux questions qu'on lui adresse. Le pouls devient de plus en plus petit et misérable.

Elle succomba le 18 dans la nuit, sans jamais avoir accusé de frisson.

Autopsie. — Il existe à la face quelques points que les éruptions successives n'ont pas envahis. — Celles de date plus récente se distinguent à la teinte plus rosée de l'épanchement, à la saillie à peine sensible, au-dessous de l'épiderme; les productions cornées, anciennes, saillantes, que nous avons déjà notées, sont d'autant plus profondes qu'elles sont plus larges; quelques-unes occupent presque toute l'épaisseur du derme. Enfin les productions croûteuses s'étendent plus profondément encore; l'éruption est aussi trèsconfluente aux membres supérieurs, au thorax, au col. Il existe au sacrum une vaste escarre à bords décollés. La crête osseuse est tout à fait à nu.

Abdomen. — Foie légèrement gros, sans augmentation bien notable de son volume.

Estomac. — Replis de la muqueuse excessivement prononcés : à 4 centimètres du pylore existe un léger rétrécissement dans la circonférence de l'organe, qui le fait presque paraître composé de deux poches.

Intestins. — Duodénum sain. A 20 centimètres au delà, l'iléon présente une ulcération manifeste sur son bord convexe ; cette ulcération profonde, comme taillée à pic, comprend toute l'épaisseur de la muqueuse. Il existe autour une légère injection à teinte uniforme, sans arborisation ; vers la fin de l'iléon se voient deux autres ulcérations de même nature. Enfin, vers le cœcum, il en existe quatre autres isolées, semblables à celles déjà décrites : il n'y a aucune trace d'ulcérations cicatrisées. Le côlon ne présente pas d'altérations profondes ; son calibre est considérablement diminué, et la muqueuse est légèrement ramollie dans certains points. Injection peu prononcée et par plaques disséminées.

Cœur. — Petit, flasque, comme ratatiné ; un caillot décoloré existe dans le ventricule gauche, dont la cavité très-petite admet à peine le doigt indicateur. Les orifices sont sains. Le calibre de l'aorte est très-petit, et ne peut admettre que le petit doigt.

Cerveau. — Légère infiltration séreuse du tissu

cellulaire sous-arachnéidien. Substance grise plus pâle qu'à l'état normal, sans ramollissement notable; point d'épanchement séreux dans les ventricules : plexus choroïdien légèrement décoloré, substance blanche sans injection : son tissu ne paraît point altéré.

Le plus souvent la mélanose est mêlée à des tissus normaux ou anormaux; elle fait partie de tumeurs cancéreuses ou épidermiques, ou même de simples tumeurs hypertrophiées. J'en ai publié encore un cas plus curieux, peut-être, dans le même ouvrage, page 197. — C'était un enfant de six ans qui, sur le dos du pied, à la partie externe de la jambe et à la face antérieure de la cuisse, présentait une série de tumeurs, de volume et d'apparence différents, les unes volumineuses comme des pommes d'api, de couleur noir de bistre, à surface sèche, rugueuse; c'étaient les plus anciennes; les autres plus petites, comme des cerises ou moindres, à surface lisse, tendue, molles au toucher, sans qu'il fût néanmoins plus facile de les réduire que les précédentes.

A la surface de ces tumeurs globuleuses récentes on trouvait l'épiderme aminci. On assistait à leur passage à l'état de segmentation qui existait dans les premières, et qui s'opérait, d'ailleurs, sans trace d'hémorrhagie à leur surface, et, dans leurs intervalles, il s'opérait un suintement peu abondant, tachant le linge en jaune ou jaunâtre, et d'une odeur très-fétide.

Plusieurs tumeurs furent confiées à l'examen obligeant de mon savant confrère, M. le docteur Verneuil, qui constata des altérations qu'il a résumées de la manière suivante :

1° Dilatation variqueuse des vaisseaux de la peau se continuant, d'une part, dans les veines du tissu cellulaire sous-dermique, peut-être même plus profondément; et de l'autre, ayant envahi jusqu'aux capillaires des papilles.

2° Dilatation extrême de ces dernières, avec augmentation de volume des papilles elles-mêmes, et résorption, presque complète, de leur substance propre.

3° Rupture des vaisseaux variqueux soit dans l'épaisseur des papilles, soit dans les espaces interpapillaires, ou bien à la surface du derme, et sous l'épiderme par conséquent.

4° Épanchements sanguins très-étendus eu égard aux petites dimensions des parties, soit au centre de la tumeur, soit au-dessous de l'épiderme décollé par le fait.

5° Coagulation du sang dans ces foyers, avec légère inflammation du voisinage, rendant compte de la dureté de certains points de la tumeur, et de son irréductibilité sous la pression.

6° Altération consécutive des globules sanguins.

7° En certains points magma formé par le sang, la fibrine, l'épiderme, et une quantité très-notable de la matière pigmentaire de la peau; cette dernière est beaucoup plus abondante que de coutume.

8° Pas de traces d'éléments cancéreux.

Bien que la mélanose ne soit qu'accessoire ce n'est pas moins une observation curieuse, et qui présente en outre un fait anatomique extrêmement rare, la dilatation variqueuse des vaisseaux papillaires (*loco citato*, page 197).

LÉSIONS DE LA SENSIBILITÉ. — La sensibilité de la peau est souvent altérée d'une manière remarquable, soit en plus, soit en moins.

L'anesthésie caractérisée par la diminution ou l'abolition de la sensibilité de la peau est plus ou moins circonscrite ou limitée; quelquefois bornée aux divisions d'un seul nerf, comme on l'observe pour la cinquième paire, par exemple; elle occupe, dans d'autres cas, un membre tout entier, comme dans l'intoxication saturnine.

Dans quelques cas l'anesthésie se présente comme complication grave et importante d'une autre affection de la peau.

Ainsi, dans le Tsarath, l'insensibilité des taches fauves, que l'on pique vainement avec une épingle, souvent trahit longtemps à l'avance le développement de cette redoutable affection; plus tard l'analgésie et l'anesthésie constituent dans l'éléphantiasis des Grecs un phénomène bien remarquable. J'ai vu des malades retrancher eux-mêmes une portion du doigt, sans le sentir. J'ai vu un éléphantiaque qui, pendant la traversée, avait eu les deux pieds presque entièrement mangés par les rats, sans s'en être aperçu, sans en avoir la conscience.

Mais l'hyperesthésie joue un rôle peut être plus important encore dans la pathologie cutanée.

Tantôt l'exagération de la sensibilité se traduit par la douleur, comme on l'a vu dans l'épidémie d'acrodynie, comme il est fréquent de l'observer encore dans le Tsarath, où quelquefois le plus léger attouchement dans certains points produit une douleur que les malades comparent à la contusion du nerf cubital.

Tantôt c'est comme une secousse électrique qui, revenant par accès dans un point limité, arrache instantanément un cri au malade.

J'ai vu chez un malade âgé de quarante-trois ans, à la suite d'une émotion morale et d'une colère, la sensibilité de tous les téguments externes s'exalter au point de constituer une maladie des plus pénibles et des plus tenaces. Cette sensibilité s'étendait depuis la base du col jusqu'au bas des jambes. La tête et les pieds en étaient seuls exempts. Elle était aussi vive dans une partie que dans l'autre; mais, à la région lombaire, c'était une véritable douleur. Plus habituellement ressentie aux jambes, elle passait avec une grande facilité d'un point à l'autre. La sensibilité exagérée et la douleur n'étaient pas d'ailleurs continues, mais elles revenaient sous forme d'attaques ou d'exacerbations. Tout à coup, sans cause connue aucune, la peau, que tout à l'heure on pouvait toucher, presser, frotter, sans déterminer la moindre douleur, éprouvait une sensation de chaleur et de brûlure qui envahissait la peau de tout un membre, de la face externe des jambes, de la poitrine, des épaules, etc.; c'était d'abord un feu dévorant, ou bien une cuisson comme celle d'une plaie récente, enfin une véritable douleur. Elle s'apaisait si on venait à appliquer fortement et largement la main sur la partie qui en était le siége; mais si on la touchait légèrement au contraire, et surtout si on ne faisait que redresser les poils de la peau, la sensibilité devenait excessive, et même se changeait en une douleur telle, que le membre était pris de crampes, de contractions spasmodiques; le simple contact des vêtements devenait insupportable; le plus ordinairement, le malade était obligé de garder le repos. Il n'y avait jamais qu'une partie affectée à la fois (1).

Chez un autre, la peau tout entière était douée d'une irritabilité telle, qu'il ne pouvait porter que des vêtements lâches et très-légers. Quand je l'ai vu, cette hyperesthésie remontait à plusieurs années déjà; c'était un homme qui, voué à l'enseignement, se livrait depuis longues années à un travail intellectuel excessif, à des veilles prolongées, etc.; il était alors tourmenté par un sentiment d'ardeur à la peau, tellement intense et persistant, qu'il était réduit à ne porter presque que des habits de femme; car, à partir de la ceinture, il ne pouvait plus supporter sur la peau le moindre contact d'un vêtement.

(1) Voyez *Annales*, t. I, p. 248.

Que de fois n'ai-je pas vu des malades, et principalement des femmes, éprouver dans l'épaisseur de la peau des douleurs instantanées, mais vives, qui allaient quelquefois jusqu'à leur arracher des cris, et qu'elles comparaient à la sensation d'une aiguille qui aurait traversé les tissus; et cela, quelquefois même, quand elles s'asseyaient sur le coussin le plus doux!

D'autres fois, et le plus souvent, c'est un mélange de sensation douloureuse et de démangeaison, si ce n'est un sentiment de prurit intolérable.

Si l'hyperesthésie de la peau est souvent caractérisée par une exagération douloureuse de la sensibilité, par un prurit, souvent aussi elle est accompagnée d'un gonflement des papilles elles-mêmes; ce sont des boutons (papules) plus ou moins disséminés, tantôt petits, tantôt larges, aplatis, et surmontés d'une petite croûte noire centrale, résultat d'une gouttelette de sang coagulé.

Parasites de la peau. — La peau peut présenter des altérations diverses sous l'influence d'êtres organisés, développés à sa surface. Ces êtres organisés sont de deux sortes, animaux et végétaux.

Parmi les parasites animaux, je ne ferai qu'indiquer ceux qui, véritables accidents, ne déterminent pas, à proprement dire, d'éruption cutanée; ainsi les *crinons,* signalés par Ét. Muller, et surtout plus récemment par Simon de Berlin, dans la matière de sécrétion de l'acné. C'est un petit parasite (le demodex), décrit par Moquin-Tandon et M. Lanquetin, que celui-ci a trouvé, non pas seulement dans le follicule distendu de l'acné punctata, mais sur la peau grasse du visage : ainsi les différentes espèces de *pulex* : le *pulex irritans*, la puce ; le *pulex penetrans*, la chique des Américains ; le *cimex lectularius*, la punaise, de l'ordre des hémiptères ; dans l'ordre des diptères, les *culex*, le cousin, et la mouche, qui a déposé quelquefois ses larves à l'orifice des conduits naturels, ou à la surface des téguments, en déterminant des accidents assez graves.

La peau est tourmentée souvent par le développement, à sa surface, d'une plus ou moins grande quantité d'insectes aptères, de l'ordre des parasites (phthiriasis). Il y a trois espèces de pediculi : le *pou de tête* (pediculus capitis), qui est cendré, avec les lobes des coupures de l'abdomen arrondis ; le *pou du pubis* (pediculus pubis), dont le corps est arrondi et large, le cervelet très-court, se confondant avec l'abdomen, et quatre pieds postérieurs très-forts ; le *pou de corps*, qui est d'un blanc sans tache, avec les découpures de l'abdomen moins saillantes que dans le pou de tête.

Mais le parasite le plus important est, sans contredit, le sarcopte de la gale, dont l'existence, après bien des vicissitudes, bien des mystifications, fut constatée de nouveau, et irrévocablement, en 1834, par un étudiant en médecine, originaire de la Corse, M. Renucci, qui, assistant à la clinique d'Alibert, répéta, en sa présence et en présence des élèves, ce qu'il avait vu faire si souvent aux pauvres femmes de son pays, et retira avec une facilité extrême, à l'aide d'une épingle, plusieurs sarcoptes vivants.

Depuis, le sarcopte a été étudié avec soin par plusieurs auteurs, mais surtout par M. Lanquetin, mon élève, qui, alors que l'on supposait l'insecte à la fois mâle et femelle, a fait connaître le mâle avec des caractères distinctifs très-exacts (Lanquetin, *De la gale,* thèse, 1858). *Notices sur la gale*, 1859.

Le sarcopte de la gale, dit M. Lanquetin, est un petit acarien, long en moyenne de $0^{mm}30$ à $0^{mm}35$, et large de $0^{mm}22$ à $0^{mm}26$. Le mâle, plus petit, n'a guère que $0^{mm}20$ à $0^{mm}22$ de longueur sur $0^{mm}15$ à $0^{mm}18$ de largeur. Le corps est à peu près arrondi, déprimé. On l'a comparé avec raison à celui d'une tortue, comparaison grossière, mais exacte. Il est comme mou, un peu luisant, légèrement transparent. Sa couleur est difficile à définir ; dans certains cas, elle paraît comme rosée ; dans d'autres, chez le mâle, par exemple, elle s'approche du roussâtre.

Le corselet et l'abdomen sont confondus, et c'est un des caractères qui séparent le genre *sarcoptes* du genre *acarus*.

La face ventrale, qui paraît presque aplatie, présente des rides transversales, flexueuses et parallèles, plus accentuées dans la région moyenne, au tiers antérieur de l'abdomen ; la face dorsale est toujours bombée. Les bords sont légèrement et irrégulièrement sinueux ; ces sinus ne correspondent pas à des articulations, car le sarcopte en est dépourvu. Chez le mâle, ces sinuosités sont plus marquées.

Le sarcopte de la gale présente des appendices et des poils.

Les appendices se montrent dans la région dorsale ; ce sont des espèces d'aiguillons cornés de trois sortes. Les premiers, symétriquement rangés dans la partie moyenne et postérieure, sont au nombre de seize ; ils sont coniques, oblongs, creusés d'un canal intérieur, et munis d'une dilatation ou follicule basilaire. Les seconds, plus petits, existent dans le voisinage des premiers, et sont comme tronqués à leur sommet. Les troisièmes, encore plus petits, sont disposés en lignes concentriques, et ressemblent à des tubercules coniques et pointus.

Le mâle manque d'une grande partie de ces appendices cornés.

Les poils sont placés çà et là ; ils sont rares et plus ou moins longs ; on en trouve deux sur chaque palpe, et deux aussi à la partie postérieure du corps, de chaque côté de l'orifice anal. Dans la femelle, on en observe un, à droite et à gauche, vers la partie latérale et moyenne du corps.

La tête, située en avant, est petite, un peu ovalaire, obtuse, et comme tronquée.

La partie postérieure du corps est tantôt arrondie, tantôt obtuse, et quelquefois un peu échancrée.

La bouche est située à la partie antérieure de la tête; elle se compose de deux palpes, de deux faux palpes, de deux mandibules et de deux mâchoires.

Les palpes sont énormes ; qu'on se représente deux pièces arquées de dehors en dedans, et pointues, recouvrant les mandibules. Ces organes ne naissent pas du dos de ces dernières, mais tout à fait à leur base externe, de telle sorte qu'on serait tenté de croire qu'elles sont indépendantes des mandibules.

Les faux palpes naissent de la région dorsale des palpes ; comme ceux-ci, ils sont arqués de dehors en dedans, et pointus. Dans l'état de repos, ils recouvrent les palpes, et les dépassent même un peu.

L'extrémité des palpes et des faux palpes paraît moins transparente et plus colorée que le reste de l'organe ; elle est probablement plus cornée et plus dure.

Les mandibules sont oblongues, et présentent à leur extrémité supérieure une petite gouttière oblique de dehors en dedans, denticulée sur les bords : à cette même extrémité, se voit un crochet pointu, analogue à la *griffe* des araignées, mais proportionnellement plus petit.

Les mâchoires ont une forme analogue à celles des mandibules, mais elles sont plus petites. On y remarque aussi une gouttière à bords dentelés, mais l'extrémité de cette gouttière ne présente pas de crochet.

La bouche aboutit à un œsophage étroit et allongé.

L'estomac est placé à peu près transversalement ;

il présente la forme d'un rein un peu allongé et un peu irrégulier.

Le rectum est un canal peu sinueux, que l'on voit par transparence, à la partie moyenne et postérieure du corps. Ce canal se dilate, vers sa terminaison, en une sorte de cloaque qui aboutit à l'anus, lequel s'ouvre au fond de la petite échancrure placée au bord postérieur du corps.

On ne trouve dans le sarcopte ni trachées ni stigmates, quoiqu'il ait été placé par les auteurs dans les arachnides trachéennes.

Le sarcopte respire par la surface de la peau.

Le sarcopte n'a pas de cœur. Possède-t-il un vaisseau dorsal? Les observations les plus minutieuses n'ont pu parvenir à le faire apercevoir. Le sang du sarcopte est tout à fait incolore.

Nous ignorons si le sarcopte possède un anneau nerveux œsophagien, comme les autres arachnides, ou bien si son système nerveux est rudimentaire.

Le sarcopte n'a pas d'yeux.

Le sarcopte présente quatre paires de pattes, disposées en deux groupes; chaque patte se divise en deux parties : une basilaire, et l'autre filiforme.

La partie basilaire est conoïde; on y remarque des pièces solides transversales, qui sont étroites, rougeâtres et écailleuses. Ces pièces sont au nombre de quatre; l'inférieure dans les deux premières paires de pattes est très-oblique, et bifide du côté externe. Dans les deux dernières paires de pattes, ces pièces, également au nombre de quatre, sont transversales et presque parallèles; l'inférieure seulement est arquée de bas en haut.

A la naissance de la partie filiforme, on remarque un long poil et un ou deux petits.

La partie filiforme des deux premières paires de pattes est très-déliée, étroite, roide, presque cylindrique, tubuleuse, et offrant, tout à fait à son extrémité, une sorte d'ampoule ou *pelote vésiculeuse*.

Les deux paires de pattes postérieures sont terminées par une longue soie, traînante, arquée et pointue.

Les soies de l'avant-dernière paire de pattes du sarcopte mâle sont beaucoup plus longues que chez la femelle.

Ce qui distingue surtout le sarcopte mâle de la femelle, c'est la présence à sa dernière paire de pattes d'une petite pelote vésiculeuse terminale semblable à celle des deux premières paires. Nous ajouterons que ces mêmes dernières pattes ont la partie grêle supportant cette espèce de pelote assez courte, de telle sorte que l'extrémité de l'organe dépasse à peine le bord de l'abdomen.

Les pattes présentent à leur base, comme chez beaucoup d'insectes, des pièces étroites, écailleuses et rougeâtres, qui servent à l'insertion de ces organes; elles sont désignées sous le nom d'*épimères*.

A la première paire de pattes, elles se composent d'une partie arquée, qui contourne la base de l'organe (laquelle se joint à une autre pièce qui concourt à former un anneau incomplet autour du cou), et produit avec elle un *apodème* longitudinal, presque droit, que l'on pourrait comparer à une sorte de sternum.

A la deuxième paire, nous trouvons aussi une branche arquée basilaire, et une autre branche antérieure qui va rejoindre la première paire de pattes. La réunion des deux branches produit un apodème oblique de dehors en dedans, légèrement flexueux, qui s'arrête au niveau et à une certaine distance de la pièce sternale.

Chez la femelle, ces apodèmes ne dépassent pas le tiers antérieur du corps; chez le mâle, ils arrivent à la moitié.

Dans les deux paires postérieures, les deux branches forment une espèce d'arc qui entoure la base et le tiers inférieur de l'organe; cet arc est porté par un apodème, avec lequel il s'articule.

Chez le mâle, les apodèmes des pattes postérieures sont soudés à leur origine, et forment par leur réunion une arcade à convexité antérieure. Une anse médiane relie à leur naissance ces deux arcades, et forme avec elles un arc à concavité tournée en avant; cet arc touche presque à l'extrémité postérieure des pièces sternale et latéro-sternale.

Du milieu de l'anse médiane, part en arrière une pièce longitudinale, analogue à celle qui représente le sternum, mais plus courte, et qui a été prise par quelques auteurs pour une dépendance de l'organe sexuel; cette pièce se fiburque bientôt, et ses branches vont entourer et protéger l'appareil générateur.

Cet ensemble de pièces cornées, plus nombreuses, plus longues et plus rapprochées que chez la femelle, constitue pour le mâle une charpente solide et moins incomplète que dans l'autre sexe.

Ces apodèmes sont plus courts que ceux des pattes antérieures, et s'insèrent plus loin de la ligne médiane ; ceux de l'avant-dernière paire sont légèrement arqués d'avant en arrière, et ceux de la dernière sont droits.

Appareil mâle. Cet appareil (découvert et décrit pour la première fois par M. Lanquetin) se rencontre à la partie postérieure et médiane de l'abdomen, entre les deux branches de l'apodème dont nous avons déjà parlé.

Son orifice paraît entre la dernière paire de pattes, à une faible distance du bord postérieur, et par conséquent de l'ouverture anale. L'orifice masculin se voit très-distinctement au microscope solaire : c'est une ouverture à peu près elliptique et transversale ; de chaque côté part un corps grêle, vasculiforme, dirigé d'arrière en avant, et arqué de dedans en dehors ; l'un et l'autre corps sont légèrement brunâtres et représentent très-probablement les testicules.

Entre ces derniers organes, se remarque un corps presque transparent, à peu près cylindrique, un peu dilaté à une extrémité et comme tronqué à l'autre. Ce corps est le pénis enfermé dans son fourreau.

Ce dernier offre à sa base, à droite et à gauche, une racine également vasculiforme, qui s'écarte de la ligne médiane ; ces deux racines paraissent constituer deux testicules supplémentaires, ou peut-être mieux deux prostates, et vont joindre les deux testicules, avec lesquels elles semblent se confondre.

Appareil femelle. L'appareil femelle consiste dans une fente, située au niveau de l'extrémité inférieure de l'apodème médian, et se présentant sous la forme d'un arc à concavité antérieure. (Lanquetin, *loc. cit.*)

Les altérations que produit à la peau la présence du sarcopte sont : 1° un *sillon*, tantôt intra-épidermique, tantôt sous-épidermique, et caractérisé par une rainure que surmonte un petit épanchement d'un liquide incolore; — 2° une *éruption de vésicules* répandues en petit nombre principalement dans l'intervalle des doigts, aux poignets, à l'avant-bras.

Le *sillon* ressemble en général à cette traînée blanchâtre que produit une épingle promenée légèrement sur la peau. Il n'affecte pas de forme particulière. Quelquefois il suit exactement la direction des plis articulaires; quelquefois, au contraire, il est tortueux et décrit des lignes de formes très-diverses. Sa couleur varie avec l'état de la peau du malade; sa longueur, en rapport avec le temps depuis lequel dure la maladie, peut aller jusqu'à deux et même trois centimètres.

Le sillon a deux extrémités : l'une ouverte, par laquelle est entré le sarcopte; l'autre parfaitement close, où il se tient. A l'extrémité initiale, ou orifice du sillon, on voit les lambeaux épidermiques que le sarcopte a déchirés et écartés pour se frayer un passage.

Les *vésicules* sont transparentes au sommet, rosées à la base, acuminées, discrètes, et accompagnées de vives démangeaisons.

Le sarcopte est la seule cause de la gale, et cette arachnide n'a été observée que dans cette maladie. Il y a cependant dans la science trois faits qui, s'ils sont la gale, sont au moins bien insolites et bien remarquables.

Dans l'un, observé par le célèbre professeur Boeck de Christiania, une jeune fille de quinze ans portait, à la paume des mains et dans l'intervalle des doigts, une croûte d'un blanc grisâtre, adhérente à la peau et tellement compacte qu'on y pouvait couper comme dans l'écorce d'un arbre. M. Boeck y trouva, au microscope, une masse considérable de sarcoptes entiers ou brisés, d'œufs et d'excréments. Voici cette observation.

Nouvelle forme de gale par M. W. Boeck. « Anne « Christians Dasser, âgée de quinze ans, est entrée « à l'hôpital le 15 avril 1851. Elle est très-maigre; « son teint est pâle, presque grisâtre; elle n'est pas « encore réglée. On voit dans la paume des mains, « et dans l'intervalle des doigts, des croûtes de 2 à 3 « lignes d'épaisseur, d'une couleur blanche ou plutôt « grise, adhérentes à la peau, et formées d'une masse « si compacte qu'on peut y couper comme dans l'é- « corce des arbres. Les doigts de cette jeune fille sont « fléchis, et les tentatives qu'on fait pour les redresser « lui causent des douleurs. Les ongles sont dégénérés, « très-épais et noueux. Des croûtes semblables exis-

« tent à la plante des pieds, sans recouvrir cependant « toute la surface. Ainsi, on trouve quelques endroits « où la peau est restée intacte, mais les croûtes re- « paraissent sur la surface dorsale jusqu'au niveau « du cou-de-pied. Les ongles des orteils présentent « la même altération que ceux des doigts. Aussi ne « peut-elle marcher qu'avec peine et en éprouvant « de la douleur. Les coudes, les fesses jusqu'à l'anus, « la face postérieure des cuisses et quelques points « de la surface du dos, sont couverts de croûtes de « même nature, moins épaisses cependant que celles « qu'on voit aux mains et aux pieds. Lorsqu'on dé- « tache les croûtes, on trouve au-dessous la peau « rouge, humide et un peu inégale. Toute la surface « cutanée présente, du reste, une rougeur érythé- « mateuse. Aux jambes on voit des taches non sail- « lantes, d'une couleur brun rougeâtre; à la face « postérieure des bras, on rencontre plusieurs vési- « cules; enfin des pustules se montrent çà et là aux « extrémités. La partie postérieure du cuir chevelu « et les régions latérales du cou sont aussi envahies « par les croûtes. La chevelure est très-dégarnie, les « cheveux traversent les croûtes et tombent avec elles « lorsqu'on vient à les enlever. Sous ces croûtes la « peau présente le même aspect rouge et humide « dont nous avons déjà parlé.

« La malade ne sait fournir aucun renseignement « sur sa maladie. Ses réponses sont lentes et mar- « quent peu d'intelligence, elle a l'air très-stupide. « Son père nous fait la relation suivante : La maladie

« a débuté il y a deux ans environ, par des taches « rouges, aux mainset aux pieds ; la peau paraissait « excoriée. Quelque temps après, les croûtes ont « paru, en premier lieu aux extrémités, puis aux « fesses, et enfin, dans le courant de cet hiver, à « la tête. La dégénération des ongles a coïncidé « avec la formation des croûtes. Les bains chauds « que la malade employait de temps en temps fai- « saient détacher les croûtes ; la peau était rouge et « enflammée, et les croûtes ne tardaient pas à se « reformer.

« La malade a toujours été faible, ayant peu d'ap- « pétit ; sa nourriture principale a consisté en pommes « de terre et autres aliments farineux. Elle était su- « jette à la constipation. Ni ses parents, ni ses frères, « ni ses sœurs, n'ont jamais présenté d'affection « semblable. Pendant les derniers mois qui ont pré- « cédé son admission à l'hôpital, elle s'était soumise « à un traitement, mais il n'en était résulté aucune « amélioration, aucun changement dans l'état de la « maladie.

« Quelle est la nature de cette affection ? Question « difficile à résoudre ! Les pustules qu'on trouve çà « et là sur toutes les parties du corps, et les vési- « cules qui existent seulement aux avant-bras, ne « peuvent fournir des lumières ; elles n'expliquent « pas la formation de ces croûtes, dont le déve- « loppement a été rarement observé. A l'hôpital de « Königsberg j'avais, il y a quelques années, un « malade atteint d'une affection semblable, et dont

« les croûtes étaient encore plus étendues et plus « épaisses ; à l'hôpital Saint-Georges, à Bergen, « j'avais vu un homme (non lépreux) qui paraissait « souffrir aussi du même mal, et pourtant je n'étais « pas mieux éclairé sur la nature de cette affection.

« Dans le but de parvenir à quelque résultat, « j'examinai les croûtes au microscope ; à ma grande « surprise, je trouvai qu'elles ne consistaient, pour « ainsi dire, qu'en des sarcoptes (*scabiei*) ; c'était un « amas d'animaux entiers avec leurs œufs, de coques « d'œufs et d'excréments. Tel était le contenu des « croûtes prises n'importe où, aux extrémités ou à « la tête, même dans la substance dégénérée des « ongles, où les sarcoptes avaient pénétré et se trou- « vaient là, comme partout, avec des œufs et des « excréments.

« M. le docteur Danielssen annonçait à l'assem- « blée des naturalistes à Christiania, en 1844, que « chez un homme lépreux on avait trouvé des sar- « coptes dans les croûtes existant sur différentes « parties du corps. Plus tard ce fait a été décrit et « dessiné dans le traité de l'*éléphantiasis des Grecs*, « publié par M. Danielssen et moi. C'était le seul « fait connu jusqu'à cette époque, et il pouvait être « regardé comme une curiosité, car on comprenait « facilement que cette forme de *scabies* avait peu de « connexion avec l'éléphantiasis, et on ne soupçonnait « guère qu'elle dût plus tard se montrer avec les « mêmes caractères.

« En décrivant cette variété, je pense avoir prouvé

« que cette maladie, outre les formes connues jus-« qu'à ce jour, peut encore présenter celle-ci, qui se « rapproche beaucoup de la forme sous laquelle on « la trouve chez plusieurs animaux.

« L'observation microscopique ayant ainsi établi « le diagnostic, je me donnai bien de la peine pour « trouver quelque sarcopte vivant; mais, malgré mes « tentatives réitérées, il me fut impossible de ren-« contrer ni sillon distinct, ni animal. Mon col-« lègue M. Steffens a fait des recherches semblables « et est enfin parvenu à en découvrir un seul. La « rareté de cette forme de *scabies* me détermina à « attendre quelque temps encore avant de commencer « le traitement, afin d'étudier la maladie. J'examinai « plusieurs fois des croûtes, mais jamais il ne m'ar-« riva de rencontrer un sarcopte vivant parmi le « nombre énorme des morts. Comme contraste frap-« pant de cette remarque, je dois citer le fait suivant : « Quelques jours après l'admission de cette jeune fille « à l'hôpital, plusieurs des autres malades et la garde-« malade commencèrent à éprouver des démangeai-« sons, puis se montrèrent sur leurs bras et sur leurs « pieds des vésicules qui disparurent par l'usage de fric-« tions avec l'onguent de Vienne. Durant son séjour « à l'hôpital elle infecta presque tous ceux qui eurent « leur place dans la même chambre qu'elle, alors « qu'ils ne la touchaient point. Comment les sar-« coptes pouvaient-ils se répandre dans une salle si « grande ? Je ne saurais le dire. Plus tard on m'in-« forma qu'avant son admission à l'hôpital, tous ceux

« qui, dans sa maison, avaient eu des rapports avec « elle, furent infectés et atteints de *scabies*.

« Pendant la première semaine le traitement con« sista seulement en quelques bains chauds, qui eu« rent pour résultat de faire tomber les croûtes sur « diverses régions du corps. Le 16 mai, la malade « commençait à ressentir des douleurs très-vives à la « plante des pieds, douleurs qui empêchaient le som« meil. Je crus donc nécessaire de lui prescrire des « frictions générales avec l'onguent de Vienne. Après « quelques frictions, les croûtes commencèrent à « tomber; lorsqu'elle en eut fait douze, elle prit un « bain chaud qui acheva de les détacher, et il ne resta « plus que quelques débris dans la paume des mains, « à la plante des pieds et à la partie postérieure de la « tête. La peau, sous les croûtes, était rouge et en« flammée, mais sans sécrétion.

« Pendant les premiers jours qui suivirent la chute « des croûtes, la malade se portait mieux; mais cette « amélioration ne dura guère que trois semaines, « époque à laquelle parurent sur tout le corps et « même au visage des vésicules non aiguës. Ces vé« sicules augmentèrent beaucoup de volume, et en « différents endroits, surtout aux mains, il se forma « de grandes pustules contenant un pus fluide. Cette « nouvelle récidive de la maladie était accompagnée « d'une démangeaison plus violente qu'au moment « de l'entrée de la jeune fille à l'hôpital. On ne pou« vait pas trouver de sillons distincts. Tout près des « croûtes existant encore après la dernière friction,

« on en vit se former de nouvelles qu'on reconnaissait « aisément à une couleur plus claire. En les exami- « nant au microscope, je pouvais distinguer deux la- « melles, l'une supérieure, de couleur claire et con- « sistant seulement en des cellules de l'épithélium; « l'autre inférieure, de couleur grisâtre, contenant « des sarcoptes, comme les croûtes précédemment « examinées. On voit donc que les croûtes ont été « formées sous l'épiderme.

« Pendant les progrès rapides de cette affection, « la santé de la malade commença à s'altérer d'une « manière remarquable. L'appétit diminua beaucoup; « elle eut même de la fièvre, ce qui me détermina à « commencer le traitement. Le 16 juin, je prescrivis « de nouveau l'onguent de Vienne. Après les pre- « mières frictions la démangeaison cessa et la malade « commença à se mieux porter; l'appétit revint aussi. « Après douze frictions elle prit un bain chaud, qui « fit tomber toutes les croûtes. Cependant celles qui « restaient encore ne furent point abandonnées à « elles-mêmes; j'ordonnai, au contraire, des frictions « partielles partout où elles se montraient encore, « même aux extrémités des doigts et des orteils. Peu « à peu les dernières traces de l'affection s'effacèrent « aussi; les ongles dégénérés restaient encore; mais, « enfin ils furent éliminés, et la malade put cesser « le traitement à la fin du mois d'août. Peu de temps « après elle eut une irritation gastrique qui dura près « de trois semaines.

« Maintenant la malade est entièrement délivrée

« de son affection de la peau. Les cheveux re-« poussent, les doigts et les orteils ont des ongles « d'une substance normale. Son extérieur est aussi « changé avantageusement, l'air stupide du visage « a disparu, et l'on s'aperçoit facilement que « la maladie avait resserré et son corps et son « âme. »

En m'adressant cette curieuse observation, M. le professeur Boeck m'a envoyé aussi plusieurs croûtes tirées de la plante des pieds, de la paume des mains, des croûtes de la tête mêlées encore à des paquets de cheveux. Elles sont toutes sèches, grisâtres; celles de la plante des pieds, de la paume des mains, ressemblent aux écailles épaisses du psoriasis, ou mieux encore à une matière cornée. Elles portent les empreintes qui traduisent la coupe lisse faite avec un instrument tranchant. Il n'y a rien, par conséquent, comme on pourrait le croire, qui ressemble le moins du monde à des produits de sécrétion, de l'eczéma ou de l'impétigo, auxquels se trouveraient mêlés comme accidentellement quelques acarus. Nous avons coupé quelques brins de chacune d'elles, même de celles qui étaient entremêlées de cheveux, et cette poussière, délayée dans un peu d'eau et placée sous le champ du microscope, nous a toujours laissé voir facilement, comme le dit le savant professeur, des acarus entiers, des débris d'acarus, des œufs, de telle sorte qu'elle semble réellement formée en entier de ces animaux.

Dans son bel ouvrage sur la spédalskhed, M. Danielssen parle d'une espèce de lèpre tuberculeuse, dans laquelle il a trouvé des croûtes épaisses, formées par des sarcoptes, étagés par couches superposées. Il en a publié un dessin très-curieux : « Il y a « une espèce de tubercules, dit M. Danielssen, cou« verts de croûtes épaisses, de couleur brunâtre, « dans lesquelles nous avons découvert un acarus; « cet insecte se présente par millions, non-seulement « à la surface des tubercules, mais même dans la « masse tuberculeuse ramollie. La masse est-elle « examinée sous la loupe, elle ne paraît consister « qu'en petits points blancs, ronds, qui, soumis au « microscope, font découvrir des acarus dans tous « les stades de leur développement, depuis l'époque « la plus reculée de l'œuf, jusqu'à la parfaite crois« sance de l'animalcule. La masse tuberculeuse con« siste, du reste, en un tissu ramolli. On découvre à « la surface interne des croûtes épaisses une foule « innombrable de petits points, d'un jaune blanc, « qui sont l'animalcule lui-même. Les croûtes sont « extraordinairement dures, presque comme de la « corne; si on les ramollit à l'aide d'un peu d'eau « distillée, et si on les place sous le microscope, on « voit qu'elles consistent, en quelque sorte, uni« quement en squelettes d'animalcules morts, « qui, pour ainsi dire, sont superposés et liés en« semble par une matière visqueuse. En vérité, « c'est un petit monde d'animalcules, une géné« ration sur une autre, et leurs squelettes compo-

« sent cette forme si merveilleuse de la spédals-« khed (1). »

Le troisième cas, je l'ai observé dans mon service à l'hôpital Saint-Louis ; il a été recueilli par M. Second-Ferrol, alors mon interne, et aujourd'hui médecin des hôpitaux. Voici l'observation telle qu'il l'a rédigée lui-même.

Le 4 mars 1856, entre à Saint-Louis, pavillon Gabrielle, n° 3, un homme de cinquante ans, Adolphe L..., atteint d'une affection cutanée d'aspect fort insolite. La maladie siége principalement aux mains et aux avant-bras dans le sens de l'extension, et est caractérisée par des croûtes d'un jaune sale, un peu brun, d'une épaisseur considérable, surtout aux mains, où elles forment une couche qui, en certains endroits, atteint et dépasse même 2 centimètres; les croûtes sont fendues par de larges et profondes crevasses qui correspondent plus ou moins exactement aux plis des articulations, et le fond de ces crevasses est humide, mais blanchâtre, et nullement sanguinolent.

Les doigts et le dos de la main, recouverts de de cette sorte de cuirasse, ressemblent à une écorce d'arbre rugueuse, inégale, fendillée, mais d'une teinte pâle. La maladie commence autour des ongles, qui sont jaunâtres, un peu secs, légèrement soulevés sur leur matrice et comme prêts à se déchausser de leur base. A la face palmaire des doigts et de la

(1) *Traité de la Spedalskhed ou Éléphantiasis des Grecs*, par Danielssen et Bœck, 1848.

main, on trouve seulement, dans les plis de ces régions, une sécrétion concrétée sous forme de croûte jaune assez dure, mais peu épaisse et limitée à la largeur de ces plis; les deux régions thénar seules sont couvertes d'une croûte étendue en largeur, compacte et dure, mais moins inégale, plus mince que les croûtes du dos de la main. Aux avant-bras, la croûte devient moins épaisse à mesure qu'elle s'éloigne du poignet; elle est moins crevassée, mais toujours très-inégale et raboteuse : la région palmaire en est seule exempte. Après avoir recouvert le coude, la maladie s'étend sur le bras, mais en perdant son caractère d'enveloppe continue; ce ne sont plus que des croûtes isolées, petites, irrégulières, formant un sablé grave, à grains aplatis, tenant le milieu entre la squamme et la croûte.

Sous ce dernier aspect, la maladie s'étend à presque toute la superficie du tégument, sur les épaules, sur le dos, sur la poitrine; les lombes et les fesses en sont à peu près exemptes; dans ces régions, on n'observe qu'une desquamation disséminée et mal caractérisée. Au ventre, l'affection reparaît sous forme de lamelles jaunes, aplaties, de petites dimensions, mais assez confluentes; de même au scrotum. La verge est un peu œdématiée, et ces parties suintent un liquide huileux d'une fétidité repoussante.

Sur le membre abdominal, les croûtes se présentent aux pieds avec des caractères tout à fait semblables à ceux des croûtes qui enveloppent le dos de la main; elles sont seulement moins épaisses et se limitent à la région dorsale des orteils. L'espèce de sablé croûteux que nous avons décrit sur les bras se retrouve disséminé sur les jambes et les cuisses dans le sens de l'extension, avec un peu plus de confluence aux genoux, et absence complète de croûtes dans le sens de la flexion.

Enfin, au visage, on retrouve des lamelles croûteuses qui se lèvent, sous forme de desquamation peu abondante, dans la barbe, sur le front, ou qui forment de petits îlots croûteux dans les sourcils. Le nez est gros, violacé, veineux, mais complétement exempt de sécrétion et de croûtes. Le cuir chevelu, frappé de calvitie dans les trois quarts de son étendue, est complétement sain.

Le malade éprouve des démangeaisons continuelles très-vives.

Toute l'étendue du tégument est inspectée avec attention, sans qu'on y puisse découvrir une seule pustule d'impétigo. Le malade indique comme particulièrement douloureuses des pustules ulcérées d'ecthyma furonculeux qui siégent en assez grand nombre aux épaules, à la face interne des genoux, aux fesses, aux bras, etc.

Il porte en outre sur les bras, les avant-bras, les jambes, et même sur le visage, au sourcil gauche, un assez grand nombre de tumeurs, dont la grosseur varie du volume d'un noyau de cerise à celui d'une noix, et qui sont toutes indolentes et plus ou moins mollasses et fluctueuses; les plus grosses sont incisées, et laissent sortir à la pression un pus verdâtre et mal lié.

Il est difficile de distinguer sous les croûtes s'il y a un épaississement papuleux de la peau; mais cet épaississement papuleux est notable en certains points où il n'y a pas de croûtes, notamment aux jarrets, où la peau est comme un chagrin grossier et épais; en même temps, la peau est humectée en ce point par une sécrétion incolore, huileuse et très-abondante.

Cet état gras et huileux de la peau n'est pas général. Ainsi, aux avant-bras, les croûtes sont sèches, dures, raboteuses; de même aux bras, au dos, aux jambes et aux cuisses, où, bien que très-petites, elles sont sèches comme du sable. Mais sur le ventre, sur la poitrine, dans la barbe et les sourcils, les croûtes lamelleuses, aplaties, sont assez grasses à l'œil et au toucher; et aux mains, si la superficie des croûtes exposées à l'air libre est sèche et raboteuse, on constate dans le fond des crevasses et des fissures, un suintement incolore, comme huileux. De plus, si on détache un lambeau de ces croûtes, on trouve au-dessous une surface blanchâtre, inégale, humide et grasse, comme spongieuse.

Cet homme, qui paraît d'une intelligence obtuse, et qui semble usé et plus vieux que son âge, dit qu'il est d'une excellente santé habituelle, qu'il a très-grand appétit, et que ses fonctions se font bien. Il a été militaire, et a quitté le service il y a dix-huit ans; puis il a mené la vie sédentaire de commis d'enregistrement. Il n'a jamais eu d'autre maladie qu'une hydropisie survenue par un rafraîchissement subit (étant en sueur en été, il se déshabilla et se versa sur le corps plusieurs litres d'eau de puits); la maladie dura trois mois et guérit bien.

Au service, il eut plusieurs gonorrhées, chancres et bubons; mais il affirme n'avoir jamais eu à la peau aucune tache, aucun bouton, aucune pustule.

Il avoue, du reste, qu'il s'est toujours livré à toutes sortes d'excès et de fatigues, se confiant sur l'excellence de sa santé et de son tempérament.

Depuis deux ans, il a voulu réformer son genre de vie, et, par mesure de précaution hygiénique, il a complétement renoncé aux liqueurs, et s'est rationné à un litre et demi de vin par jour, en deux repas.

La maladie actuelle a commencé il y a un an. Elle a débuté aux jarrets par des démangeaisons vives, auxquelles ont succédé des boutons, puis des croûtes, qui sont tombées; puis les avant-bras se sont couverts de croûtes, et alors il y a eu de l'enflure aux mains, et des pustules grosses comme des lentilles dans les régions palmaires.

La maladie a paru ensuite à la poitrine, au dos, au ventre, aux cuisses, et les croûtes y ont été plus abondantes qu'elles ne le sont aujourd'hui, mais sans jamais égaler le volume de celles qui existent en ce moment aux mains; les jambes, les cuisses, ont beaucoup enflé, et à cette enflure a succédé un amaigrissement considérable. Il n'y a qu'un mois que les mains sont enveloppées de leur écorce.

La constitution paraît aujourd'hui délabrée ; amaigrissement notable, pâleur générale du tégument. Le cou est gros, fort et court. Le malade est sujet à un peu de catarrhe pulmonaire, qui revient tous les hivers, depuis quelques années.

On remarque une tendance prononcée au sommeil. Le malade reste au lit et dort toute la journée. L'intelligence est lente, la mémoire paraît peu sûre, ce qui empêche d'ajouter une foi bien entière aux renseignements qu'il fournit.

Il paraît négligent de lui-même, sale, paresseux de corps comme d'esprit ; il a un peu de diarrhée, qu'il laisse aller sous lui, sans que pourtant la matière soit très-liquide.

M. Cazenave prescrit un pot de tisane amère avec décoction de cachou et sirop de quinquina, et deux portions.

Comme le malade a un peu de tremblement des membres, on observe s'il n'y aurait pas quelque signe de délire alcoolique, mais les idées sont nettes et il n'y a pas d'agitation.

L'appétit est excellent, et le malade se plaint même de ne pas avoir assez à manger.

Quatre jours se passent sans qu'on ait rien à noter que la cessation du dévoiement.

Le 8 mars, à huit heures du soir, après une journée excellente, le malade est pris d'agitation ; son voisin de chambre l'entend parler haut, puis chanter ; la religieuse lui trouve un peu de délire. En même temps, il se plaint d'une soif intense et d'une sensation d'étranglement. L'interne de garde prescrit un julep avec 20 gouttes de laudanum et 50 grammes de vin de Bordeaux, à prendre par cuillerée d'heure en heure; mais le malade tombe dans le coma. De temps en temps, il porte la main à son cou comme s'il étouffait; point de convulsions. Un peu d'écume se montre à la bouche, et à dix heures il expire, avant d'avoir pris la deuxième cuillerée de sa potion.

Autopsie. Les croûtes n'ont que très-peu changé d'aspect, et n'ont subi aux mains qu'un très-léger retrait.

Si on cherche à les enlever, on ne soulève du premier coup que de larges lambeaux de demi-épaisseur, et au-dessous on trouve une croûte mollasse, blanche, humide, spongieuse; celle-ci enlevée par grattement, on trouve le derme à nu, humide, mais non sanguinolent, et qui, par petites places seulement, est boursouflé et comme fongueux.

On constate que les petits abcès froids, dont quelques-uns ont été ouverts pendant la vie, siégent dans le tissu cellulaire sous-cutané.

Des lambeaux de peau, recouverts de croûtes, furent pris sur les mains, mais ne purent être examinés au microscope que plusieurs jours après. Sur un de ces lambeaux qui était resté exposé à l'air, et dont la croûte s'était desséchée et fortement rétractée, une coupe verticale laissa apercevoir clairement un acarus qui paraissait un peu petit, sans doute parce qu'il était mort et desséché, mais du reste en tout semblable à l'acarus femelle de la gale; de nouvelles coupes en firent voir d'autres, ainsi que des œufs et des larves à des degrés divers d'évolution. Les acarus étaient en si grand nombre que dans chaque préparation, qui ne contenait guère plus de un millimètre carré, on en trouvait de trois à cinq.

Un autre lambeau de peau qui avait macéré dans l'eau d'abord, puis dans l'alcool, fut alors examiné par M. Robin, qui a bien voulu communiquer la note suivante :

« Au-dessous de la croûte, on trouva le derme
« épaissi, plus dur et plus résistant qu'à l'état nor-
« mal, et n'offrant rien que les éléments normaux.
« La couche épidermique interposée aux papilles
« n'offrait que fort peu d'acarus en certains points,
« mais elle présentait entre les cellules épithéliales
« des traces d'épanchement sanguin, ou même de
« globules sanguins cohérents encore reconnaissa-
« bles. Ces corps étaient faciles à reconnaître par
« leur teinte rougeâtre ; leur diamètre était de 2 à 5
« centièmes de millimètre. Ils étaient assez abon-
« dants pour concourir à donner aux croûtes leurs
« couleurs brunes.

« A partir du niveau des sommets des papilles de
« la peau, les croûtes étaient constituées aux deux
« tiers environ, quant à la masse, par des acarus
« surtout, puis par des œufs et des larves de cet
« animal. Ce n'était que dans la croûte, et nullement
« dans la substance du derme, que se rencontraient

« ces parasites, dont le nombre était réellement très-« remarquable ; il était facile, du reste, d'y recon-« naître tous les caractères de l'acarus *scabiei*, et « point de quelque autre espèce d'acare. »

Ajoutons, pour terminer, que les deux infirmiers qui ont soigné, pansé et enseveli le malade, ont eu, huit jours après sa mort, des démangeaisons fort vives aux mains et aux bras. Le docteur Racle, en ce moment au pavillon Gabrielle, diagnostiqua la gale sur tous deux, et en conséquence ils se soumirent à la frotte. Aujourd'hui (8 avril), les démangeaisons ont totalement disparu chez l'un de ces hommes ; elles persistent chez le second, qui porte encore des sillons bien évidents sur les deux mains seulement, mais ces sillons ne paraissent point en activité, et on n'y a point trouvé d'acarus.

Parasites végétaux. Ils ont beaucoup moins d'importance ; leur existence même est aujourd'hui une question au moins discutable, et encore pour une seule affection, le favus ; car, pour les autres, elle ne saurait supporter ni l'examen clinique, ni l'examen microsco-chimique, malgré la faveur avec laquelle ils ont été admis.

C'est la théorie allemande représentée par MM. Gruby, Lebert, C. Robin et Bazin, qui admet la nature végétale du favus. MM. C. Robin et Bazin, dans leurs observations microscopiques de la matière favique, ont décrit des corps ovoïdes ayant de 0,003 à 0,008 de millimètre, et ont cru qu'ils étaient les spores de l'achorion Schœnleinii; « mais on « trouve beaucoup moins de tubes qu'ils ne l'ont « dit. Ces tubes, dont l'organisation n'est pas bien « accusée, ne ressemblent pas aux tubes d'un oïdium « ou d'un torula ; ils ne sont même pas constants. « Quant aux tubes sporulaires, ou sporidies, je les « ai toujours vus manquer dans les préparations « faites avec la matière faveuse fraîche, et ce que « l'on trouve dans la matière faveuse qui a vieilli, « ce sont des espèces de chaînes, formées de cel- « lules, mais qui n'ont jamais l'aspect de chaînes « de sporules qu'on trouve avec les champignons, « dans les tubes desquels on a rangé l'achorion « Schœnleinii. On ne trouve pas de vrai tube spo- « rulaire, et jamais on ne voit de spores attachées « à du mycelium ou à des tubes porophores. Aussi « qu'on examine une préparation d'un torula, d'un « oïdium et une préparation de favus, et qu'on « fasse la comparaison, certainement il ne viendra « à l'esprit de personne de penser que l'on a sous « les yeux deux corps semblables. » (Tarnier : *Quelques Réflexions cliniques sur le favus,* thèse 1859).

La théorie allemande n'est pas plus heureuse avec les réactifs chimiques, qui démontrent de la manière la plus évidente la non-identité du favus et des moisissures, au point de vue de la composition.

Altérations des poils et des ongles. On trouve quelquefois des *poils* plus ou moins fournis dans des régions où il n'y a habituellement que du duvet. Si cette hypertrichose est le plus souvent naturelle, congénitale, elle peut être aussi le résultat d'une irritation de la peau. J'ai été consulté pour une jeune fille qui, à la suite d'érysipèles consécutifs, avait le visage et le col couverts de poils plus épais, plus fournis, que ceux que l'on rencontre chez l'homme, à la barbe et aux favoris les plus touffus.

Par contre, il peut y avoir, et il y a souvent, diminution ou absence des poils ou des cheveux.

La chute des cheveux est naturelle chez le vieillard et la conséquence des progrès de l'âge. Quelquefois la calvitie est accidentelle; elle s'est produite sous l'influence de causes générales, ou le plus souvent elle est le résultat de maladies du cuir chevelu (pityriasis, herpès tonsurant, favus, etc.).

Bichat n'a pas trouvé, par la dissection, de follicules pileux chez les vieillards chauves : il les aurait trouvés intacts, au contraire, dans un cas de calvitie, chez un sujet mort de fièvre putride; d'un autre côté, Weber et M. Simon ont retrouvé les bulbes chez les vieillards.

On a voulu encore, dans quelques cas, l'attribuer à la présence de cryptogames, et, notamment, dans l'herpès tonsurant (Gruby, Malstein, Bazin, etc.); c'est une erreur.

J'ai déjà parlé plus haut, à propos des altérations de sécrétion de la matière colorante, de l'absence congénitale du pigment chez les albinos; de la décoloration des cheveux, non-seulement chez les vieillards, mais encore, sous l'influence de causes variées et générales, chez des sujets jeunes; de la calvitie qui quelquefois affecte prématurément la jeunesse.

Enfin, les poils sont susceptibles de plusieurs altérations qui constituent à peine un état morbide : ils présentent des modifications de consistance, des variations de forme, des renflements, des fissures. Ils sont fendus à leur extrémité ; ils sont friables.

Quelquefois, après être tombés, ils repoussent avec une couleur différente.

Une altération bien remarquable des poils est celle dans laquelle les cheveux semblent enduits d'un liquide visqueux exhalant une odeur fade assez semblable à celle de la cire. Cette matière visqueuse, s'épaississant à mesure qu'elle s'éloigne de la base des poils, les agglutine et forme, surtout chez les femmes, une sorte de queue, ou *trichoma*. Pour moi, c'est l'exagération de cette sécrétion qui constitue cette maladie mystérieuse, connue sous le nom de plique. C'est plutôt une altération de sécrétion de la matière sébacée, qu'une altération du poil ou du follicule pileux. On a, d'ailleurs, relaté des altérations diverses, sans même parler encore des cryptogames admis par Gunsburg, par Walter, qui ne les aurait observés que dans l'intervalle des cheveux, et qui n'admet pas que leur existence soit la cause du feutrage. Les auteurs disent avoir trouvé les cheveux plus ou moins altérés, — distendus par un liquide brun, jaunâtre (Schlegel), — gonflés à leur racine (Lafontaine), — beaucoup plus épais qu'à l'état normal, remplis d'un liquide qui les rompt, s'épanche et les colle ensemble (Rolfinck, Vicat). — Il résulte d'observations plus récentes faites par Braum, Hunefeld, Walter, Beschorner, Weesse, que les cheveux ne présentent aucune altération notable et constante (Simon, *loco citato*). Fuchs dit que la sécrétion a lieu à la racine des cheveux, ce qui confirme mon opinion, qu'elle se fait par les follicules sébacés. Du reste, d'après les analyses chimiques, la composition de la substance qui détermine le feutrage des cheveux n'a rien de particulier.

Pour M. Hébra, la plique polonaise serait un eczéma de la tête : pour quelques auteurs, seulement le résultat de la malpropreté.

Altération des ongles. Les ongles présentent des altérations variées : les unes sont des vices de conformation, héréditaires ou non ; les autres, appartenant à l'ongle même, consistent dans des changements de couleur, d'épaisseur, d'étendue, de forme ; dans l'hypertrophie, l'allongement, la mauvaise direction de l'appendice corné. D'autres, enfin, résultent d'une affection du derme sous-jacent, de la matrice de l'ongle et, par suite, d'un vice de sécrétion de celui-ci.

Les ongles manquent quelquefois entièrement, ou ne sont qu'imparfaitement développés. Dans quelques cas, ils sont bifurqués. On trouve dans la science un grand nombre de faits curieux dans lesquels les ongles étaient hypertrophiés, allongés, recourbés, contournés de manière à acquérir plusieurs formes semblables aux griffes, aux serres, etc., des animaux.

Dans plusieurs maladies chroniques de la peau, l'inflammation pénètre le derme sous-jacent, gagne la matrice de l'ongle, et celui-ci présente des altérations remarquables. Il devient très-cassant; il se couvre d'aspérités, de taches opaques. Il est inégal, lamelleux; l'extrémité est détachée profondément, quelquefois même remplacée par de la matière cornée, sèche, unie, comme pulvérulente.

Dans une inflammation d'une nature particulière, dans l'onyxis syphilitique, un des accidents les plus remarquables consiste dans une véritable inflammation, plus ou moins aiguë, de la matrice de l'ongle, qui va souvent jusqu'à l'ulcération. Le pus, qui finit par baigner sans cesse et la matrice de l'ongle et l'ongle lui-même, le décolle complétement; et celui-ci laisse à découvert, par sa chute, ou bien la matrice non ulcérée; et, dans ce cas, il ne tarde pas à se reformer, pour peu que la maladie marche vers la guérison; ou bien une ulcération comme fongueuse, entourée d'un bourrelet saillant, ulcéré lui-même dans presque toute son étendue; et, plus tard, sur cette surface de la matrice de l'ongle, plus ou moins complétement détruite par l'ulcération syphilitique, on n'aperçoit plus qu'une cicatrice froncée et quelques petites plaques cornées, tout à fait informes, qui remplacent l'ongle qui a été détruit.

Le plus souvent l'inflammation ne va pas jusqu'à l'ulcération ; il y a alors sécrétion viciée de la matière cornée. Tantôt, piqueté dans plusieurs points, l'ongle devient seulement grisâtre, sec et cassant à son extrémité libre ; tantôt il s'épaissit dans les deux tiers de son étendue et il devient opaque, chagriné ; sa surface exfoliée est rugueuse, inégale, et, chose remarquable, il y a ordinairement une ligne de démarcation bien tranchée qui sépare la partie malade de la partie saine, représentée habituellement par une surface qui commence un peu au-delà de la lunule, surface où l'ongle conserve son éclat, son poli, sa couleur. Dans quelques cas cependant, l'altération de structure est générale. L'ongle est converti en une production cornée, sèche, grisâtre, chagrinée, très-friable.

Une forme plus curieuse encore et plus rare de l'altération syphilitique des ongles, c'est l'alopécie unguéale. Il y a chute sans inflammation appréciable de la peau, sans altération préalable de l'ongle lui-même.

Enfin, j'ai vu chez un malade qui m'avait été adressé par le docteur Bernier, de Saint-Denis (île Bourbon), une altération des ongles, que M. Bernier regardait comme une maladie particulière aux régions intertropicales.

Ce sont d'abord des taches blanches, peu étendues,

irrégulières. Peu à peu l'ongle se soulève par son bord, et la pulpe qu'il recouvre est le siége d'une exfoliation sèche, dans le genre de celle qui accompagne les affections sqammeuses. Cette exfoliation envahit peu à peu l'ongle jusqu'à la racine. Il tombe, et le plus souvent ne se reproduit pas. En même temps, commence une atrophie des doigts, dont la peau s'amincit, se parchemine et rend la flexion douloureuse et impossible.

Au niveau de l'articulation des premières phalanges, il se produit un étranglement sans ulcération et comme par le résultat d'une ligature circulaire. Le pédicule s'amincit peu à peu, et les premières phalanges se détachent ou restent suspendues par un filet très-mince.

Après la chute des premières phalanges, l'étranglement se reproduit plus haut, et souvent ainsi les doigts et les orteils se détachent successivement jusqu'au métacarpe ou au métatarse.

Chez le malade que j'ai vu, plusieurs ongles de la main droite étaient affectés, et un commencement d'étranglement et d'atrophie se manifestait sur plusieurs doigts.

CHAPITRE IV.

PATHOGÉNIE.

Les dermatologistes se sont surtout occupés de classification. Manquant de la véritable base, de la base anatomique, jusque dans ces derniers temps, les classifications ne pouvaient être que défectueuses. Nous avons vu déjà que les premiers essais rationnels de la genèse de ces maladies dataient des premiers travaux qui ont donné quelque connaissance exacte de la structure de la peau. Nous allons voir que les progrès qu'a pu faire l'étude des phénomènes pathologiques est tout à fait en rapport avec ceux de l'anatomie et de la physiologie.

Assurément, la physiologie des organes qui la composent est loin d'être complète, mais la marche progressive de nos connaissances indique suffisamment celle qu'il nous faut suivre pour arriver à un résultat entièrement satisfaisant.

Le premier progrès de l'anatomie de la peau est

celui qui a mis en lumière les organes glandulaires qu'elle renferme. Aussi, c'est sur ces organes qu'ont été basés les premiers efforts qui ont été tentés pour la genèse individuelle de ces maladies.

Déjà, en 1759, Astruc (1) avait mis à profit, d'une manière remarquable, les nouvelles découvertes de Malpighi. En parlant de l'érysipèle, il donne une description générale de la structure anatomique de la peau; il place déjà le siége de plusieurs formes dans l'épiderme, la membrane muqueuse, les glandes sudoripares, les glandes sébacées. Les *dartres* sont pour lui des affections des cellules de la membrane muqueuse : la *gale*, l'*ecthyma*, ont leur siége dans les glandes miliaires (sudoripares); il place la *couperose* dans les glandes sébacées, et, même, il explique par les différents degrés d'altération de ces glandes et de l'humeur qu'elles contiennent, les divers degrés de cette maladie : la couperose simple, variqueuse, tannée, écailleuse, pustuleuse ou ulcérée, chancreuse.

Pour la *teigne*, il lui paraît démontré qu'elle a son siége dans les bulbes ou capsules qui enveloppent la racine des cheveux.

A partir de cette époque, on trouve dans les auteurs des traces de l'influence exercée par les travaux de Malpighi. Mais on n'en trouve nulle part une explication aussi étendue et aussi judicieuse que dans Astruc, — et, même, l'attention appelée tout natu-

(1) *Traité des tumeurs et des ulcères.* Paris, 1759, 2 vol. in-12.

rellement sur les glandes nouvellement découvertes, tout en étant le point de départ de progrès véritables, a conduit à une exagération excessive qui existe encore aujourd'hui, surtout dans l'école allemande.

Plus nous nous rapprochons de l'époque actuelle, plus nous voyons les auteurs qui se sont occupés de la genèse des formes, dites élémentaires, des maladies de la peau, restreindre le siége de ces maladies aux follicules, et surtout aux follicules sébacés. — Le remarquable ouvrage de Rosenbaum, traduit par mon savant confrère, le docteur Daremberg (1), expose en détail les curieuses et louables tentatives qui ont donné une grande impulsion à la dermatologie.

Dans ces tentatives, où le plus souvent on trouve un mélange d'humorisme, les auteurs méconnaissent presque entièrement, excepté pour quelques formes, le rôle que les différentes parties constituantes de la peau jouent, chacune, dans la production de ces diverses affections.

C'est ce que leur reproche Rosenbaum, dont les travaux contiennent non-seulement la critique savante et raisonnée de ses devanciers, mais présentent un tableau complet d'une réforme qui, malheureusement, vient aboutir à une doctrine étroite, restreinte et impossible, après avoir eu pour point de départ et pour base les considérations les plus générales et les aperçus anatomo-pathologiques les plus justes.

(1) *Annales des maladies de la peau*, 2e année, 2e vol. 1845.

Ainsi, Rosenbaum, qui, à chaque instant, fait une critique amère de la méthode de Willan, dans laquelle il ne voit qu'un mauvais solidisme, s'exprime cependant ainsi :

« La description anatomo-pathologique la plus exacte de la genèse et du développement extérieur des formes dites élémentaires des affections de la peau, base sur laquelle Willan construisit ses ordres, devra former le commencement de cette tâche. On appréciera alors quelles sont les parties ou organes de la peau qui prennent part à la genèse de ces formes élémentaires, et on sera à même d'examiner quelles sont les parties ou organes de la peau qui peuvent être affectés, et quels sont les phénomènes pathologiques qui s'y manifestent; car il importe surtout de connaître les maladies des différentes couches de la peau, des glandes sébacées, dans leurs différentes modifications, des follicules pileux des vaisseaux, des nerfs. — Le but complétement atteint, les affections de la peau cesseraient d'être isolées, et pourraient enfin être accueillies dans le système général des maladies. » (*Loco citato.*)

Déjà, Breschet (1) avait dit que, si on parvenait à localiser les maladies de la peau, c'est-à-dire, si l'on pouvait, prenant l'anatomie pour guide, indiquer le siége de chaque maladie cutanée, ce serait

(1) *Nouvelles Recherches anatomiques sur la structure de la peau.* Paris, 1835, in-8°, avec fig.

un véritable progrès pour la médecine et l'anatomie pathologique.

Comment comprendre qu'après avoir émis de pareilles propositions, l'on puisse arriver à conclure que le système Plenek-Willan n'a pas de valeur pour la dermopathologie, qui ne pourra jamais se développer convenablement tant qu'il prévaudra?

C'est que Rosenbaum n'a pas compris tout ce qu'il y avait dans ces lésions dites élémentaires au point de vue de la genèse des maladies de la peau. C'est que, lorsqu'il trouve étonnant que, depuis plus de vingt ans, on ne se soit pas demandé quels sont les changements qui doivent avoir lieu dans la structure anatomique de la peau pour que les formes extérieures puissent paraître.. qu'est-ce qui donne à la peau la faculté de produire des vésicules, des pustules, des papules?... c'est tout simplement pour en conclure qu'on aurait facilement découvert que *tous* les ordres des papules, des tubercules, et aussi la plupart des vésicules, appartiennent aux glandes sébacées et aux follicules pileux, tandis que d'autres affections, par exemple la miliaire, appartiennent aux glandes sudoripares. C'est qu'au lieu de voir dans chacune de ces lésions, dites élémentaires, l'expression d'une altération d'organes différents; pour lui, il est impossible de former des classes, des ordres ou des genres, d'après les formes élémentaires; les papules, les pustules, les vésicules et les formes élémentaires n'étant rien autre que les différents degrés de développement du même *procès*, et chaque *procès* pathologique qui se manifeste sur la peau et les glandes pouvant se montrer sous chacune de ces formes, et les présenter l'une après l'autre ou en même temps.

Comme on le voit, au lieu d'appliquer, aux autres parties qui constituent l'ensemble de la peau, les considérations générales qu'il a exprimées si judicieusement comme point de départ, et ne dépassant, pas, au point de vue de la genèse organique, les organes glandulaires, Rosenbaum s'est renfermé, dès lors, dans des hypothèses impossibles ; et, d'un autre côté, il est retombé dans un humorisme qui date des premiers temps, et que l'on retrouve renaissant à côté de nous.

Si maintenant nous récapitulons ce que nous venons d'exposer dans les chapitres précédents, nous verrons que les organes qui composent la trame de l'enveloppe cutanée sont des organes différents, à fonctions spéciales ; que leurs maladies consistent dans des altérations pathologiques, spéciales aussi, qui se traduisent par des formes distinctes, mais constantes..... Que ces formes, qui représentent la base de la méthode de Willan, ne sont plus seulement des *lésions élémentaires* capables de faire distinguer un lichen et un eczéma, mais bien des *symptômes* qui dévoilent d'une manière sûre quel est le siége anatomique de cet eczéma, de ce lichen. Or s'il est vrai, en général, que connaître le siége d'une maladie n'est pas pour cela en connaître la nature, cette vérité sous le couvert de laquelle on confond trop facilement la nature avec l'étiologie, cette vérité, dis-je, perd beaucoup de sa valeur, appliquée à la pathologie cutanée. Ce qui n'est pas moins vrai dans l'espèce, c'est que, comme il s'agit d'organes spéciaux à fonctions toutes spéciales; connaître à l'inspection d'une vésicule, d'une pustule ou d'une élévation papuleuse, qu'il s'agit d'une maladie des lymphatiques, du corps papillaire ou de l'appareil sudoripare, c'est avoir fait un grand pas. Nous allons voir qu'avec un pareil point de départ, l'étude clinique, dans le plus grand nombre des cas, se charge facilement d'achever la démonstration.

Assurément, si l'on persiste à confondre la nature de la maladie avec les conditions étiologiques, il importe peu de savoir si telle éruption siége dans l'appareil sudoripare ou dans les follicules sébacés, pour reconnaître si elle est l'apanage d'une diathèse herpétique, scrofuleuse ou arthritique; mais si, tout en admettant l'influence accidentelle de telle ou telle affection, plus ou moins étrangère, on ne veut voir que ce que l'observation démontre clairement, c'est-à-dire la seule diathèse que l'on puisse accepter, la diathèse organique, comme nous le dirons plus en détail tout à l'heure; connaître le siége de telle éruption cutanée, c'est connaître la prédisposition anatomique qu'une influence accidentelle a convertie en un état morbide; c'est, en un mot, en connaître la nature.

Supposons donc qu'un malade se présente portant au visage plusieurs groupes de petites pustules bien jaunes, entourées d'une aréole assez enflammée ; que quelques-unes de ces pustules aient été remplacées par une croûte légère semblable à un morceau de miel desséché, peu adhérente et comme déposée à la surface de la peau,.... on reconnaîtra un *impétigo*.

Or nous avons vu que cette forme de pustules, bien différentes de celles du sycosis et de l'acné, traduit une affection inflammatoire du réseau lymphatique de la peau.

Si maintenant le malade est un jeune homme blond, à peau blanche, d'une constitution molle et délicate, ayant eu dans l'enfance des maux d'yeux, d'oreille, ou bien encore des engorgements ganglionnaires du cou ; ou seulement si ce jeune homme est d'un tempérament lymphatique ;.... si, d'un autre côté, l'observation et l'étude clinique nous ont appris, un grand nombre de fois, que cette affection se montre dans des conditions analogues et de préférence chez des jeunes gens, chez des femmes aussi, pendant ou après l'allaitement ; toutes les fois enfin qu'il y a, comme l'on dit, prédominance des tissus blancs,.... que faudra-t-il conclure de la connaissance du siége, corroborée par l'étude clinique, si ce n'est que la maladie à laquelle on a affaire, l'impétigo, traduit un tempérament lymphatique exagéré, et n'est autre chose qu'une affection de ce système ?

Faut-il ajouter encore comme preuve de la plus grande confiance que mérite la connaissance du siége anatomique des maladies de la peau, pour en éclairer la nature, comparée à celle que l'on voudrait mettre dans les classements étiologiques : c'est que l'impétigo a été regardé comme étant de nature scrofuleuse, ce qui est une grosse erreur, comme je me propose de le démontrer plus loin ?

Si, au contraire, l'affection cutanée consiste dans des petits boutons pleins, durs, ne contenant ni sérosité, ni pus, répandus plus ou moins largement, principalement dans le sens externe des membres, donnant à la peau un aspect tout particulier, rugueux, chagriné ; on reconnaîtra les papules du lichen ou du prurigo. Or nous avons vu que les papules du prurigo ou du lichen ne sont que l'exagération morbide du corps papillaire. C'est donc une maladie du corps papillaire de la peau.

Si ces papules sont accompagnées de prurit, si cette affection a été précédée de troubles nerveux, de névralgie, si elle est survenue à la suite d'une émotion morale vive, de chagrins, d'excès de travaux ;... si, d'un autre côté, l'observation clinique a constaté que les formes papuleuses se montrent toujours dans des conditions analogues ; cette fois encore la démonstration ne sera-t-elle pas complète, et la connaissance du siége de l'éruption dans le corps papillaire n'aura-t-elle pas révélé que c'est une affection de la nature des névroses et, de cette révélation, n'en découlera-t-il pas tout naturellement une thérapeutique rationnelle?

Eh bien! les choses se passent ainsi depuis bien des années. Ces prurigos si graves que l'on combattait autrefois avec des pommades, des lotions de toute espèce, sulfureuses, alcalines, goudronnées, mercurielles; je me contente de les traiter par quelques antispasmodiques à l'intérieur; de faire prendre quelques bains de son, et, le plus souvent, au bout de très-peu de temps, au bout de quelques semaines au plus, on a pu voir, dans mes salles, disparaître des maladies réputées les plus opiniâtres et qui, jadis, résistaient des mois entiers, quelquefois des années. Voilà le résultat pratique.

L'éruption est-elle caractérisée, au contraire, par des vésicules, ces petits soulèvements de l'épiderme, remplis d'une sérosité transparente d'abord, qui, en s'ouvrant plus tard, donnent lieu à un suintement plus ou moins abondant; ou à des petites squammes molles, peu adhérentes; à des surfaces rouges et excoriées : nous avons vu que c'est la lésion anatomique de cet appareil dont les fonctions ne sont pas encore bien connues, l'appareil sudoripare, mais dont les troubles se traduisent à la peau par des caractères spéciaux qui n'appartiennent qu'à l'eczéma. Reconnaître cet eczéma, c'est constater en même temps le siége de la maladie, puisque ces vésicules, ces squammes, etc., ne sont que les altérations pathologiques toutes spéciales à l'appareil sudoripare, et qu'on ne retrouve dans aucun autre cas.

L'eczéma est donc une maladie de l'appareil sudoripare. Or, sans compter ses fonctions encore inconnues, si l'observation clinique a démontré pathologiquement ses nombreuses sympathies, si l'on a constaté un grand nombre de fois que l'eczéma apparaissait dans des conditions analogues, alors qu'il y avait un trouble plus ou moins ancien et plus ou moins marqué des fonctions de sécrétion, d'appareils éloignés, alternant ou coïncidant avec des diarrhées, des bronchites, etc..., naturellement, en disant que c'est un eczéma, on ne dira plus seulement un mot banal qui, aujourd'hui, a remplacé le mot dartre ; mais on dira une maladie de l'appareil sudoripare, et, à ce compte, on sera poussé à interroger la santé générale, l'état des organes, des appareils de sécrétion, à rechercher quel lien de causalité il peut y avoir entre ce véritable catarrhe de la peau et les altérations de la muqueuse des bronches, les flux intestinaux, etc... Enfin, dans cette médecine de bon sens et d'observation, ne sera-t-on pas conduit tout naturellement à la seule thérapeutique rationnelle ?

Assurément tout n'est pas aussi clair pour toutes les affections de la peau. Cependant, ou je m'abuse fort, ou, avec de l'étude patiente, on doit arriver à une vérité nette et dégagée de tout nuage, là où la maladie tout entière est sous les yeux, où chaque altération pathologique, chaque symptôme, représente une entité morbide qui ne ressemble en rien, même à ses plus voisines.

Ainsi chacune des formes si curieuses et si variées de l'acné, non-seulement indique à l'instant la maladie du follicule, mais encore les altérations diverses de la glande.

Je pourrais reprendre une à une toutes les altérations anatomo-pathologiques de la peau, et j'arriverais toujours à démontrer, d'abord le siége de la maladie, et le plus souvent sa nature.

Et je me demande, devant un procédé si simple, basé sur l'observation la plus minutieuse et la plus exacte, que sont ces tendances qui, pour connaître la nature des maladies, vont chercher des imaginaires qui n'ont aucun sens et qui ne s'appuient que sur des erreurs.

Il est facile d'ailleurs de mettre en regard les résultats de ces diverses méthodes. Or, en vraie clinique, tout homme qui observe sérieusement, pour me servir un instant d'un langage que je ne comprends pas, aura-t-il une idée plus satisfaisante de la nature de l'impétigo, en disant que c'est une *scrofulide* ou une *dartre;* ou en la regardant comme *une maladie du système lymphatique, une affection gourmeuse?* Comprendra-t-il mieux la nature du lichen et du prurigo en l'appelant une arthritide, ou en la considérant comme une maladie de l'*appareil nerveux de la peau, comme une névrose?* Quand on a dit que l'eczéma est une dartre, qu'est-ce que l'on a fait de plus que de s'arrêter au diagnostic, en changeant seulement l'étiquette? On reprochait autrefois aux Willanistes d'avoir tout dit, en reconnaissant que telle éruption vésiculeuse était un eczéma; qu'a-t-on fait de plus en l'appelant une dartre? On a dit beaucoup moins; car aujourd'hui, car pour nous, le mot eczéma représente une maladie qui a son siége dans un appareil très-important; et reconnaître cette affection, c'est non-seulement la distinguer d'autres éruptions avec lesquelles on pourrait la confondre, mais c'est encore diriger le praticien dans l'étude des nombreuses sympathies, des liens pathologiques si variés qui peuvent exister entre l'appareil sudoripare et les troubles fonctionnels des principaux organes de l'économie. Enfin, dans ces formes si variées et si curieuses que peuvent imprimer aux follicules sébacés de la peau les nombreuses altérations auxquelles ils sont sujets, et qui se traduisent par le nom générique d'acné, de quelles lumières sera-t-on éclairé pour connaître leur nature en les décorant du nom de scrofulide ou d'arthritide, quand l'observation la plus simple et la plus facile nous donne *de visu* la raison des modifications si curieuses que l'anatomie pathologique apporte à ces petits organes si importants?

En admettant d'ailleurs comme influence étiologique, ce que j'aurai à examiner plus tard, pour un lichen, pour un eczéma, etc..., ces prétendues diathèses, au moins celles auxquelles on peut trouver un sens quelconque, elles n'ôtent rien à la rigueur à la nature anatomique, si je puis dire ainsi, des maladies de la peau. Ce sont autant d'entités morbides diverses qui, comme les affections de tous les autres organes, se développent sous l'influence de causes différentes, mais qui ont, et c'est un point important, la spécialité de la forme. Aussi, pour quelqu'un qui étudie sérieusement la pathologie cutanée, il y a quelque chose de bizarre, si je puis dire ainsi, à voir rangées dans deux ou trois groupes, ces formes si diverses, pouvant, devant même se succéder fatalement, chez le même individu; accompagnées d'ailleurs de bien d'autres maux dont elles ne sont que les satellites obligés; comme si, pour ces maladies, si sujettes malheureusement à récidiver, on ne voyait pas toujours, presque sans exception, la même forme se reproduire chez le même individu, et comme si, non-seulement le même malade n'épuisait jamais, dans le cours de sa vie pathologique, la série des symptômes cutanés, mais encore s'il n'était pas, je ne dirai pas impossible, mais au moins très-rare, de voir une forme nouvelle succéder à la première.

Je suis encore à comprendre, je l'avoue, et cela en toute humilité, comment on a pu baser des systèmes longuement et péniblement échafaudés, sur des inconnus, des mythes, dont on ne peut se flatter, malgré tous ses efforts, de nous avoir tracé les traits originaux.

Qu'est-ce que ces maladies diathésiques que l'on fait sonner bien haut, sans avoir l'air de savoir ce qu'il faut entendre par diathèse? Pour comprendre une diathèse scrofuleuse, il faudrait nous dire d'abord ce que c'est que la scrofule. Or, ce que l'on désigne ainsi, c'est précisément ce qui ne l'est pas.

Et cette fameuse diathèse arthritique qui a pris tant d'audace depuis quelque temps; savez-vous ce que c'est que l'arthritis? Pouvez-vous le dire, si vous le savez ?.... Et c'est sur de pareilles rêveries, faciles à arranger dans le cabinet et qui vous débarrassent de l'observation et de l'étude minutieuse, que l'on bâtit des systèmes avec une assurance telle qu'on ne peut se décider à croire qu'il n'y ait rien au fond de tout cela, et que l'on se remet dix fois, vingt fois à les relire, à les étudier, à les méditer avec soin, et que toujours on sort de cette étude découragé et avec la conviction intime que c'est une erreur qui n'a pas même la séduction de la forme et du premier aspect.

De tous ces systèmes il ressort, tout au plus, des conditions étiologiques mal vues, mal définies, et sur lesquelles je reviendrai tout à l'heure en détail. Pour le moment je veux, une fois encore, répéter que la pathogénie de la peau consiste, non pas dans l'altération d'un seul de ses organes pour toutes les affections, comme on l'a dit; mais dans des altérations diverses, toutes spéciales de forme, faciles à reconnaître, qui trahissent chacune une maladie différente, et qui, en mettant chacune d'elles à nu, aux yeux du praticien, lui en dévoilent le plus souvent la nature, en même temps que le siége. Cette proposition, d'ailleurs, trouvera son développement dans le chapitre suivant, dans lequel, à propos de l'étiologie, je dirai ce que, suivant moi, on doit entendre par maladie diathésique.

Si maintenant, après avoir passé en revue, isolément, les diverses formes sous lesquelles se traduisent les nombreuses altérations pathologiques de la peau, après avoir apprécié leur valeur au point de vue de leur siége, nous cherchons à les grouper, nous aurons une démonstration plus claire et plus complète.

Ainsi, en faisant tout d'abord aux inflammations la large part qui leur appartient dans les affections cutanées, nous nous retrouverons devant le plan que j'ai tracé déjà il y a plus de vingt-cinq ans, et que l'expérience a presque entièrement confirmé.

Je classe les maladies de la peau en huit groupes :

Le premier groupe comprend les *inflammations* : il se subdivise en six genres, suivant leur siége et leur nature.

Le **premier genre** comprend les *exanthèmes non spécifiques*, l'érythème, l'érysipèle, l'urticaire, le strophulus; — *spécifiques :* — la roséole, la rougeole, la scarlatine, la pellagre.

Les exanthèmes ont leur siége dans le réseau vasculaire de la peau. Nous avons vu plus haut les attributs anatomopathologiques qui appartiennent à cette forme morbide.

Il importe peu dans l'espèce de discuter ici la légitimité de la place donnée à certains exanthèmes aigus, essentiellement symptomatiques, ou mieux de nature spécifique; et, tout en reconnaissant la distance qui sépare la rougeole de l'érythème, je la trouve aussi bien placée parmi les formes *exanthématiques* que reléguée, hors cadre, et attribuée au *procès* pathologique catarrhal.

D'un autre côté, il peut arriver comme complication que, dans certains exanthèmes même idiopathiques, dans l'érysipèle par exemple, les vaisseaux lymphatiques, les canaux sudorifères, soient envahis par l'inflammation, qui se traduit alors par des collections de sérosité, par la sécrétion d'un liquide albumineux, purulent, par des vésicules, des bulles, des croûtes, etc.

Mais, une fois la part faite aux complications comme aux exanthèmes spécifiques, il reste ce fait, qu'en général, la nature de l'exanthème est celle de l'inflammation proprement dite, de l'inflammation simple, avec ses caractères habituels, — que ce sont des inflammations franches à marche aiguë, reconnaissant le plus souvent pour causes celles des inflammations en général, et ne présentant pas d'indications thérapeutiques particulières.

Dans certains exanthèmes, dans l'urticaire, l'érythème papuleux; c'est surtout le réseau vasculaire qui accompagne ou qui concourt à former la papille, qui est le siége de l'inflammation : ce qui est révélé par la forme de l'éruption, l'élévation circonscrite que l'on y remarque, le prurit qui l'accompagne, et qui trouve son application naturelle dans la part que prend nécessairement l'élément nerveux de la papille.

Le **deuxième genre** comprend les inflammations *vésiculeuses*. Elles ont leur siége dans l'appareil sudoripare, et alors, ou bien la maladie développée accidentellement est pour ainsi dire superficielle, à l'extrémité même du conduit sudorifère, comme dans l'herpès, l'eczéma simple : — c'est un simple renflement de l'extrémité du conduit; — ou bien il y a, en même temps, inflammation du réseau vasculaire : — c'est ce qui a lieu dans l'eczéma rubrum ; — ou bien encore la lésion intéresse plus profondément l'appareil sudoripare : — c'est ce qui arrive dans l'eczéma chronique.

On comprend dès lors comment, de toutes les maladies de la peau, l'eczéma est celle qui peut se présenter dans les conditions les plus différentes de causalité, d'acuité, de durée, etc. Or, la même maladie, cette affection vésiculeuse de la peau, peut être un mal tout accidentel, résultant de causes directes, d'applications irritantes; mal tout superficiel dont le traitement est simple, dont la durée est courte. Dans d'autres circonstances, lésion d'un appareil de première importance dans l'ordre physiologique, survenue en dehors de toute cause accidentelle, locale, extérieure, cette éruption trahit un trouble plus ou moins profond de l'économie; elle n'est, à la peau, que le retentissement de désordres intérieurs; elle remplace une autre maladie plus ou moins grave, plus ou moins inconnue; elle succède à une autre sécrétion normale ou morbide. C'est un mal dont il faut aller chercher les moyens de guérison dans la connaissance des troubles qui le produisent, de celui qu'il a remplacé, du désordre intérieur qui l'entretient.

Le **troisième genre** comprend les inflammations *bulleuses*. Elles ont leur siége dans la couche superficielle du tissu cutané, et consistent dans un épanchement sous-épidermique d'une humeur séreuse ou séro-purulente.

La nature des affections bulleuses est en général difficile à apprécier; — bien différentes à l'état aigu et à l'état chronique, elles semblent presque toujours, dans l'un et l'autre cas, trahir une modification, quelquefois une détérioration évidente de l'état général : ainsi, à part celles qui sont développées sous l'influence d'une irritation locale et toute accidentelle, quand elles se manifestent avec une certaine acuité, ce n'est jamais un état franchement aigu ; — quand elles revêtent la forme chronique, tout en conservant des caractères évidents d'un travail inflammatoire, elles traduisent surtout une altération plus ou moins profonde de l'économie. — Pour moi, le pemphigus est l'hydropisie de la peau, tantôt semi-aiguë, — le plus souvent chronique, et développée alors sous l'influence de toutes les causes, de l'hydropisie en général, et surtout d'altérations des organes abdominaux, et principalement du foie. — Le pronostic des affections bulleuses a toujours une certaine gravité.

Le **quatrième genre** est formé par les inflammations *pustuleuses*.

A. Un grand nombre ont leur siége dans les follicules : — ainsi les diverses formes de l'acné, dans les follicules sébacés : — le sycosis et le favus, dans le follicule pileux.

Elles ont cela de remarquable qu'elles empruntent à leur siége une physionomie particulière, et que, au moins pour l'acné et le favus, à côté de l'élément inflammatoire, on constate des phénomènes de lésion de sécrétion qui impriment aux éruptions les caractères les plus variés et les plus curieux.

A part l'importance exclusive qu'on leur a prêtée, comme nous l'avons vu, avec une exagération qu'on ne saurait accepter, les follicules jouent évidemment un très-grand rôle dans la pathologie cutanée, et ce rôle, on est loin assurément de le connaître tout entier. Pour nous en tenir à ce que l'observation nous a appris, cette classe renferme les affections les plus dignes de fixer l'attention, et qui sont le plus curieux objet d'étude.

Ainsi c'est le follicule pileux qui tantôt est le siége d'une inflammation simple, légère, et qui cependant emprunte à ce siége, non-seulement une ténacité insolite, mais des caractères particuliers, une physionomie particulière, qui peut aller jusqu'à la déformation la plus étrange (le sycosis). Tantôt, au contraire, il est atteint d'une inflammation toute spéciale, — spéciale dans son aspect, spéciale dans sa nature, spéciale dans le mode d'altération de sécrétion, qui devient mystérieusement l'origine d'une propriété contagieuse. Ou bien c'est le follicule sébacé dont les altérations plus multipliées sont peut-être plus curieuses encore, altération dont l'étude anatomique et l'observation anatomo-pathologique suffisent toujours pour donner l'explication la plus satisfaisante et la plus exacte ; soit que, retenue dans le follicule plus ou moins distendu, ou versée au dehors, la matière hypersécrétée se traduise par des boutons, des tumeurs ; ou qu'elle se trahisse par des épanchements plus ou moins abondants à la surface de la peau, et qui, pour qu'il ne manque rien à la démonstration, ne sont jamais plus fréquents et plus copieux que dans les régions les plus riches en follicules sébacés ; — soit qu'à l'état aigu elle constitue une des maladies les plus redoutées des femmes et les plus pénibles pour elles, depuis l'acné simple jusqu'à l'acné rosacée et indurée ; — soit que, à l'état chronique, elle parcoure lentement son évolution sur un point limité qu'elle finit par convertir en cicatrices sans la moindre plaie préalable, comme dans l'acné atrophique ; — ou que, sous l'apparence de l'affection la plus légère, elle finisse par se convertir, par un procédé anatomo-pathologique resté inconnu, en une maladie ulcéreuse grave, — comme certaines formes de l'acné sébacée partielle.

B. L'appareil lymphatique est le siége d'une inflammation *pustuleuse*, l'impétigo, qui tient aussi une place considérable dans le cadre nosologique des maladies de la peau, et dans laquelle, lésion anatomopathologique, observation clinique, tout concourt à démontrer le rapport intime qui existe entre le siége et la nature de l'affection. C'est une inflammation avec hypersécrétion de l'appareil lymphatique de la peau, qui se traduit par des symptômes particuliers, des croûtes caractéristiques, qui est surtout une maladie de l'enfance et de la jeunesse, que l'on observe chez les individus à tissus blancs, à peau fine, et surtout d'un tempérament lymphatique.

C. Je me suis étendu largement déjà sur les altérations anatomiques de la variole et de la vaccine et sur leur siége indéterminé, probablement dans les follicules; — ce n'est pas ici le lieu d'en dire davantage.

Cinquième genre. S'il y a une forme des maladies de la peau dans laquelle les conditions de siége soient en harmonie avec l'observation pathologique; dans laquelle on se rende un compte exact des phénomènes observés par la composition anatomique, c'est sans contredit l'*inflammation papuleuse.* — Deux caractères bien tranchés distinguent les éruptions papuleuses : la présence de petites élévations pleines, solides, saillantes, et un prurit plus ou moins fort, mais constant. — Or cette élévation saillante n'est autre chose que le développement anomal de la papille elle-même, développement que l'on peut apprécier facilement dans tous ses états.

Si l'on se rappelle un instant la composition anatomique des papilles de la peau, on y trouvera l'explication des phénomènes nombreux et remarquables d'ailleurs que l'on observe dans les affections papuleuses.

Le corps papillaire est composé de filets nerveux, de vaisseaux sanguins, et d'une couche épidermique qui emboîte chaque papille en forme d'étui. — A chacun de ses trois éléments, correspondent des symptômes différents. D'abord le phénomène dominant, c'est le prurit. Tout le monde sait jusqu'où peut aller le symptôme nerveux connu sous le nom de prurit, et dans le lichen, et dans le prurigo. — C'est un caractère essentiel des affections papuleuses. — Souvent les papules conservent la couleur de la peau, et le réseau vasculaire ne prend part à la maladie que par une congestion légère, indispensable avec l'hypertrophie de la papille ; — c'est le lichen simple. Mais, dans quelques circonstances, il y a une inflammation véritable ; les papules deviennent rouges, chaudes, plus saillantes encore ; elles s'exulcèrent même à leur sommet : alors au prurit, c'est-à-dire à l'élément nerveux, se joint l'inflammation proprement dite, c'est-à-dire l'élément vasculaire : c'est ce que l'on observe dans le lichen *agrius*.

Il y a un certain état de la maladie papuleuse affectant une marche tout à fait chronique ; les élévations deviennent dures, sèches, comme parcheminées ; quelquefois même elles conservent un volume remarquable, toujours accompagné d'un épaississement considérable ; là, c'est l'altération épidermique qui domine. Enfin, comme partout où il y a de l'épiderme il y a de la matière colorante, celle-ci elle-même, dans ce dernier cas, vient à être modifiée,— ce qui constitue une complication assez fréquente, surtout au visage, qui prend une teinte d'un jaune bistré qui se dissipe difficilement. Assurément il n'est pas possible de trouver une démonstration plus complète du siége des éruptions papuleuses dans les papilles; démonstration achevée par l'observation clinique, qui leur imprime profondément le cachet des affections nerveuses.

Sixième genre. Il n'y a pas jusqu'aux *affections squammeuses*, ces affections essentiellement chroniques, qui ont l'air d'être développées en dehors de l'économie, en dehors de toute influence de cause connue; il n'y a pas, dis-je, jusqu'à ces productions à la surface de la peau, de disques blancs, formés par une sécrétion viciée de l'épiderme, qui ne puissent trouver dans la raison anatomique une explication satisfaisante.

Nous avons vu, en rappelant la structure de l'épiderme, qui est composé de cellules qui perdent de plus en plus leurs caractères normaux, à mesure qu'elles se rapprochent de la texture de la peau, de manière à ne plus être que des lamelles minces adhérentes entre elles.

Or ce mouvement incessant, à l'état normal, est activé quelquefois d'une manière incroyable, dans l'état morbide, de manière à former les disques caractéristiques, et à fournir une exfoliation si abondante et si incessante, si je puis m'exprimer ainsi, que l'on a pu dire que les écailles se reformaient instantanément sous l'ongle qui avait enlevé la première.

Enfin, par la même raison que j'exprimais tout à l'heure, raison tout anatomique, l'union bien connue de la sécrétion du pigment à la sécrétion de la matière épidermique explique les cas curieux, et assez fréquents d'ailleurs, dans lesquels une double altération produit une double maladie, comme dans le *pityriasis versicolor*, dans lequel il y a à la fois et une exfoliation épidermique et une altération de la couleur caractérisée par des taches jaunes, safranées, plus ou moins étendues.

Septième genre. Le septième genre comprend des inflammations toutes spéciales, les *syphilides*, qui peuvent atteindre toutes les parties constituantes de la peau, s'y présenter sous toutes les formes, mais en imprimant à chacune un cachet particulier, tout spécial, en dehors du siége qu'elles occupent.

DEUXIÈME GROUPE. Les lésions de sécrétion de la matière épidermique et de la matière colorante forment le deuxième groupe. Ici plus de traces d'inflammation; c'est une altération de la sécrétion, pure, dont la raison anatomique d'ailleurs est la même que celle dont je viens de parler à l'instant à propos de quelques inflammations pustuleuses et des inflammations squammeuses.

TROISIÈME GROUPE. Sous le nom d'*hypertrophies*, le troisième groupe renferme plusieurs maladies très-variables sous le rapport du siége anatomique et de leur nature, mais qui présentent comme caractères un développement anomal des parties affectées. C'est d'ailleurs un caractère pathognomonique de ces maladies;

c'est ceci qui les sépare d'autres tumeurs analogues en apparence qui, résultat accidentel de causes diverses, n'ont pas, comme ici, la tendance fatale, inévitable du mal.

Les maladies hypertrophiques développées dans un point semblent toutes locales, et, là où elles finissent, les limites qui les séparent du tissu sain sont le plus souvent nettement tranchées.

QUATRIÈME GROUPE. Les maladies du quatrième groupe sont les plus graves qui appartiennent à la pathologie cutanée. Ce ne sont plus seulement des états congestionnels, phlegmasiques, des lésions de sécrétion, etc. Ici il y a tout d'abord altération organique, dégénérescence du tissu dans le point affecté, et, quelle que soit la lenteur de la marche de la maladie, tendance fatale à la destruction du tissu dégénéré.

Réunies par des caractères communs, la dégénérescence et la tendance à la destruction complète du tissu affecté, les maladies de ce groupe se rapprochent encore par la lenteur de leur marche, l'indolence de leurs progrès.

Les maladies *hémorrhagiques* forment le CINQUIÈME GROUPE. Les lésions *de la sensibilité* le SIXIÈME. — Je n'ai rien à ajouter ici à ce que j'en ai dit plus haut, à propos de l'anatomie pathologique.

J'en dirai autant des corps étrangers et des maladies des annexes, qui constituent le SEPTIÈME ET LE HUITIÈME GROUPE; — ces dernières, d'ailleurs, représentées par des lésions particulières, aux appendices pileux ou cornés de la peau, sont rarement idiopathiques.

Elles sont le plus souvent symptomatiques d'autres affections cutanées qui font partie des autres groupes.

Ces considérations me permettent de résumer ce qui précède dans un tableau qui me paraît être en harmonie avec l'état actuel de nos connaissances.

PREMIER GROUPE. — INFLAMMATIONS.

1er *genre.* **Exanthèmes** ayant leur siége dans le réseau vasculaire.	*Non spécifiques.* Érythème. Érysipèle. Urticaire. Strophulus. *Spécifiques.* Roséole. Rougeole. Scarlatine. Pellagre.
2e *genre.* **Inflammations vésiculeuses** ayant leur siége dans l'appareil sudoripare.	Herpès. Eczéma. Varicelle. Miliaire.
3e *genre.* **Inflammations bulleuses** ayant leur siége à la surface de la peau. Épanchement sous-épidermique, séreux ou séro-purulent.	Pemphigus. Rupia.

4e genre.
Inflammations pustuleuses
ayant leur siége

- A. dans les follicules
  - sébacés. — Acné. Ecthyma (1).
  - pileux. — Sycosis. Favus.
- B. dans l'appareil lymphatique. — Impétigo.
- C. spécifiques aigues à siége indéterminé ; probablement dans les follicules. — Variole. Vaccine.

5e genre.
Inflammations papuleuses
ayant pour siége l'appareil papillaire.

- Lichen.
- Prurigo.

6e genre.
Inflammations squammeuses
ayant leur siége dans l'appareil blennogène.

- Lèpre.
- Psoriasis.
- Pityriasis.

7e genre.
Inflammations spécifiques chroniques
pouvant siéger dans toutes les parties de la peau.

- Syphilides.

DEUXIÈME GROUPE. — LÉSIONS DE SÉCRÉTION.

1er genre.	*2e genre.*
Lésions de la sécrétion de la matière épidermique.	**Lésions de la sécrétion de la matière colorante.**
Ichthyose. Productions cornées.	*Décolorations.* Albinisme. — Vitiligo. *Colorations.* — Teinte bronzée. Éphélides.—Nævi pigmentaires.

(1) Avec une réserve pour l'ecthyma chronique, dont le siége est à la surface de la peau.

TROISIÈME GROUPE.

HYPERTROPHIES.

Développement anormal des parties affectées.

Siége anatomique et nature variables.

Éléphantiasis des Arabes. — Molluscum. — Frambœsia. — Verrues.
Nævi vasculaires.

QUATRIÈME GROUPE.

DÉGÉNÉRESCENCES.

Tendance à détruire les parties affectées.

Le plus souvent tubercules intéressant toute l'épaisseur de la peau.

Éléphantiasis des Grecs. — Bouton d'Alep. — Kéloïde.
Lupus. — Cancer.

CINQUIÈME GROUPE.

MALADIES HÉMORRHAGIQUES.

Maladies caractérisées par la présence du sang, plus ou moins altéré, hors des vaisseaux qui doivent le contenir.

Hémorrhagies de la peau proprement dites.
Purpura. — Mélanose.

SIXIÈME GROUPE.

LÉSIONS DE LA SENSIBILITÉ DE LA PEAU.

Hyperesthésie générale ou locale.

Anesthésie.

SEPTIÈME GROUPE.

CORPS ÉTRANGERS.

Acarus (gale). — Pédiculus. — Pulex.

HUITIÈME GROUPE.

MALADIES DES ANNEXES.

Maladies des poils.

Alopécie. — Canitie. — Plique.

Maladies des ongles.

Onyxis.

En résumé, les maladies de la peau occupent une place importante dans le cadre de la pathologie générale, absolument aux mêmes titres que les maladies des autres tissus ou organes.

Elles sont soumises aux mêmes influences étiologiques; l'anatomie pathologique y constate les mêmes altérations.

Aussi réfractaires que possible, par leurs variétés, à leur embrigadement forcé dans deux ou trois groupes dits diathésiques, elles ont une espèce de spécialité comme anatomique qui résulte du rapport de la forme avec le siége, et du siége avec leur nature.

CHAPITRE V.

ÉTIOLOGIE.

L'étude des causes qui peuvent produire les maladies de la peau a, dans tous les temps, occupé les auteurs. Si elle a toujours été entourée d'obscurité, si les résultats ont toujours été stériles, même dans les mains des auteurs les plus judicieux, c'est qu'elle fut presque toujours dominée par les doctrines humorales. C'est surtout parce que l'on a toujours voulu trouver *la cause prochaine*, *la cause unique* de maladies, aussi différentes que nombreuses, et que l'on réunissait dans une même famille, alors qu'elles n'avaient de commun que d'inspirer de l'effroi et d'être méconnues. Il serait difficile de rappeler toutes les théories qui ont été successivement admises, depuis les quatre humeurs jusqu'au principe âcre, ou vice dartreux, etc., théories devenues successivement inadmissibles devant les progrès de la science : — cependant tout le monde n'a pu encore dépouiller l'habit du vieil homme, et même, il y a tendance aujourd'hui à le réparer.

Avant d'entrer dans les détails que l'étiologie comporte, il nous faut absolument présenter quelques considérations générales tout naturellement applicables aux maladies de la peau, puisque nous n'y voyons aucune différence avec les autres affections qui affligent l'humanité.

Disons d'abord que, dans toute affection, des deux termes *individu* et *cause*, le premier, à beaucoup près, a la plus grande importance ; qu'elle est si grande, qu'elle n'est jamais annihilée complétement par la seconde, si grave et si spéciale qu'elle soit. On peut dire que, pour le clinicien, le malade doit presque toujours passer avant la maladie, et qu'alors même que celle-ci reconnaît pour cause évidente une influence toute spéciale, épidémique, virulente, il faut encore compter beaucoup avec lui.

Disons encore qu'on a beaucoup parlé de diathèses, les confondant tantôt avec la prédisposition, tantôt avec la cachexie, le plus souvent avec une influence étiologique plus ou moins généralisée.

Il n'y a de diathèses que les diathèses organiques. Elles sont innées, primitives, constitutionnelles ; ou acquises ; et, dans ce dernier cas, elles ne peuvent se comprendre que par une modification, je dirai presque anatomique, imprimée au tissu, par une influence morbide, d'une manière permanente, et qui a besoin, à son tour, d'influences extérieures, nouvelles, accidentelles, pour manifester de nouveau ses effets ; et cela en vertu d'une double condition physiologico-morbide si curieuse et si souvent méconnue, la *solidarité* des organes de même nature, et le *souvenir*, en vertu duquel ils sont atteints accidentellement, souvent après un repos bien long, d'un état morbide ancien.

J'avoue que je partage complétement l'opinion du savant professeur Piorry, quand il dit : — *Pour moi, ce que l'on nomme diathèse, constitue des phénomènes organiques, tandis que pour beaucoup d'autres elles ne sont en général que des entités, des êtres hypothétiques qu'ils ne comprennent pas eux-mêmes, et auxquels, sans en prouver l'existence, et sans même les définir, ils font jouer un rôle de premier ordre.*

Il faut distinguer le tempérament, la prédisposition, la diathèse. Chacun a son *tempérament*, et la santé résulte de l'équilibre qui se maintient entre lui et le reste de la constitution. La *prédisposition*, c'est le tempérament exagéré, mais maintenu dans les limites compatibles avec la santé. Au-delà de ces limites, c'est la *maladie*, plus ou moins accidentelle, plus ou moins localisée.

Que si cette exagération, au lieu de produire un accident morbide passager, a envahi plus ou moins les organes qui sont l'apanage de ce tempérament, s'est généralisée dans l'appareil tout entier (dans l'appareil lymphatique, par exemple), en vertu de cette *solidarité*, de ce *souvenir* pathologique dont je parlais tout à l'heure, c'est la *diathèse*.

Ainsi, il faut reconnaître le *tempérament*, — la

prédisposition, état physiologique, tempérament exagéré; — la *maladie*, tempérament exagéré, avec organe malade; — la *diathèse*, tempérament exagéré et état morbide latent des organes qui le composent, à la condition d'altérations antérieures plus ou moins nombreuses. C'est la constitution morbide de Hildenbrand.

Il y a entre la diathèse et la prédisposition cette différence énorme que la prédisposition est indemne de toute affection morbide, tandis qu'il n'y a pas de diathèse, sans maladie antérieure, plus ou moins éloignée, ayant affecté tout le système.

Les vraies diathèses, les seules, peut-être, sont les diathèses naturelles, organiques. Il y a autant de diathèses que de tempéraments : diathèse lymphatique, nerveuse, bilieuse, etc.

Cependant, et toujours par suite d'altérations préalables, plus ou moins répétées, un organe peut acquérir une importance morbide telle, au milieu de notre économie, que l'on puisse à bon droit accorder à cet état le nom de *diathèse*: c'est une diathèse acquise : ainsi la diathèse *hémorrhagique*; mais ce sont toujours des diathèses organiques. A défaut de tempérament, si je puis dire, ou encore d'appareils tout entiers, ce sont des organes importants, dont les conditions morbides sont devenues diathésiques, c'est-à-dire prédisposant maladivement l'économie à des affections de la même nature, sous l'influence des causes les plus diverses.

A ce compte je ne comprends pas, je l'avoue, les

diathèses spéciales ou virulentes. Comment admettre une diathèse cancéreuse, alors qu'on ne voit pas plusieurs organes ou plusieurs points de l'économie affectés à la fois ou successivement de maladies identiques? Et encore, si, par impossible, il en était ainsi, comme onpourrait le croire pour certains cas de cancer qui se rapprochent de ces conditions par leur multiplicité ou leur étendue, ce serait plutôt une *cachexie*.

Une affection ne devient pas diathésique parce qu'elle tend plus ou moins fatalement à se reproduire. Se reproduire, ou se multiplier et s'étendre, ne sont pas la même chose.

A plus forte raison ne m'est-il pas possible de comprendre, je ne dirai pas la diathèse *dartreuse*, puisque celle-là ne repose sur rien et n'est réellement rien ; mais la diathèse *rhumatismale*, qui a joué un si grand rôle dans ces derniers temps, et qui cependant, pour moi, ne présente aucun des caractères d'une maladie diathésique, comme on doit l'entendre. S'il fallait faire une affection diathésique de toutes celles qui, une fois qu'elles se sont manifestées, ont une tendance à se reproduire, il en faudrait faire autant presque qu'il y a de maladies. Il n'y a pas de raison, alors, pour ne pas faire une diathèse angineuse, diarrhéique, hémorrhoïdale, etc. Je comprendrais mieux encore des diathèses anatomo-pathologiques, c'est-à-dire des états traduisant les dispositions morbides de tout un appareil de tissus, de tout un système, une diathèse *hémorrhagique*, par exemple, je le répète : une diathèse *catarrhale*.

On a confondu souvent la diathèse avec la cachexie, et cependant il y a entre elles une grande différence. La diathèse est la prédisposition *morbide*, la cachexie est la maladie, l'altération pathologique permanente. La diathèse est la prédisposition morbide d'un appareil important, d'un système, d'un tempérament. La cachexie est l'affection de toute l'économie, *totius substantiæ*. Il n'y a pas de diathèse cancéreuse, comme affection virulente. Il y a une maladie pour laquelle on peut apporter héréditairement une prédisposition, et c'est encore là une condition organique, mais il y a une cachexie cancéreuse. Il y a une diathèse hémorrhagique, mais il y a une cachexie scorbutique ; aussi existe-t-il une grande différence entre ces deux états pathologiques.

Pour la syphilis elle-même, on fait une mauvaise application du mot diathèse, bien que, exceptionnellement, par sa marche, sa durée, la variété de ses symptômes, la facilité avec laquelle elle apparaît et disparaît à des intervalles plus ou moins éloignés, elle semblerait mieux légitimer cette dénomination. La syphilis n'est pas un de ces poisons morbides avec lesquels l'économie de l'homme est appelée à soutenir une lutte vive, aiguë, pour ainsi dire corps à corps, dont le résultat est actuel et définitif, sous laquelle le malade succombe, ou, s'il a été le plus fort, revient complétement à la santé, et en a fini à tout jamais avec l'ennemi dont il a triomphé. C'est ce qui se passe pour la variole, etc... La syphilis appartient, au contraire, à cette catégorie de virus, qui ordinairement pénètrent plus doucement l'économie, et s'y introduisent, pour ainsi dire, sans grande lutte, sans combat; et il n'y a pas là de crise à résultat actuel, définitif.

Aussi, chez un individu préalablement indemne de cet empoisonnement qui en est atteint d'une manière accidentelle; quelle que soit la multiplicité des lésions, s'il est vrai que, grâce à sa constitution et à un traitement rationnel, il peut encore espérer en triompher et guérir, il ne l'est pas moins que, même après la disparition des symptômes, dans le plus grand nombre de cas, le virus continue à tenir l'économie sous sa cruelle puissance.

Assurément, devant ce mystère, que nous ne nous expliquons pas, si on admet un tempérament nouveau, acquis, en vertu duquel, après bien des années, sans aucune manifestation extérieure, le malade voit apparaître, à la suite d'une cause tout accidentelle, de nouveaux symptômes, évidemment syphilitiques, on peut voir là les caractères d'une diathèse acquise. Cependant, c'est plutôt, pour moi, une maladie qui continue; et la preuve, c'est que cet individu, sain en apparence, peut communiquer la syphilis dans certaines conditions accidentelles, et surtout, ce qui est plus commun, procréer des enfants syphilitiques.

Pour la syphilis, la vraie, la seule diathèse, c'est cet état qui a été confondu dans les *scrofules;* diathèse acquise, héréditaire, comme nous le verrons plus loin.

C'est qu'en effet, pour les maladies virulentes, mais pour elles seulement, il faut qu'elles passent par l'hérédité pour devenir diathésiques. Ce qui ne veut pas dire, bien entendu, qu'il faut confondre, ce que l'on fait à chaque instant, l'influence héréditaire avec la diathèse.

Je ne poursuivrai pas plus loin ces considérations de pathologie générale; elles me suffisent pour faire comprendre qu'il m'est impossible de faire le moindre cas de ces maladies diathésiques, dont on a tant parlé dans ces derniers temps, et qui toutes me semblent pécher par la base.

Moi aussi, j'admets des maladies diathésiques, et même, au point de vue étiologique, c'est pour moi l'influence la plus importante, de beaucoup la première de toutes; mais je ne comprends que des *diathèses organiques*.

Un individu a un tempérament nerveux; ce tempérament s'est exagéré ou naturellement ou sous l'influence de causes morales, etc., et cependant il n'a rien exprimé de morbide, au moins comme forme extérieure; l'individu est devenu seulement plus sensible encore, plus impressionnable. Son humeur est plus mobile, etc.; c'est de la prédisposition. Une influence accidentelle survient, une émotion morale, une peur, une joie, un chagrin; un des points du système nerveux est frappé; si c'est à la peau, il aura une hypéresthésie plus ou moins générale, avec ou sans éruption (un prurigo, un lichen). Voilà la maladie.

Pour peu que cette exagération de la sensibilité persiste ou s'étende, qu'elle se traduise par des phénomènes divers, mais de même nature, qui compliquent l'affection cutanée, ou qui lui succèdent, de la gastralgie, des migraines, des névralgies faciales ou autres; alors que le tout aura disparu; en vertu de ces deux conditions pathologiques que je signalais tout à l'heure, la solidarité et le souvenir des organes, le malade reste, d'une manière remarquable, excessivement plus disposé qu'auparavant au retour des mêmes accidents, sous l'influence occasionnelle de la cause quelquefois la plus légère : c'est la diathèse.

Ainsi, pour conserver ce mot, qui me semble au moins inutile, par l'obscurité que les interprétations diverses ont jetée dans la science; la première, la principale influence étiologique, en fait de maladies de la peau, quelle que soit la cause accidentelle qui l'a produite, c'est l'influence diathésique. Toute maladie de la peau est le plus souvent primée dans son pronostic, et dans le traitement qu'il faut lui opposer par la diathèse organique, par le tempérament sanguin, lymphatique, nerveux du malade; et cela est si vrai que, dans un grand nombre de cas, la même cause produira chez des individus différents, tantôt une affection papuleuse du système papillaire, tantôt une affection vésiculeuse de l'appareil sudoripare, tantôt une éruption pustuleuse ayant son siége dans l'appareil lymphatique, c'est-à-dire un lichen, un eczéma ou un impétigo, suivant la prédisposition morbide, la diathèse organique, ou, si vous voulez, suivant l'exagération du tempérament lymphatique, nerveux, etc., de chacun d'eux; ou bien encore, je le veux bien, suivant une diathèse acquise, une diathèse catarrhale.

C'est là un fait considérable dans la pathologie cutanée, comme il l'est d'ailleurs dans la pathologie générale.

A côté de l'influence diathésique et à peu près au même titre, il faut placer l'*hérédité*.

Déjà je me suis expliqué sur ce point tout à l'heure. L'hérédité est une affaire tout organique; on hérite dans les familles d'une hypertrophie du cœur, comme on hérite d'un nez volumineux, d'une grande taille, enfin de telle ou telle conformation. On hérite, par conséquent, et cela est de l'observation vulgaire, d'un tempérament lymphatique, sanguin, nerveux, et par suite, d'une prédisposition à telle affection afférente à ce tempérament, dont l'exagération va jusqu'à l'état morbide. On hérite d'un état morbide constitutionnel, partant devenu organique, d'une diathèse acquise; et, pour peu qu'on ait voulu observer, il n'y a rien, de si simple qu'il soit, dans notre organisation, dont on ne puisse hériter, j'ai envie de dire dont on ne doive hériter, dans certaines conditions, dont je n'ai pas à m'occuper ici.

Aussi, on ne sait comment exprimer sa surprise, quand on lit dans certains auteurs qu'un des caractères les plus importants des *dartres*, c'est l'hérédité:

l'hérédité, phénomène tout organique, qui n'appartient exclusivement à aucune affection, à aucun état, mais qui est une loi générale de l'organisation.

Les maladies de la peau sont donc essentiellement héréditaires, et cette influence se retrouve jusque dans l'application la plus fractionnée. Un individu qui est atteint d'une affection cutanée héréditairement, n'aura pas un psoriasis, si sa mère ou son père avaient un eczéma ou un lichen ; il aura la même éruption, c'est-à-dire une même affection du système nerveux, de l'appareil sudoripare, etc., si chez eux c'était le tempérament nerveux, lymphatique, etc., qui était malade. Si ce n'est pas là l'hérédité organique, si je puis parler ainsi, c'est à désespérer de l'observation et de la logique.

Toutes les maladies de la peau sont héréditaires, elles le sont au même degré. S'il y a entre elles des différences qui ne sont qu'apparentes par rapport à leur fréquence, c'est tout simplement qu'il y a des maladies plus fréquentes en général, ou, autrement dit, des appareils qui, par leurs fonctions, par leurs liens physiologiques, sont plus exposés aux influences, aux altérations morbides.

Il y a d'ailleurs, exceptionnellement, des conditions nouvelles apportées par le développement de l'individu. Ainsi, les gourmes se convertissent souvent en affections papuleuses, mais ce n'est qu'accidentellement ; l'exception vient confirmer la règle d'une manière bien curieuse. Cette transformation n'a lieu qu'à la condition d'une transformation organique opérée chez l'enfant; on ne l'observe que chez de petits malades mous, d'une constitution lymphatique, favorable à l'éruption gourmeuse, mais qui, sous des influences diverses, le plus souvent très-facilement appréciables, sont devenus irritables, impatients, colères, et chez lesquels le système nerveux a fini par prédominer.

L'hérédité, comme la diathèse naturelle, ou le tempérament de l'individu, tient donc le premier rang dans l'étiologie des maladies de la peau.

Nous pouvons maintenant examiner les nombreuses causes qui peuvent les déterminer.

En appliquant ces considérations générales aux résultats de l'observation clinique, nous pouvons aborder les détails des influences étiologiques. Ces influences sont accidentelles, directes ou sympathiques.

Directes : soit qu'elles déterminent une maladie passagère, soit que, trouvant un terrain favorable, celle-ci persiste après la cause qui l'a produite ; *Sympathiques*, passagères ou persistantes aussi, et traduisant leur influence par des phénomènes de réaction à la peau.

Les causes directes comprennent tout ce qui peut, en agissant accidentellement et pour ainsi dire localement sur la peau, provoquer une éruption, le plus souvent passagère, comme l'influence qui l'a déterminée. Ainsi l'insolation, l'exposition à un foyer ardent; par contre, l'action trop vive du froid, peu-

16

vent déterminer des éruptions différentes, soit un érythème, soit un eczéma, etc. Ainsi le contact répété des vêtements de laine ; le séjour entre le prépuce et le gland de la matière sébacée ; ou bien encore le flux menstruel, les flueurs blanches, peuvent produire l'herpès préputialis, l'herpès vulvaire, etc.

Ainsi on verra, sous l'influence de certaines professions qui exposent au maniement de substances âcres ou pulvérulentes, se développer ou un lichen ou encore une éruption vésiculeuse. Enfin l'usage de cosmétiques actifs, de certains topiques excitants, de lotions stimulantes, peut déterminer l'une ou l'autre de ces affections. Les insectes, certains végétaux, l'*urtica dioïca,* peuvent être la cause d'éruptions particulières. En un mot, tout ce qui irrite la peau vivement et d'une manière immédiate peut provoquer une éruption plus ou moins persistante.

Il en est de même de l'influence de causes sympathiques, qui, au lieu d'être directes, se traduisent par des phénomènes de réaction. Ainsi les émotions morales, les veilles prolongées, les travaux excessifs, doivent être signalés en premier ordre dans cette catégorie. Fallope cite l'histoire d'une femme qui était prise d'un érysipèle du nez toutes les fois qu'elle se mettait en colère.

Il en est de même de l'ingestion de certains aliments. Je ne parle pas ici des effets qui résultent d'une nourriture insuffisante ou mauvaise, ces conditions rentrant dans les causes qui peuvent débiliter l'économie, mais seulement de l'action spéciale des mets salés ou épicés, de viandes de charcuterie, etc.... A presque toutes les époques, on a fait valoir le rôle que jouait l'usage du porc dans le développement de certaines éruptions ; ce serait à cette influence qu'il faudrait attribuer cette interdiction dont cette viande avait été frappée par Moïse chez les juifs, et par Mahomet chez les musulmans. Plus tard, lors de la campagne d'Égypte, l'illustre Larrey n'hésita pas à attribuer à cette alimentation certaines affections cutanées dont auraient été atteints les Français. En Écosse, on accorde une influence non moins marquée à l'usage habituel du pain de farine d'avoine. On sait enfin que l'ingestion des viandes à moitié putréfiées, ou de celles d'animaux qui ont succombé à des maladies épizootiques, peut être suivie d'éruptions d'une nature grave et gangréneuse.

Dans les cas qui précèdent on peut, jusqu'à un certain point, comprendre que l'usage répété de certains aliments imprime à l'économie une modification telle qu'il en résulte une réaction morbide à la peau. Mais ce que l'on ne peut expliquer que par cette prédisposition individuelle que je signalais tout à l'heure, c'est l'espèce de spontanéité fatale, et comme spéciale à certains individus, avec laquelle se développe une éruption, presque toujours une urticaire, sous l'influence de l'ingestion de certains aliments ; ainsi il y a des personnes qui ne peuvent pas, sans être exposées à l'inconvénient que je viens de signaler, manger les œufs de certains poissons, des moules, des huîtres, ou du homard, des écrevisses même, ou enfin toute espèce de coquillage.

Hahneman ne pouvait manger de la chair d'oie, sans être pris d'un érysipèle ulcéreux de la face. Quelquefois le même effet est produit par des substances d'une tout autre nature, par le miel par exemple, les fraises, les amandes, les concombres, les champignons.

Enfin, on a constaté les mêmes effets de la part de certains médicaments, de l'eau de Seltz, de la valériane, du baume de copahu, etc. ...

Moins que jamais, personne ne révoque en doute aujourd'hui les nombreuses sympathies qui existent entre la peau et les autres appareils fonctionnels de l'économie. On comprend dès lors qu'elle puisse être affectée consécutivement, soit à des troubles momentanés de l'organisme, soit à un état morbide permanent de la constitution. Les affections cutanées se manifestent en effet, très-souvent, sous l'influence de causes internes que le praticien doit rechercher avec persévérance.

Si un malade se présente avec une éruption, dont aucune circonstance extérieure, accidentelle, n'a semblé expliquer l'apparition, il faudra demander alors si elle n'est pas produite par un état morbide actuel, par une disposition particulière de l'économie. Il faut interroger avec soin les antécédents du sujet, faire l'inventaire exact et minutieux de sa constitution : consulter en un mot toute sa vie, et l'on trouvera sans doute le secret de cette affection qui semblait inexplicable. Des troubles fonctionnels des appareils de sécrétion de la muqueuse pulmonaire ou des voies digestives livreront l'explication d'un eczéma opiniâtre. Des accidents du côté de l'utérus donneront la raison d'une acné. Une lésion organique du foie coïncidera avec le pemphigus, etc.

Qu'elles se manifestent sous l'influence immédiate de troubles généraux, ou qu'elles soient provoquées par une cause accidentelle, les éruptions peuvent être passagères et disparaître avec la cause qui les a produites.

Mais il n'en est pas toujours ainsi, la maladie cutanée ne se borne pas toujours à un état aigu; il peut arriver que, trouvant chez l'individu des conditions favorables à son développement, à sa persistance, elle survive à la cause, elle prenne pour ainsi dire droit de domicile et persiste quelquefois indéfiniment. On peut suivre alors la filière étiologique du tempérament, de la disposition de la maladie et de la diathèse.

Cette influence organique permet aujourd'hui de comprendre pourquoi, une cause étant donnée, il se développe telle forme plutôt que telle autre; pourquoi la même influence détermine telle éruption chez celui-ci, telle éruption chez celui-là. C'est précisément en raison du tempérament, de la diathèse organique de chacun; c'est d'ailleurs une loi, si je puis le dire, de la pathologie générale. Ainsi la même cause, le froid par exemple, agissant en même temps et de la même façon sur plusieurs individus, déterminera chez l'un une pneumonie, chez l'autre une angine, chez le troisième un rhumatisme; de même, plusieurs individus soumis aux mêmes influences de chaud, de froid, de privations, d'excès, etc., auront, suivant les tempéraments particuliers, qui un eczéma, qui un impétigo, qui un prurigo, qui un lichen.

Si même on voulait pousser plus loin cette espèce d'analyse anatomo-pathologique, on trouverait dans la spécialité du siége de la maladie, dans une spécialité toute locale, la raison des effets spéciaux et constants de certaines lésions directes. Ainsi les applications emplastiques ne déterminent ni un eczéma, ni un impétigo, mais elles produisent un lichen, et, en vertu de cette solidarité dont j'ai parlé, l'éruption se manifeste souvent sur un point très-éloigné de celui où a été faite l'application. On connait l'éruption pustuleuse que l'on détermine avec des frictions faites avec l'huile de croton ou la pommade d'Authenrieth; on sait qu'un grand nombre des pommades, et notamment les pommades mercurielles, donnent lieu par la friction à un eczéma. C'est même la complication la plus ordinaire du traitement de la gale. A ce sujet, chargé longtemps de la division des galeux, j'ai pu faire des observations fort curieuses qui résultaient du grand nombre des moyens que j'ai expérimentés; j'ai constaté entre autres qu'en général l'éruption vésiculeuse était le résultat le plus fréquent des *frictions faites* avec des *pommades*, et que l'ecthyma, au contraire, était la complication du traitement par les *lotions*, quelles que fussent celles que j'avais employées.

Je suis porté à croire que l'on retrouve la même influence de l'individualité genérale ou locale jusque dans les syphilides, les seules affections spécifiques de la peau, et qu'elles se présentent sous telle ou telle forme, en raison de la disposition organique du malade, et non pas en vertu d'une évolution plutôt théorique que pratique, ou d'un lien entre la lésion primitive et la lésion sécondaire, lien que l'observation clinique n'a pas pu constater.

Quelle que soit l'immense part qu'il faut faire au tempérament, à la diathèse naturelle, je dois signaler encore des causes générales, des influences dont l'étude présente beaucoup d'intérêt: ainsi l'âge, le sexe, les saisons, etc.

Bien que considérées d'une manière générale, les maladies de la peau se montrent à toutes les époques de la vie, quelques-unes semblent liées plus particulièrement à *certains âges*. C'est dans la première enfance que l'on observe, avec ses caractères purs, cette éruption vésiculo-pustuleuse qui constitue les gourmes (achores). A la seconde enfance appartiennent les éruptions spécifiques aiguës. Peut-être faut-il faire entrer dans l'explication de ce fait d'observation que ces affections, à peu près inévitables, n'attaquent qu'une seule fois dans la vie. C'est surtout chez les adultes, au contraire, que l'on rencontre les éruptions non spécifiques, à l'état aigu, et, par opposition, c'est plutôt à l'état chronique qu'on les observe chez les vieillards.

Il est facile de constater le rôle que joue le *sexe* dans l'étiologie des affections cutanées. Ainsi on comprend parfaitement que le sycosis, maladie de la barbe, soit particulier à l'homme, et l'on sait l'influence que peut avoir chez la femme la menstruation et l'âge critique, sur le développement de certaines affections.

Les *saisons* influent d'une manière remarquable sur le développement des maladies de la peau. Ainsi, au printemps, certaines éruptions et notamment les diverses formes de l'érythème, le zona, sont de beaucoup plus fréquentes qu'à d'autres époques de l'année. D'un autre côté, il n'est pas rare de voir certaines affections chroniques, le psoriasis, disparaître d'elles-mêmes au printemps, pour revenir l'hiver, ou quelquefois au contraire s'en aller l'hiver, pour se développer de nouveau au retour de la belle saison; et cette influence est tellement marquée que, bien souvent, à l'hôpital Saint-Louis, telle forme que nous n'avions pas rencontrée depuis plusieurs mois, quelquefois même depuis une année, se présentait en quelques jours, à l'observation, en quantité considérable.

Il en est de même du *climat;* et l'on a pu observer pour les affections cutanées une intensité en général bien plus grande dans les pays chauds que dans les pays froids. C'est dans les régions tropicales surtout que se développe le tzarath, la lèpre tuberculeuse, appelée l'*éléphantiasis* des Grecs. Plus près de nous, en Grèce, en Palestine, en Égypte, ces maladies se présentent avec une intensité et une gravité inconnues dans nos régions. Cependant certaines contrées de l'Europe paraissent aussi jouir du triste privilége de disposer à des formes éruptives plus graves. Ainsi la Bretagne, la Picardie, les Flandres, la Hollande, certains points de l'Angleterre et de l'Écosse, les côtes du Holstein, la Norwége, les embouchures du Danube, tous les points enfin où paraît régner une humidité constante. Les maladies endémiques témoignent surtout de l'influence du climat. Le bouton d'Alep appartient pour ainsi dire à Bagdad, la pellagre à l'Italie. Enfin, le principe épidémique par son influence indéfinissable préside encore au développement de certaines formes. Cet érythème de la plante des pieds et de la paume des mains observé pendant l'épidémie d'acrodynie, de 1828, en est un remarquable exemple.

En laissant de côté les fièvres éruptives spécifiques, en laissant de côté la syphilis, la seule maladie virulente qui ait, à l'état chronique, ses représentants bien caractérisés à la peau, en ne s'occupant pas ici de certaines syphilides qui sont inoculables au premier chef : ... la *contagion*, ce principe inexplicable, joue un rôle aussi important que mystérieux dans certaines affections cutanées.

Il suffit de signaler la gale, qui est essentiellement transmissible ; ce n'est pas là, à la rigueur, de la contagion proprement dite, c'est un insecte transmis d'un individu à un autre, et l'éruption, toute spéciale il est vrai, qu'occasionne sa présence, n'est qu'un résultat qui disparaît avec elle.

Mais la contagion existe incontestablement dans le *favus*, dans l'*herpès tonsurant*. Elle a été l'origine d'une théorie nouvelle, dont j'ai déjà dit quelques mots, et qu'il importe d'examiner en détail : *la théorie des végétaux parasites de la peau.*

Le *favus*, essentiellement contagieux, avec son aspect particulier, avec ses croûtes toutes spéciales, a été le point de départ de cette théorie. L'imagination aidant, elle a fait tant de progrès que, je l'ai dit déjà, ce nouveau système, d'origine allemande, tend à substituer pour toutes les maladies de la peau le morbidisme végétal aux phénomènes pathologiques que l'expérience nous a appris à voir dans ces affections.

Il est curieux de suivre la filière par laquelle l'esprit d'invention a été amené à englober tant de maladies dans le parasitisme. On a admis la nature parasitaire du *favus* pour expliquer la contagion; mais il y a une autre maladie du cuir chevelu qui est contagieuse, l'*herpès tonsurant*... Elle a dû avoir aussi son parasite; mais le genre *herpès* comprend encore d'autres variétés, l'*herpès circiné*, l'*herpès squammeux*. l'*herpès iris;* mais, dans d'autres éruptions il y a altération du poil, alopécie; ainsi le *vitiligo,* le *sycosis;* or, par analogie de forme et de siége, elles sont devenues parasitaires aussi; et alors, ce qui est plus grave, les incorporant dans la famille, il a fallu en faire, malgré l'observation clinique, des maladies contagieuses.

Enfin, comme dans le *vitiligo*, il y a non-seulement altération du poil, mais encore altération de la matière colorante, toujours par analogie, on a fait des teignes parasitaires, du *pityriasis versicolor*, des *éphélides* des femmes enceintes.

On comprend qu'avec de pareilles déductions, il n'y a pas de raison pour s'arrêter; aussi, en signalant encore, seulement pour mémoire, l'*acné punctata*, l'*acné molluscum*, citer toutes ces affections qu'on a rendues tributaires du parasitisme, c'est donner un avant-goût suffisant de l'envahissement, dont nous sommes menacés, du morbidisme végétal.

Assurément on peut légitimement regretter de voir introduire, par fantaisie, dans la science, des théories qui ne peuvent, comme nous allons le démontrer, supporter un instant le contrôle expérimental, l'examen clinique.

Assurément on peut légitimement regretter de voir détruire si légèrement l'ouvrage obtenu si laborieusement par nos maîtres; de voir l'histoire des *teignes*, que Biett après tant d'efforts avait éclairée d'une manière si lumineuse et si simple, embrouillée, plus que jamais, par un système qui ne se contente plus d'appliquer le mot à des affections du cuir chevelu, mais qui, sous le nom de *teignes* de la face, etc...., confond des maladies qui n'ont entre elles de commun que la malheureuse dénomination qu'on leur impose.

Mais ce qui est réellement grave, il faut le dire, c'est de faire, pour les besoins de son système, des maladies contagieuses, d'affections qui ne se transmettent jamais. On ne saurait avoir de paroles trop sévères pour déplorer ce laisser-aller qui oublie à ce point la mission du médecin, qui a la prétention d'initier les autres aux difficultés d'une science encore peu connue.

Je ne veux citer qu'un exemple entre autres. On admet, par induction, la contagion du *vitiligo*. J'affirme qu'il n'est jamais contagieux : c'est une affirmation que tout médecin a pu et peut contrôler. Or le *vitiligo* et l'*herpès tonsurant* sont deux maladies assez communes dans la jeunesse. On les observe fréquemment au cuir chevelu des jeunes écoliers; aussi arrive-t-il souvent que les médecins, peu versés d'ailleurs dans l'étude des maladies de la peau, les confondent. A chaque instant on est consulté dans les colléges à ce sujet, et l'on se trouve devant des questions très-délicates à résoudre, et notamment le renvoi ou la conservation de l'élève. Eh bien! l'une, l'*herpès tonsurant*, est essentiellement contagieuse; elle exige, surtout dans ces conditions, des précautions indispensables d'isolement. L'autre, le *vitiligo*, ne l'est jamais. On peut saisir facilement les conséquences d'une pareille erreur. Tel enfant est forcé de quitter le collége, d'interrompre ses études, etc..., et cela pendant longtemps, car il faut ordinairement des mois pour obtenir la guérison, quand il n'est en réalité atteint que d'une maladie sans gravité, facile à traiter, et qui n'a jamais d'inconvénient pour les autres.

Avant d'examiner si l'on doit accepter les végétaux parasites, comme cause, ou simplement comme accident dans les maladies où on les a admis, voyons d'abord ce que l'on pense de leur existence. Je ferai à cette occasion de larges emprunts à un travail remarquable de M. le docteur Chausit, qui a traité et résolu cette question d'une manière complète, et qui doit satisfaire ceux qui veulent l'étudier sérieusement (1).

« On peut diviser en deux classes les maladies dites « parasitaires : la première ne comprend qu'une « seule maladie, le *favus*, qui a d'ailleurs servi de « point de départ à la théorie végétale de certaines « affections de la peau, et dans laquelle on s'explique, « jusqu'à un certain point, que la présence de para- « sites puisse être sérieusement discutée et admise ; « dans la seconde se rangent toutes les autres mala- « dies où l'existence du cryptogame ne peut être « entrevue qu'avec les yeux d'une foi robuste, ou « la tendance à considérer comme des spores vé- « gétales tous les corps arrondis qui ne présentent « pas les caractères micrographiques du cérumen, des « globules de pus ou des globules de la graisse.

« *Favus*. — Malgré l'extension donnée à la classe

(1) *Remarques et observations cliniques sur les maladies de la peau dites parasitaires*, par Maurice Chausit. Paris, 1863.

« des maladies parasitaires, et qui, d'après les ten-
« dances actuelles, pourrait bien ne pas avoir de
« limites, c'est toujours à l'histoire du *favus* que
« micrographes et médecins empruntent leurs prin-
« cipaux arguments.

« Il ne faut pas se dissimuler, en effet, que, par-
« venue à son complet développement, la matière
« faveuse présente, à l'examen du microscope, des
« caractères offrant une certaine ressemblance d'as-
« pect avec ceux des véritables cryptogames. Mais
« ressemblance n'est pas identité; cependant nous
« acceptons la production favique à cette période
« d'évolution, comme point de départ pour le dé-
« bat; et nous allons voir si l'examen microsco-
« pique, les réactifs chimiques et l'anatomie patho-
« logique fournissent des arguments qu'on puisse
« invoquer à l'appui de l'idée de la nature végétale
« du favus.

« *Examen microscopique.* — Si la matière faveuse
« est uniquement constituée par un végétal, l'acho-
« rion de Schœnlein, l'examen microscopique ne
« devrait laisser aucune incertitude sur la nature de
« cette production. Nous empruntons à la thèse de
« M. E. Tarnier le passage où l'auteur expose le
« résultat de ses recherches micographiques, entre-
« prises dans le but d'éclairer ce point si contro-
« versé. C'est une étude consciencieuse, la plus
« complète que nous connaissions, sur la question
« en litige, exposant à la fois ce que nous croyons
« être la vérité et les différences qui existent entre

« cette description et celle de plusieurs autres mi-
« crographes. M. E. Tarnier se félicite, d'ailleurs, « d'avoir recu, de la part de MM. Decaisne et « Léveillé, de précieux et utiles renseignements « pour la rédaction de la partie botanique de son « travail.

« L'aspect de la production sous le microscope, « dit-il, a été parfaitement décrit par MM. Ch. Ro- « bin et Bazin, pour ce qui a trait aux corps ovoïdes « ayant de 0,003 à 0,008 de millimètre, et que les « micrographes ont cru être les spores du champi- « gnon de Schœnlein; mais on trouve beaucoup « moins de tubes qu'ils ne l'ont dit; ces tubes, dont « l'organisation n'est pas bien accusée, ne ressem- « blent pas aux tubes que l'on voit dans les prépa- « rations d'un oïdium ou d'un torula; ils ne sont « même pas constants; et, quand on les trouve, ils « sont bien moins nombreux que ceux que l'on voit « dans les préparations d'oïdium et même de torula, « qui devraient cependant en contenir beaucoup « moins, d'après M. Ch. Robin, qui range la pro- « duction favique dans la tribu des oïdiées, dont « l'organisation est plus complète que celle des toru- « lacées.

« Lorsqu'on rencontre des tubes, on n'aperçoit « pas de cavité, comme dans le cas de vrai cham- « pignon, et ces filaments non ramifiés ne me pa- « raissent pas pouvoir être assimilés aux tubes de « mycélium des champignons; chez ces derniers, en « effet, on aperçoit très-distinctement une cavité,

« on voit les cloisons formées par les cellules qui « s'ajoutent bout à bout; enfin, il y a constamment « des ramifications.

« Quant aux tubes sporulaires ou sporidies, je les « ai toujours vus manquer dans les préparations « faites avec la matière faveuse fraîche, c'est-à-dire « empruntée à des croûtes ayant un âge peu avancé ; « on trouve, au contraire, dans celles faites avec de « la matière faveuse qui a vieilli, des espèces de « chaînes formées de cellules, mais qui n'ont jamais « l'aspect des chaînes de sporules qu'on trouve « avec les champignons, dans la tribu desquels on « a rangé l'achorion Schœnleinii. On ne trouve pas « de vrais tubes sporulaires, et jamais on ne voit de « spores attachées à du mycélium ou à des tubes « sporophores; aussi, qu'on examine une préparation « d'un torula, d'un oïdium, et une préparation de « favus, et qu'on fasse la comparaison, certaine- « ment il ne viendra à l'esprit de personne de pen- « ser que l'on a sous les yeux deux corps sembla- « bles.

« Dans le cas de vrai champignon, on trouve tous « les signes d'un végétal : cellules, avec des granu- « les, constituant les spores; leur double contour est « parfaitement net à 600 diamètres, et on aperçoit « très-distinctement les corpuscules contenus dans « leur cavité. Dans les corps ovoïdes de la produc- « tion faveuse, au contraire, à 600 diamètres, on ne « voit qu'un point central un peu plus foncé; le « double contour n'est pas marqué, et c'est à peine

« si, avec un grossissement de 800 diamètres, on « est sûr qu'il y a une cavité.

« Pour le mycélium et les sporidies, la différence « d'aspect des deux préparations est bien plus « grande encore. En effet, on ne trouve que par ha- « sard, dans les préparations de favus, de vrais « tubes que l'on puisse rapporter à du mycélium, « et même alors ces tubes sont peu ramifiés, quand « ils le sont; leur cavité n'est jamais nette, même à « 600 diamètres; en un mot, leur aspect n'est pas le « même que si l'on examine un vrai cryptogame. « Cependant, il arrive quelquefois de rencontrer, « dans la matière faveuse, vieillie, sur des sujets mal- « propres, des tubes ressemblant assez au mycé- « lium, mais ce n'est qu'exceptionnellement; et je « crois qu'alors il y a bien réellement un champi- « gnon développé sur une matière animale, la ma- « tière faveuse, en décomposition; ce serait alors « une moisissure ou l'analogue de ces cryptogames « qui croissent sur les matières animales ou végé- « tales en décomposition.

« Les sporidies m'ont toujours échappé dans le « favus, et si quelquefois on rencontre une série, une « réunion de cellules ou de corpuscules bout à bout, « on ne sait réellement à quoi rapporter cet aspect, « qui n'a rien de régulier et ne ressemble nulle- « ment aux chapelets de cellules et aux sporidies, « qu'on trouve dans les préparations du torula; en « un mot, il suffit de comparer deux préparations, « l'une de favus, l'autre de torula ou d'oïdium,

« pour se convaincre que ces productions, loin « d'être identiques, sont complétement différentes : « de sorte que le microscope me paraît infirmer « l'opinion de M. Bazin, qui prétendait tirer de « l'examen microscopique une preuve en faveur de « la nature végétale du favus, et de l'identité d'as- « pect et de structure de la production favique et « des moisissures qui croissent sur les matières « animales ou végétales en décomposition. . . . . .

« C'est aussi l'opinion de plusieurs botanistes « éminents, de M. Decaisne et de M. Léveillé.

« Dans la matière qui compose le favus, dit « M. Léveillé, je n'ai rien vu qui ait la moindre « ressemblance avec un champignon, ni qui puisse « donner l'idée d'un mycoderma, d'un torula, d'un « sporotrichum.

« On voit bien, il est vrai, en examinant au mi- « croscope une parcelle de la croûte teigneuse, des « corps rudes, allongés, irréguliers, réunis bout à « bout ou par les côtés, mélangés avec des débris « membraneux et des globules graisseux; mais ces « caractères ne suffisent pas pour constituer un my- « coderma, un torula et, à plus forte raison, un « sporotrichum.

« Dans le premier cas, on a des corps inégaux, « irréguliers, sans filaments distincts et sans aucune « apparence de spores; dans le second cas, au con- « traire (les mycodermes exceptés, qui sont com- « posés d'algues, d'infusoires et de champignons « réunis en masse), l'élégance, la régularité des

« formes, le mode d'articulation, de division, la « constance dans les caractères et la présence des « spores révèlent, au premier coup d'œil, une ma- « tière végétale.

« La croûte de la teigne faveuse n'est, pour moi, « qu'une masse composée de parcelles nombreuses, « de globules graisseux et d'autres globules dont « j'ignore la nature, et qui sont altérés dans leur « forme et agglutinés les uns aux autres. Ce qui « semble le prouver d'une manière incontestable, « c'est que la sérosité qui s'écoule d'une surface que « l'on vient de mettre à nu en enlevant la croûte « est formée de globules absolument semblables; « seulement ils sont plus visibles parce qu'ils sont « dégagés de toute matière étrangère.

« Pour se convaincre du peu d'identité qui existe « entre la teigne et des champignons microscopi- « ques, il suffit de les comparer en nature alterna- « tivement, au lieu de consulter un dessin ou une « description qui, pour des objets aussi petits, lais- « sent toujours de l'incertitude. (*Considérations my-* « *cologiques*, suivies d'une nouvelle classification des « champignons. J.-H. Léveillé, page 31.)

« Il est vrai que les adeptes du parasitisme n'hési- « tent pas à considérer comme les spores du cham- « pignon ces corps ovoïdes ou arrondis dont M. Lé- « veillé ignore la nature. S'il est permis d'établir « une comparaison, nous dirons qu'ils ressemblent « moins à un végétal qu'à la matière sébacée dont « Kolliker a donné la description et les dessins (*His-*

« *tologie humaine*), et qui, d'après ce savant histo-
« logue, provient par métamorphose des cellules
« d'épithélium nucléaire, tapissant la face interne
« des conduits glandulaires.

« En résumé, l'aspect de la matière faveuse, vue
« dans le champ du microscope, ne présente, ni dans
« son ensemble, ni dans ses détails, cette netteté
« d'organisation qui ne laisserait aucune place au
« doute, et qu'on est en droit d'exiger avant d'ad-
« mettre qu'elle est de nature végétale.

« *Réactifs chimiques.* — Les réactifs chimiques
« ne fournissent pas des arguments plus décisifs.
« Sans doute, l'éther, le chloroforme, l'ammonia-
« que, l'acide nitrique, la potasse caustique, se com-
« portent avec la matière faveuse d'une manière dif-
« férente qu'avec le pus, les matières grasses, le céru-
« men, les productions épidermiques. Mais ce sont là
« des preuves indirectes et desquelles on ne saurait
« conclure à la nature végétale du favus.

« En effet, le but de la question est de démontrer,
« à l'aide des réactifs chimiques, que la matière fa-
« veuse est un champignon. Si elle est formée entiè-
« rement par un champignon, comme on l'affirme,
« elle doit contenir à profusion de la cellulose végé-
« tale, base constitutive des véritables champignons
« et dont les réactions caractéristiques se dessinent
« au contact de l'iode. C'est là une épreuve con-
« cluante, mais qui nous a toujours donné des résul-
« tats négatifs.

« En traitant préalablement la matière faveuse par

« l'acide sulfurique, nous n'avons jamais pu obtenir, « au moyen de la teinture d'iode, cette coloration « bleue d'iodure d'amidon dont parle M. Bazin; colo- « ration qui ne fait jamais défaut quand on agit sur « de véritables moisissures. Nous avons répété cette « expérience assez de fois, et toujours avec le même « insuccès, pour pouvoir affirmer que l'erreur n'est « pas de notre côté.

« D'ailleurs les dissolvants de Schweitzer de Zu- « rich, ceux de M. E. Peligot, fournissent encore une « nouvelle preuve que la matière faveuse ne contient « point de cellulose végétale. La liqueur de Schweit- « zer et celle de M. Peligot dissolvent la cellulose. « J'ai employé la liqueur indiquée par M. Peligot, « qui dissout un poids de cellulose à peu près égal au « poids de cuivre qu'elle contient. La matière fa- « veuse, plongée dans ce liquide, se désagrége comme « elle le ferait dans l'eau, mais conserve ses carac- « tères qu'on peut retrouver sous le microscope. Et « tandis que l'addition d'acide chlorhydrique, dans la « liqueur où se trouve dissoute la cellulose, amène la « précipitation de flocons blanchâtres de cellulose, « dont on peut reconnaître les caractères, cette addi- « tion d'acide reste sans effet lorsqu'il s'agit de la « matière faveuse qui se trouve ainsi distinguée « d'avec les champignons microscopiques et la cellu- « lose.

« Ainsi les réactifs chimiques démontrent qu'il « n'y a pas identité de composition entre la matière « faveuse et les moisissures. Dès lors, au lieu de

« dire comme M. Bazin : Si la matière faveuse est « un produit de sécrétion, il faut convenir que c'est « un produit étrange, sans analogue avec l'orga- « nisme ; nous disons, avec plus de vérité : Si la « matière faveuse est un champignon, il faut con- « venir que c'est un champignon étrange, puisqu'il « ne donne jamais, sous l'action des réactifs chimi- « ques, les réactions qui caractérisent la cellulose « végétale, réactions qui se produisent toujours « lorsqu'il s'agit d'un végétal de la tribu des oïdiées, « dans laquelle on range l'achorium du favus.

« Avons-nous besoin d'invoquer encore les résul- « tats des analyses chimiques qui démontrent, dans « la production faveuse, 70 p. 100 d'albumine? « Aussi M. Lombard a-t-il pu demander pourquoi « le prétendu champignon de la teigne a été mis dans « le règne végétal. Nulle part, dit-il, nous n'avons « pu trouver une seule analyse chimique d'un véri- « table cryptogame où l'on signalât une telle pro- « portion d'albumine, 70 p. 100. Si le mycoderma « est un vrai parasite, il faut avouer qu'il est d'une « constitution tout animale, et qu'il n'a, quant à sa « nature, rien d'analogue parmi les êtres du règne « végétal. (*Bulletin de l'Académie royale de Bel-* « *gique*, page 147, 1853.)

« A mesure que le nombre des maladies parasi- « taires augmente, on voit diminuer et la valeur et « la netteté des caractères attribués aux cryptoga- « mes qui leur donnent naissance. Ces champignons, « uniquement constitués par des spores, sont de

« moins en moins visibles ; ils deviennent plus rares ; « dans beaucoup de maladies, leur existence est dif- « ficile à constater ; elle est souvent hypothétique, « soupçonnée plutôt que démontrée.

« Ainsi, nous les avons vainement cherchés dans « le vitiligo, dans l'herpès squmameux, l'herpès-iris, « l'herpès circiné, non tonsurant. M. Bazin pré- « tend, il est vrai, qu'à la première période de la « teigne tonsurante (herpès circiné de tous les au- « teurs), on trouve les éléments du parasite sur le « bouton et la racine du cheveu. C'est une déclara- « tion bien vague, et l'on a le droit de demander « quels sont ces éléments, à quels caractères distinc- « tifs on peut les reconnaître.

« Il nous semble déjà bien difficile de concevoir « ce que peuvent être les éléments d'un végétal qui, « parvenu à son parfait développement, est unique- « ment composé de spores. Mais distinguer ces élé- « ments, surtout si l'on ignore la provenance des « poils examinés au microscope, c'est ce que nous « avons peine à comprendre. Par conséquent, si « M. Bazin est sûr de voir, ce que personne n'a pas « encore vu, les éléments constitutifs des spores « herpétiques, nous lui reprocherons de s'être abs- « tenu d'en donner une description nette et pré- « cise. . . . . Une autre cause contribue « puissamment à augmenter le nombre des maladies « parasitaires, c'est la tendance facile à considérer « comme des spores végétales tous les corps arrondis « ou ovoïdes qui ne présentent point les caractères

« des globules graisseux ou des globules de pus. Tel- « les sont, par exemple, les nouvelles spores végé- « tales découvertes par M. Hardy dans l'acné punctata « et dans l'acné molluscum ou varioliforme. . . . .

« C'est dans l'herpès tonsurant parvenu à sa pé- « riode d'état, et jamais au début, que l'on constate, « autour du poil ou dans sa partie centrale, l'existence « de ces petits corps arrondis que l'on croit être de « nature végétale. Au point de vue micrographique, « et c'est là la seule preuve que l'on invoque, la dis- « position de ces corpuscules n'offre rien de régu- « lier, c'est une agglomération par juxtaposition et « dans laquelle on ne rencontre point de filaments « articulés, cloisonnés ; en un mot, on ne voit rien « qui rappelle l'élégance et la régularité des formes « que prennent les véritables spores végétales.

« Dans quelques cas de mentagre tuberculeuse, « nous avons rencontré aussi, à la base des poils, « des granulations arrondies qui nous paraissaient « présenter une grande analogie de configuration « avec les corpuscules de l'herpès tonsurant. Nous « avons voulu connaître l'avis d'un homme compé- « tent sur la nature probable de ces granulations, et « nous nous sommes adressé à l'obligeance bien « connue du savant et modeste professeur Moquin- « Tandon. Cet éminent botaniste nous a envoyé la « note suivante constatant le résultat de son examen « microscopique, le 8 septembre 1858 : « A la base « des poils qui me sont présentés, je ne vois rien « qui ressemble à un végétal quelconque, mais je

« trouve des granulations dont je ne comprends pas « la nature. »

« A un autre point de vue, cette déclaration du « professeur Moquin-Tandon rappelle l'opinion de « M. Léveillé sur la nature des globules de la ma- « tière faveuse. Et nous ne pouvons nous empêcher « de faire remarquer que, dans cette question du « parasitisme appliqué à l'étude des maladies de la « peau, ce sont précisément les botanistes qui nient « ou hésitent à admettre l'existence du champignon, « tandis que les médecins affirment, sans preuves « trop décisives à l'appui, que la matière faveuse « ou les autres corps arrondis situés autour des « poils sont réellement de nature végétale.

« En résumé, les caractères de ces prétendues spo- « res, révélés par l'examen microscopique, sont « trop insuffisants, trop peu significatifs, pour « qu'on soit autorisé à en déduire leur nature végé- « tale.

« Nous avons voulu les soumettre à l'épreuve des « réactifs chimiques, mais, comme pour le favus, « les réactifs chimiques ne fournissent pas de preu- « ves plus décisives en faveur de la matière végétale « des granulations que l'on rencontre sur les poils « brisés de l'herpès tonsurant ou sur ceux de la « mentagre.

« Les nombreuses expériences que nous avons « entreprises pour éclairer ce point litigeux nous « ont toujours donné le même résultat. En plaçant « ces poils entre deux lames de verre sous le champ

« du microscope, on voit que, au contact de l'acide « sulfurique et de la teinture d'iode, les granula- « tions prennent non pas la coloration bleue d'io- « dure d'amidon, mais une nuance jaune pâle, jaune « verdâtre, qui passe ensuite au rouge sombre, cou- « leur acajou. Mais cette coloration n'est pas propre « aux granulations, elle est commune aux poils et « aux cellules épidermiques. Lorsque la couleur des « granulations passe successivement par les diverses « nuances que nous venons d'indiquer, la colora- « tion du poil et de l'épiderme subit les mêmes trans- « formations; en un mot, la granulation est jaune, « verdâtre ou rouge sombre sur les points où les « poils et l'épiderme présentent cette teinte jaune « verdâtre ou rouge sombre. Jamais on ne voit une « granulation rougeâtre, par exemple, sur un point « où le poil et l'épiderme offrent la coloration ver- « dâtre ou jaune pâle.

« Nous avons encore soumis à l'action des mêmes « réactifs chimiques, des poils sains, de la desquam- « mation de la scarlatine, d'eczéma, de pityriasis, « de psoriasis, de l'épiderme gratté, etc... Nous « avons toujours obtenu cette coloration jaune pâle « pouvant passer par gradations à la couleur aca- « jou.

« Aussi, dans notre mémoire sur le sycosis (1), « avions-nous exprimé l'opinion qu'il y a peut-être « identité de nature entre ces prétendues granula-

(1) *Sycosis ou mentagre.* Paris, 1859, p. 47.

« tions végétales de la mentagre, de l'herpès tonsu-
« rant, et les poils eux-mêmes.

« On s'est trop exclusivement préoccupé, en effet, « d'expliquer par la présence d'un parasite les al- « térations que l'on rencontre sur les poils. Le poil « est un produit de sécrétion, et les altérations qu'il « présente peuvent dépendre, comme toutes les al- « térations de sécrétion, d'une modification patholo- « gique survenue dans ses éléments constitutifs, « sous l'influence de causes locales ou générales, « indépendantes de la présence d'un parasite végé- « tal.

« Dès lors, il y a lieu de se demander si la brisure « du poil, épié à ses deux extrémités; si l'écartement « des fibres longitudinales; si la disposition de sa « gaîne épithéliale, remplacée par un nombre plus « ou moins considérable de corpuscules arrondis, est « une succession de phénomènes produits par les « spores; ou bien, au contraire, si ces amas de pré- « tendues spores ne sont pas les éléments constitutifs « du poil modifiés par la maladie.

« Nous avons déjà vu que les réactifs chimiques « produisent toujours les mêmes nuances de colora- « tion, et sur ces granulations, et sur les portions de « poil ou d'épiderme qui leur servent de support.

« Les recherches micrographiques elles-mêmes « nous semblent fournir des preuves à l'appui de « cette opinion. Si M. Robin (1), au nom seul de

(1) Dictionnaire de Nysten, article *Poil*.

« l'inspection microscopique, a pu reprocher à « M. Gruby de décrire, comme tiges et tubes de « mycélium du microscope, les cellules épithéliales « du poil plissées par l'arrachement, tandis que « M. Bazin (1) affirme que c'est du tricophyton « vieilli, dégénéré, on est en droit de conclure qu'il « peut exister une certaine analogie d'aspect, de « configuration, entre les spores végétales et quel- « ques éléments des poils soumis à l'influence d'une « cause mécanique.

« D'ailleurs, n'avons-nous pas vu M. Bazin lui- « même s'exprimer ainsi au sujet de l'hypersécrétion « épidermique caractérisant la première période du « favus en cercles : « Chose remarquable, il semble « que cette production d'épiderme se transforme « insensiblement dans les éléments du parasite végé- « tal. Les cellules épidermiques deviennent de plus « en plus allongées et ne sont bientôt que des tubes « de mycélium, auxquels se joignent plus tard des « sporules, longtemps avant que l'œil puisse distin- « guer la couleur jaune de la matière faveuse. » « C'est-à-dire que le champignon de la teigne, ou ce « que l'on croit être ce champignon, n'est qu'une mo- « dification anormale des cellules épidermiques.

« La conclusion qui nous paraît ressortir de cet « examen comparatif, c'est qu'il y a analogie d'as- « pect la plus frappante entre les tiges et tubes de « mycélium du microscope de M. Gruby et le trico-

(1) Bazin, *Affections cutanées parasitaires*, page 44.

« phyton vieilli de M. Bazin. Et si M. Robin a pu « dire que le microsporon de M. Gruby n'est que de « l'épiderme plissé par l'arrachement du poil, nous « pensons que le tricophyton vieilli de M. Bazin n'est « autre chose que les cellules épithéliales ou pigmen« taires du poil modifiées par la maladie. »

Après cet examen, qui nous paraît ne devoir laisser aucun doute, il serait inutile, à la rigueur, de poursuivre plus loin l'étude critique des maladies parasitaires; cependant, pour la rendre plus complète encore, j'ajouterai quelques considérations.

D'abord, pour la contagion : la mentagre complique quelquefois une maladie de la barbe essentiellement contagieuse, l'herpès tonsurant. De ce qui n'était qu'un accident, on en a fait une conclusion finale, obligatoire, la dernière période de la germination du parasite de cette variété de l'herpès. C'est une erreur, et M. Chausit, dans son Mémoire sur le sycosis (1), a déjà réfuté, à l'aide de faits nombreux et concluants, cette interprétation pathologique. La mentagre se développe d'emblée sans être précédée ni accompagnée d'un herpès tonsurant, qui est une maladie distincte comme l'eczéma, l'impétigo, le lichen. La mentagre n'est pas contagieuse.

L'herpès circiné, l'herpès squammeux, l'herpès-iris ne sont pas contagieux.

(1) *Sycosis ou mentagre.* Paris, 1859.

Le vitiligo ne l'est jamais.

Personne n'a pu constater encore la contagion du pityriasis versicolor, des éphélides des femmes enceintes, de l'acné punctata.

L'idée dominante du système, celle qui a surtout contribué à entraîner certains esprits, l'idée séduisante d'expliquer la contagion, était donc une erreur, et, en nous reportant au point de départ où elle est éclose, sans parler de ses inconvénients et de ses dangers, cette erreur suffit pour détruire l'hypothèse du parasite.

Mais cette idée a trouvé une grande faveur parce que l'application des premières recherches microscopiques a eu pour but l'étude de deux maladies cutanées réellement contagieuses, le favus et l'herpès tonsurant. Nous avons vu que, pour ce dernier, d'après l'inspection microscopique, etc., on ne rencontre aucun vestige sérieux d'une végétation cryptogamique.

Quant au favus, qui resterait, entre toutes, la seule maladie cutanée sur le terrain de laquelle on pourrait, à la rigueur, discuter la question parasitaire; pour expliquer la contagion on a accumulé les hypothèses, en admettant d'abord que la matière faveuse est un végétal parasite, ce qui est bien loin d'être démontré, comme nous venons de le voir; et aussi en cherchant à expliquer son mode de propagation de la manière la plus singulière.

En admettant que les corps ovoïdes ou arrondis dont M. Léveillé ignore la nature, soient des caractères suffisants pour reconnaître un végétal, comme les partisans du parasitisme s'obstinent à le faire, quelle est donc l'influence de ce parasite au point de vue étiologique ?

Ici l'observation clinique, l'observation de *visu* est si clairement en opposition avec l'idée, qui voit dans la présence d'un parasite végétal la cause et la nature du favus, qu'il y a plus de vingt ans déjà, me basant sur la simple évolution des phénomènes anatomo-pathologiques, dès la naissance de la théorie du végétal de la teigne, j'ai cru devoir m'inscrire contre ce que j'appelais alors les illusions du microscope.

En effet, à l'orifice du canal pilifère existe une série de petits cryptes, petits follicules sébacés disposés en cercle autour du poil. Ils sécrètent un liquide gras, et forment un enduit auquel les poils doivent leur lustre et leur souplesse. C'est à l'endroit même occupé par ces cryptes, à l'extrémité du conduit pilifère, que se développe le favus. Il débute par uu petit point jaune, *liquide*, gras, enchâssé dans la peau et traversé au centre par un cheveu. Ce *liquide* augmente rapidement de consistance; il se concrète, et, au fur et à mesure de l'accumulation incessante de la matière faveuse, l'épiderme se distend, se prête, s'élargit tout en continuant à la contenir, si bien qu'à la circonférence *il forme une véritable membrane, qu'il faut détruire* pour enlever le caillot. Si on veut l'énucléer, on enlève une espèce de petit gâteau toujours très-humide et gras à la face interne, etc...

Cet *état liquide* du favus au début, sa position *sous-épidermique* sont des circonstances inconciliables avec l'idée d'un végétal, et qui d'ailleurs ont beaucoup gêné ses partisans. C'est qu'en effet, sans parler des phénomènes tout vitaux, inflammatoires, qui président à l'évolution du godet faveux, sans parler de l'altération d'une partie des cheveux, de l'alopécie si curieuse, qui est le dernier terme du favus, l'étude de ces conditions tout anatomo-physiologiques suffirait pour détruire complétement ce système.

Si maintenant j'ajoute que c'est à la dernière période de la maladie, c'est-à-dire alors que le favus consiste dans des croûtes informes, changées souvent en une sorte de poussière sale, etc., qu'on commence à pouvoir constater l'apparition de ce qu'on croit le végétal de la teigne... ; que même les partisans de son existence ont admis, comme Vogel, que, dans la teigne, l'exsudation qui a lieu par les vaisseaux de la peau constitue le phénomène primitif, la condition première... ; que pour M. Didot de Liége, qui n'admet point de champignon propre au favus, la croûte du favus n'est qu'un véritable plasma, liquide d'abord, qui, avant de se dessécher, a subi un commencement d'organisation élémentaire, etc... ; que, cent fois, j'ai vu des caillots énormes de favus se délayer *complétement* sous l'influence des cataplasmes, et qu'enfin j'ai observé, dans mon service à l'hôpital Saint-Louis, plusieurs fois, des cas dans lesquels les croûtes faveuses ont disparu complétement, sous l'influence d'une maladie aiguë, et notamment là où s'étaient formées des pustules varioliques, j'aurai plus de raisons qu'il n'en faut pour voir dans le favus, non pas un corps étranger, un végétal parasite, mais une série de phénomènes vitaux bien distincts, et de secrétion et d'inflammation.

Je suis donc suffisamment autorisé pour refuser à l'hypothèse du parasitisme végétal la moindre valeur étiologique.

Que si on accorde à ceux qui veulent voir ce que les autres ne voient point, même les botanistes les plus compétents, qu'à une période ultime du favus, ce qu'ils voient présente les caractères d'un cryptogame, son existence n'est qu'un accident, un épiphénomène commun, dit M. Didot, à toutes les affections dans lesquelles un plasma albumineux est exposé à l'air et à la chaleur.

Ici pourraient se borner les considérations étiologiques que comporte la pathologie cutanée envisagée d'une manière générale.

Cependant il y a quelques questions graves sur lesquelles je dois revenir, et même quelques-unes qui demandent quelques développements qui me semblent devoir trouver leur place dans ce chapitre.

D'abord, en avançant qu'il faut faire rentrer les maladies de la peau dans la pathologie générale, j'ai déjà surabondamment expliqué que je n'entendais pas, et ne pouvais pas entendre par là, en faire les symptômes plus ou monis obligés d'une affection plus ou moins hypothétique; je ne reviendrai pas sur cette discussion.

Mais, en admettant qu'elles peuvent être le reflet sympathique, à la peau, de troubles plus ou moins profonds ; quelle est la valeur au point de vue étiologique de ces troubles, de ces altérations organiques, de ces états morbides intérieurs? Elle est très-variable, surtout suivant la nature des tissus altérés, des fonctions troublées ; ainsi, en vertu des liens anatomo-physiologiques que j'ai déjà signalés, ce sont surtout les affections des membranes muqueuses, du système nerveux, les troubles fonctionnels des organes abdominaux, qui peuvent retentir, si je peux dire ainsi, à la surface de la peau. Ici, il y a sympathie de fonctions, sympathie de tissus, et par suite influence étiologique naturelle. Mais ce sont précisément les maladies générales, dont on a signalé plusieurs comme étant la maladie mère des affections cutanées, qui n'ont sur elles qu'une influence passagère si tant est qu'elles en aient aucune. Ainsi le rhumatisme, ainsi la goutte, par exemple, peuvent bien, je ne le nie pas, être l'occasion d'une éruption cutanée, mais ce sera tout accidentellement, à cause de la fièvre qui accompagne le rhumatisme ; et, dans ce cas, ce sera une éruption exanthématique, un érythème, comme pourrait le produire tout accès fébrile accompagnant une tout autre affection : ou peut-être, à cause de la douleur, pourra-t-il survenir une éruption papuleuse, à la suite ou dans le cours d'un accès de goutte, et encore je l'ai rarement vu. Mais aller, non-seulement jusqu'à faire, je le répète, toutes les maladies de la peau les symptômes de la goutte et du rhumatisme, mais même admettre, comme on l'a fait dans ces derniers temps, certaines éruptions, certains érythèmes de la muqueuse et de la peau, comme étant des symptômes caractéristiques, quelquefois précurseurs du rhumatisme, j'avoue que je ne peux pas l'admettre. J'ai vu de ces érythèmes, dans des cas d'arthrites rhumatismales aiguës; et je les comprenais fort bien, comme je le disais plus haut, à titre d'une éruption développée accidentellement par une maladie fébrile et douloureuse; on m'en a montré aussi, sur la muqueuse et sur la peau, chez des gens qui n'avaient actuellement ni fièvre ni douleur, quelquefois même chez des gens qui n'avaient pas eu de rhumatisme, mais qui, m'a-t-on dit, allaient en avoir : j'avoue, en toute humilité, que je n'ai rien vu, de tant soit peu spécial, qui pût me rattacher à cette opinion.

Ce n'est donc pas par leur nature que ces maladies, que j'appellerai générales, peuvent avoir une action étiologique sur le développement des maladies de la peau, mais c'est comme causes accidentelles, en raison des phénomènes qui les accompagnent et en perdant leurs caractères propres; ou autrement, en vertu de raisons anatomo-physiologiques, qui les rapprochent de la structure et des fonctions de la peau.

Cependant il y a deux maladies générales qui demandent une distinction particulière : l'une, la *syphilis*, qui se montre à la peau avec des caractères qui, s'ils sont modifiés par des conditions individuelles, n'en conservent pas moins, toujours, un cachet particulier, qui trahit la nature propre de la maladie, qui toujours elle, partout et sous quelque forme qu'elle se montre, se traduit par des symptômes constants et qu'il est impossible de méconnaître. J'aurai autre part l'occasion de revenir sur les syphilides ou éruptions syphilitiques de la peau : l'autre, que l'on appelle la *scrofule*, sur la nature de laquelle on est loin d'être fixé, et qui a été dans tous les temps le sujet de nombreuses erreurs.

Au point de vue étiologique, la syphilis joue un rôle très-important dans la pathologie cutanée. C'est la seule qui, comme cause, imprime aux éruptions son cachet propre, une physionomie spéciale, un caractère pathognomonique. La syphilis se manifeste à la peau par des éruptions de formes très-variées, dont les lésions élémentaires sont les mêmes, qui se présentent toujours avec des caractères tranchés ; ce sont les syphilides, suivant la dénomination heureuse créée par Alibert, et depuis généralement adoptée.

Une éruption syphilitique, quelle que soit la forme qu'elle revêt, se présente avec une physionomie toute particulière, toute spéciale ; cette physionomie, qui constitue son cachet pathognomonique, est telle, qu'au bout de fort peu de temps d'étude, il est impossible de n'enpas être frappé ; et que, pour un œil exercé, souvent à distance, il est facile de reconnaître, à l'instant, une syphilide au milieu d'un groupe d'éruptions différentes.

Cette spécialité d'aspect résulte de plusieurs symptômes communs, et avant tout d'une teinte, d'une coloration particulière, tout à fait spéciale, plus ou moins marquée, suivant telle ou telle circonstance, mais constante, et inhérente à chaque syphilide, suivant sa forme.

Il y a encore d'autres symptômes communs, qui, tout en ayant une moins grande valeur absolue, concourent cependant à former la physionomie spéciale de la maladie. Ainsi, les syphilides ont une tendance remarquable à prendre une forme circulaire. Elles ne se présentent jamais avec un état franchement aigu. Elles ont encore des caractères bien remarquables tirés des lésions secondaires, des squammes, des croûtes, des ulcères, etc., et sur lesquels ce n'est pas le lieu de m'étendre plus longuement.

Comme on le voit, la syphilis, à la rigueur, est moins une cause, strictement parlant, d'éruptions cutanées qu'une maladie spéciale, se manifestant à la peau, comme elle attaque aussi tous les autres tissus, tous les autres organes; aussi, médiatement, la véritable influence à signaler ici serait celle des causes des syphilides elles-mêmes, dont je ne dois dire très-rapidement que quelques mots.

Une fois la syphilis admise comme cause nécessaire, indispensable, unique, il faut encore étudier dans les éruptions vénériennes leurs rapports de causalité avec l'état syphilitique à ses diverses phases.

Ainsi, ou bien résultat immédiat ou presque immédiat de l'infection première, expression de l'empoisonnement aigu, *primitives* en un mot, comme je les ai appelées, elles se développent naturellement, si je puis dire ainsi, en même temps qu'un chancre, une blennorrhagie, etc.; elles les remplacent ou elles leur succèdent sans transition, sans autre cause pour leur apparition que l'infection elle-même.

Ou bien, au contraire, manifestation accidentelle d'un tempérament acquis que rien n'avait trahi jusque-là, elles ont besoin pour se manifester d'un trouble quelconque, d'une cause occasionnelle.

Ou bien, transmises héréditairement, elles forment une catégorie mystérieuse dont il est difficile d'apprécier rigoureusement et le mode de production, et la condition de développement. J'y reviendrai tout à l'heure à propos des scrofules.

Quant à l'autre maladie générale, que l'on a appelée la scrofule, elle a été, comme je viens de le dire, la cause de bien singulières erreurs, surtout quand, trompé par le mirage de la syphilis, on a voulu l'appliquer à l'étiologie des maladies de la peau.

Ce sont ces erreurs que je vais chercher à dissiper, en tâchant d'établir définitivement ce que l'on doit entendre par scrofule, et en résumant, sous les rapports de causalité des maladies de la peau, ce qui, dans cet état complexe, peut avoir une influence réelle.

Si l'on examine avec attention les nombreuses affections qui, d'après les travaux les plus récents, constituent l'apanage des scrofules, on est frappé des différences si tranchées qui séparent cependant le plus grand nombre, et l'on comprend que l'on soit toujours arrivé à un résultat confus, plein d'obscurités, de contradictions, réfractaire à tout corollaire tant soit peu judicieux, à toute déduction logique, toutes les fois que, de ces éléments si opposés, par leur nature, leur forme et leur tendance, on a voulu faire un tout, soumis à des lois communes de parenté, d'évolution et de terminaison finale.

Les scrofules étaient connues de toute antiquité, et, comme toutes les affections mal définies, amalgame de plusieurs maladies plus ou moins graves, comme la *lèpre,* comme l'*herpès*, comme la *dartre*, elles sont arrivées jusqu'à nous diversement appréciées, suivant que l'on s'attachait plus particulièrement à telle ou telle partie qui compose ce tout informe.

Elles ont été longtemps l'objet d'une répulsion qui n'est pas complétement dissipée aujourd'hui; que de gens frémissent encore en entendant prononcer le mot d'*écrouelles*, de *scrofules,* d'*humeurs froides!*

Il est donc important de faire à chacune de ces parties la part qui lui appartient réellement.

Si l'on parcourt les auteurs qui ont le plus étudié les scrofules, on voit à chaque pas les difficultés qu'ils ont dû éprouver, en voulant définir et décrire comme une maladie particulière, *sui generis,* une affection multiple, dans laquelle on a fini par englober toutes les maladies, depuis l'ophthalmie jusqu'à l'hydropisie, la cataracte, etc.

De là, les hypothèses les plus différentes, depuis celle d'une maladie locale, jusqu'à celle d'un virus, d'un vice ; depuis celle d'un simple engorgement froid des glandes lymphatiques du cou, jusqu'à l'existence d'un principe contagieux, et, pour certains auteurs, jusqu'à celle d'une dégénérescence du virus syphilitique, et même du cancer...; car les cancers dartreux et scrofuleux ne sont pas d'une invention nouvelle. (*Traité des affections cancéreuses*, par Gamet. V. Baumes, pag. 59.)

On regarde ordinairement comme *écrouelleux*, dit Bordeu, ceux qui sont sujets à des fluxions aux yeux, à des maux aux oreilles; qui ont la lèvre supérieure gonflée, le nez morveux, rouge et douloureux, les joues élargies, les glandes du cou engorgées, et toutes les autres plus ou moins tuméfiées, le ventre bouffi, les extrémités amaigries, les os recourbés. Tous ces symptômes venant à se développer, les yeux deviennent chassieux et s'éraillent; les lèvres se gercent; les extrémités des os grossissent; il se forme des ulcères aux articulations et ailleurs; la toux et la fièvre se mettent de la partie; la maigreur, le marasme et le dévoiement précèdent la mort de ceux qui succombent. Ceux qui résistent vivent avec des glandes engorgées au cou, sous les aisselles, aux aines; avec des ulcères et des caries aux os, avec des toux, des fièvres passagères, des indigestions plus ou moins fréquentes, et des tumeurs aux viscères du bas-ventre. (Bordeu, *Recherches sur le tissu muqueux*, etc., et *Dissertation sur l'usage des eaux de Baréges dans les écrouelles.* Paris, 1767.)

Pour Kortum, les scrofules ne sont pas une maladie locale : « Scrofulæ non morbum topicum, sed « ab universali totum corpus obsidente causa, pro- « venire illorum in diversis locis proventus satis « declarat. » Les manifestations morbides qui se déclarent en diverses parties du corps prouvent de la manière la plus évidente qu'il existe une cause générale. Pour lui les tumeurs scrofuleuses dépendent d'une cachexie (*peculiari cachexia scrofulosa*), à laquelle il attribue un cortége énorme de symptômes, parmi lesquels la phthisie tuberculeuse, les maladies des os, des jointures, des yeux, et les différentes éruptions du cuir chevelu. (Kortum, *Commentarius de vitio scrofuloso*, etc., tomus primus. Lingoviæ, 1789.)

Par constitution scrofuleuse, dit Baumes, nous n'entendons pas seulement cette disposition particulière qui prépare et amène pour l'ordinaire les *écrouelles*, mais généralement encore cette influence du virus *scrofuleux* sur le corps vivant, influence qui donne à l'individu une tournure spécifique, et se fait reconnaître plus ou moins clairement dans les principaux développements de la machine..... Le principe de vie est maîtrisé par l'action d'un vice qui, s'il ne mène point aux écrouelles proprement dites, c'est-à-dire à cette espèce d'affection qui occasionne l'épaississement de la lèvre supérieure, l'ophthalmie ennuyeuse par son obstination, l'endurcissement des glandes de la mâchoire et du cou, l'obstruction du mésentère, la toux sèche et fatigante, les gonflements glaireux des poignets et des chevilles des pieds, l'épaississement des ligaments des articulations, l'élargissement et la carie des os, etc., donne cependant à l'individu le pouvoir de transmettre les scrofules à ses rejetons, car cette maladie est *souvent* héréditaire..... (Baumes, *OEuvres médicinales*, ou *Recueil de prix*. Baumes, tome I, Nîmes, 1789.)

Hufelaud admet trois degrés : 1° la cachexie scrofuleuse ; 2° les symptômes scrofuleux arrivés à la seconde période; ce sont : les tuméfactions des glandes lymphatiques, les éruptions cutanées, les ophthalmies, les flux muqueux, la tuméfaction des glandes mésentériques, les ulcères scrofuleux, les tumeurs lymphatiques du tissu cellulaire, le goître; 3° les maladies de la période de désorganisation, le carreau, les tumeurs blanches, la luxation spontanée, les hydropisies, la phthisie, les altérations des os, le cancer, la consomption abdominale, le rachitisme, les affections nerveuses fort mal déterminées, enfin le crétinisme. (Hufelaud, *Traité de la maladie scrofuleuse*, in-8°. Paris, 1721. Trad. par Bousquet.)

M. Lepelletier regarde comme maladies scrofuleuses l'engorgement du cou, le carreau, la phthisie pulmonaire, les tumeurs blanches, la luxation spontanée, le mal vertébral de Pott, le goître, les abcès froids, les hydropisies, les hydarthroses, les catarrhes, les ulcères, etc. — (Lepelletier de la Sarthe, *Traité complet sur les maladies scrofuleuses*, in-8°. Paris, 1818.)

La scrofule, dit Lugol, manifeste ses terribles effets dès les premières heures de la vie intra-utérine... Elle provoque les avortements spontanés, elle arrête le développement, complique toutes les maladies, révèle sa présence par un grand nombre d'états morbides, que les auteurs ont décrits comme autant de maladies particulières. La généralité de la scrofule dans la famille, sa coïncidence sur les diverses branches d'une même race, suffisent pour prouver que les maladies scrofuleuses sont *toutes de même espèce*, et qu'elles n'ont entre elles aucune différence essentielle. Il n'y a pas rigoureusement de scrofule d'aucun tissu, d'aucun organe, mais de tout un système, sans la fixer. (Lugol, *Mémoire sur l'emploi de l'iode dans les maladies scrofuleuses*. Paris, 1829.)

Les scrofules, dit M. Lebert, sont une maladie de l'*enfance* et de la *jeunesse*, caractérisée par une série de localisations, qui affectent le plus souvent des *formes diverses* de phlegmasie chronique, à tendance essentiellement ulcéreuse ou pyogénique, et plus rarement la forme de l'hypertrophie, soit primitive, soit consécutive à un travail inflammatoire. Elles n'impliquent aucun tissu spécial, aucune lésion anatomique particulière, contrairement aux tubercules; elles se rapprochent de la syphilis, mais en diffèrent d'une manière notable, par leur ensemble pathologique. Il y a donc une disposition spéciale de l'organisation, que l'on peut continuer à appeler scrofules, tout en convenant que nous ignorons la nature intime des scrofules comme du reste de la plupart des diathèses morbides. (Lebert.)

La scrofule est une des maladies constitutionnelles de M. Bazin ; il la divise en quatre périodes : la première est caractérisée par des affections *superficielles* du système tégumentaire, des *éruptions cutanées*, et des *affections catarrhales;* il y rattache les *verrues* et les *polypes*. Les éruptions cutanées superficielles sont les *scrofulides* : eczéma, impétigo, érythème, prurigo, lichen, acné. Les éruptions des muqueuses s'observent sur la conjonctive, la muqueuse vulvaire, etc., avec tous les caractères qu'elles présentent à la peau.

Dans la seconde période, ce sont encore des lésions tégumentaires, mais plus profondes et laissant constamment des cicatrices indélébiles; ainsi le lupus et les formes graves de l'acné, etc., les leucorrhées avec érosion granuleuse et profonde du col utérin, certaines blennorrhées avec engorgement de la prostate ou compliquées de rétrécissements organiques du canal de l'urèthre. A la troisième période M. Bazin rattache toutes les affections articulaires et osseuses. Dans la quatrième il range les affections parenchymateuses et viscérales, les affections scrofuleuses des viscères; les tuberculisations des poumons et des ganglions bronchiques, du cerveau et de ses membranes; les dégénérescences, graisseuses, albumineuses, fibro-plastiques, tuberculeuses, du foie, de la rate, des reins, du pancréas. Il est même assez disposé à croire que, *dans le plus grand nombre des cas*, les maladies de Bright et d'Addison, ne sont autre chose que des manifestations variées de la scrofule abdominale. — (Bazin, *Leçons théoriques et cliniques sur la scrofule*. Paris, 1858.)

Comme on le voit par ces citations, que je ne veux pas multiplier davantage, même dans les auteurs qui ont produit sur les scrofules les travaux les plus remarquables, mais qui presque tous ont admis une maladie scrofuleuse générale, le plus souvent un virus, on trouve réunies les affections les plus différentes; ce qui laisse apercevoir à chaque instant, à celui qui les étudie complétement, des embarras, des difficultés, des hésitations qui trahissent le peu de netteté avec laquelle ils étaient obligés de tracer l'histoire de cette maladie.

Malgré les nombreux faits et les savantes recherches que renferment les meilleurs ouvrages, l'histoire médicale des scrofules, encore entourée de beaucoup d'obscurités, est une des parties les plus confuses de la pathologie; *on n'est même pas d'accord sur ce qu'on doit entendre par scrofules, et sur les altérations qui doivent être considérées comme appartenant à cette maladie.* (Guersant, *Dict. de méd.*, p. 28, 1844.)

Cependant, et ceci est fort remarquable, les meilleurs ouvrages, celui de Bordeu, de Kortum, de Baumes, au milieu d'une confusion évidente, s'occupent plus spécialement des écrouelles, qui sont les seules et véritables scrofules, et, à mesure que nous nous approchons des travaux récents, malgré les maladies qui ont été rêclamées, si je puis dire ainsi, par les progrès de l'anatomie et de la physiologie pathologiques, la famille informe des scrofules s'est enrichie d'une foule d'annexes qui s'étonnent de se trouver ensemble.

En analysant les nombreuses affections qui composent aujourd'hui le faisceau des scrofules, on peut les ranger dans trois groupes, aussi séparés, aussi distincts, que les maladies les plus différentes de la pathologie.

Dans l'un, ce sont des accidents, qui traduisent, d'une manière évidente, une exagération morbide du tempérament lymphatique, avec une localisation restreinte, limitée à la peau, au système glandulaire superficiel, avec un caractère d'exsudation particulier, sans la moindre tendance à l'ulcère, à la destruction du tissu : ce sont les *gourmes*.

Dans l'autre, ce sont des accidents qui ne trahissent plus seulement l'état pathologique d'un système particulier, qui n'ont plus de localisations particulières, mais qui, affection *totius substantiæ*, intéressent tous les tissus, tous les organes, revêtent toutes les formes, avec une tendance fatale à la destruction des parties envahies par un travail phlegmasique spécial, sans matière particulière préalable, tuberculeuse ou autre, mais en vertu d'un vieux principe virulent. C'est la *cachexie syphilitique héréditaire.*

Entre les deux, il y a un troisième groupe, à localisation restreinte, qui consiste dans l'hypertrophie du système glandulaire, et de préférence des glandes cervicales profondes, avec tendance à l'ulcération, à la destruction, mais par la fonte d'une matière toute spéciale, sans analogue. C'est l'affection tuberculeuse des glandes. Ce sont les *écrouelles ;* c'est la *scrofule* proprement dite.

Avec des différences si tranchées, avec des différences si graves, on se demande comment on a pu si longtemps faire de toutes ces affections une seule famille, en se contentant de faire des genres ou des variétés, pour pallier tout ce qu'il y avait de choquant dans un rapprochement pareil ; ce qui n'empêchait pas de formuler des lois générales.

Scrofules. — *Sunt, qui chronicis glandularum colli et cervicis tumoribus notionem scrofulorum contineri putant*, dit Kortum. — *Induratio unius aut plurium glandularum colli vel axillarium, scrofula vocatur,* dit Cl. Plenk. — Le mot scrofule vient du latin *scrofa*, qui signifie pourceau. Les Grecs désignaient la scrofule sous la dénomination de χοιράδες, de χοῖρος, porc, à cause de leur ressemblance avec une maladie propre à ces animaux. Elles ont reçu le nom de *struma*, de *struo*, j'entasse, parce que, dans les engorgements scrofuleux, les nombreux ganglions lymphatiques sont comme entassés. Dans Hippocrate et Galien, on trouve souvent les mots χοιράδες καὶ τὰ ἄλλα φύματα, strumæ et alia tubercula, — désignant par *strumæ*, majores tumores, et par *tubercula*, minores glandulas tumefactas.

« Etiam in collo, dit Galien, et secus aures, sæpe « glandulæ intumescunt, natis ulceribus circa caput, « collum vel aliquam de vicinis partibus. » On les a appelées *écrouelles*, *humeurs froides*, etc.

Je ne veux pas, bien entendu, abuser ici des citations : je veux seulement établir que, d'après les descriptions des auteurs, d'après même les dénominations qu'ils lui ont appliquées, il ne peut rester le moindre doute sur ce que l'on doit entendre par *scrofule*.

Quelles que soient les nombreuses affections, auxquelles on ait étendu cette qualification, pour les plus anciens et pour les meilleurs, les scrofules sont, toujours, surtout des engorgements glandulaires, principalement dans les régions sous-maxillaires, sur les parties latérales et postérieures du cou, avec hypertrophie, avec ou sans tuberculisation.

Les ganglions cervicaux sont plus ou moins engorgés ; quelquefois ils le sont d'une manière effrayante, au point, a-t-on dit, de donner à la face l'aspect d'une ganache de brebis.

Ordinairement groupées en masses plus ou moins considérables, inégalement bosselées, et accolées entre elles, les tumeurs sont souvent développées des deux côtés, et s'étendent jusque près des oreilles et des joues; mais elles le sont toujours plus d'un côté que de l'autre, ce qui donne, a dit Guersant, un aspect hideux et particulier à la physionomie.

Quelquefois elles restent dures, elles *s'appierrissent*, comme a dit Fabrice de Hilden, et persistent des mois et des années, sans rien perdre de leur dureté ni de leur volume. Le plus souvent elles se ramollissent. Elles suppurent incomplétement, sans inflammation suppurative, sans chaleur; le pus n'est jamais louable; il est sanieux, ichoreux, quelquefois d'une odeur repoussante; ou bien, c'est un liquide clair, mêlé de matières caséeuses, à flocons blancs assez épais, un peu séreux, auquel se mêle la matière tuberculeuse; et enfin le tout se termine par des ulcérations qui s'étendent par l'amincissement de la peau, des fistules, etc., et par des cicatrices difformes d'un aspect particulier, indélébiles.

Je n'ai pas l'intention d'aborder ici les questions graves et curieuses que comporte l'histoire de la scrofule proprement dite, questions qui ont été touchées plutôt qu'étudiées, pour ainsi dire, par les nombreux auteurs qui s'en sont occupés, rendues plus difficiles encore qu'elles n'étaient, par les accidents étranges dont on l'a compliquée. Ce rapide exposé suffit pour le but, le seul, que j'eusse à me proposer en ce moment.

Assurément c'en est assez pour la séparer, la débarrasser des deux autres groupes, dont l'un est composé des affections les plus diverses, qui doivent tout simplement rentrer dans la grande histoire de la syphilis; et l'autre, à délimitation plus limitée, sans la moindre tendance à la destruction, constitue sous le nom de *gourmes* une maladie particulière du système lymphatique qui n'a pas été suffisamment étudiée.

J'ai voulu seulement rappeler ce que c'est que la scrofule : affection particulière des glandes lymphatiques, affection à délimitation fixe, limitée, etc., ce que sérieusement on doit entendre par cette dénomination, et je m'y étendrai ici d'autant moins que, de toutes les parties qui composent ordinairement la grande famille scrofuleuse, celle-ci, la scrofule proprement dite, n'a aucune valeur au point de vue qui nous occupe, au point de vue de l'étiologie des maladies de la peau. Elle n'a par le fait, ce qui est assez curieux, aucune influence sur leur production; d'où il s'ensuit que l'idée et la dénomination de *scrofulide cutanée* est une idée malheureuse et une dénomination inexacte.

Syphilis. — Le groupe des accidents qui grossissent le groupe des scrofules et qui appartiennent à la syphilis est considérable. Sa présence est pour beaucoup dans la gravité que dès le commencement on a attachée à cette affection. Or cette gravité a été reconnue dans tous les temps, depuis et avant Clovis, qui paraît être le premier qui ait été revêtu du privilége royal de les guérir (Rex te tangit, et Deus te sanat, apposito statim crucis signaculo). Que de pratiques superstitieuses n'a-t-on pas inventées! On les trouve rapportées plaisamment dans l'ouvrage de Bordeu. On a même voulu trouver dans l'ancienneté des scrofules un argument pour les séparer de la syphilis, comme si, au contraire, ce n'était pas une double preuve et de l'antiquité de celle-ci et de la nature d'un grand nombre des accidents dits scrofuleux. Du reste, on comprend qu'il devait en être ainsi, tant que la syphilis elle-même était inconnue.

Si, plus tard, un grand nombre d'affections syphilitiques ont continué à rester des affections scrofuleuses, on voit facilement, pour peu qu'on étudie les auteurs compétents, que c'est ce qui les a gênés le plus. Les uns, voyant dans certains symptômes scrofuleux la dégénérescence du virus syphilitique, les autres n'y trouvant que des analogies, et s'efforçant, par les raisonnements les plus singuliers, à établir les différences qui les séparent; ceux-ci décrivant naïvement comme de la scrofule ce qui, pour l'œil le moins exercé, a le cachet syphilitique le plus prononcé. Enfin, alors que les travaux anatomo-pathologiques replaçaient de temps en temps un assez grand nombre d'affections dans d'autres cadres nosologiques, jusque dans ces derniers temps, la syphilis est restée fidèlement attachée au cortége de la scrofule.

Je ne m'occuperai pas ici des accidents syphilitiques dit scrofuleux, autres que ceux qui intéressent la peau. Plus que jamais, la syphilis passée à l'état de cachexie héréditaire peut affecter tous les tissus, tous les organes, et il n'est pas opportun d'étudier à cette place les modifications qui peuvent résulter de cet état.

Il me suffira de rappeler que, maladie *totius substantiæ*, par conséquent illimitée, avec tendance fatale à l'ulcère et à la destruction, en vertu d'un principe virulent qui a imprégné l'économie tout entière, elle n'a pas le moindre rapport ni avec la scrofule, dont je viens de dire quelques mots, ni avec les *gourmes*, dont je vais parler tout à l'heure. C'est la cachexie syphilitique, héréditaire, et dans la pratique il n'y a pas de raison pour ne pas la désigner par les lésions actuelles : arthrite, œdème, syphilide, carie, etc.

Au point de vue étiologique des éruptions cutanées, nous avons vu plus haut quelle était l'influence de la syphilis à l'état primitif et à l'état secondaire. Nous avons vu que non-seulement elle portait avec elle son cachet particulier, mais qu'elle revêtait toutes les formes des éruptions simples. Dans la cachexie syphilitique héréditaire, nous retrouvons les syphilides avec le même cachet spécial, mais un peu modifié; et, d'un autre côté, nous ne retrouvons plus toutes les formes des éruptions simples.

Ainsi elles sont, si je peux dire ainsi, plus chroniques encore; la marche est de beaucoup plus lente; la tendance à la destruction est plus fatale; tout en détruisant plus lentement, elles détruisent plus inévitablement. Les ulcérations sont elles-mêmes modifiées, elles sont moins régulièrement taillées à pic; elles sont en général plus disposées à s'étendre en surface qu'en profondeur. Mais, au milieu de ces modifications, on retrouve les traits généraux, l'aspect caractéristique spécial, la couleur particulière, le génie destructeur, l'ulcère spécial, les cicatrices, etc.

Quant à la forme, elle est presque exclusivement tuberculeuse; et comme l'éruption, quelle qu'elle soit, tend toujours d'une manière inévitable à détruire tôt ou tard les parties qu'elle affecte, les tubercules présentent plusieurs variétés, dans lesquelles le travail de destruction s'opère d'une manière différente, et souvent par les procédés les plus curieux au point de vue anatomo-pathologique.

Ils ont pour caractères communs un aspect particulier, une induration molle, peu saillante, irrégulière, indolente, de couleur fauve, avec tendance, qu'ils s'ulcèrent ou non, à s'étendre, à détruire et à laisser toujours des cicatrices spéciales.

Tantôt les élévations tuberculeuses plus ou moins dures, indolentes, sèches, se recouvrent d'une exfoliation épidermique très-prononcée.

Quelquefois c'est un tubercule unique, mince, aplati, qui se développe dans les premiers temps de la vie, le plus souvent chez de tout jeunes enfants.

C'est ordinairement un bouton irrégulier, quadrilatère, d'une couleur fauve, sans symptômes locaux, sans douleur, sans prurit, sans exfoliation apparente. Il peut rester stationnaire pendant un temps infini, limité à un point à peine saillant, du diamètre d'une lentille. Sa marche est essentiellement chronique. Je l'ai vu, après dix ans de durée, avoir à peine atteint les dimensions d'une pièce de vingt-cinq centimes. Jamais de symptôme d'inflammation même subaiguë; aucun travail d'ulcération, et cependant, non-seulement il se recouvre de petites écailles sèches, grisâtres, mais plus tard il peut s'étendre, envahir des points nouveaux, pendant que les surfaces précédemment envahies sont remplacées par des cicatrices. D'autres fois, ce sont des boutons d'abord multiples, peu saillants, mollasses, fauves, qu'il n'est pas rare de voir se réunir en s'étendant et former une masse tuberculeuse quelquefois considérable. Chaque tubercule est le siége d'une exfoliation lamelleuse très-abondante, qui se reproduit facilement : on assiste alors au phénomène curieux d'une destruction considérable de tissus, sans qu'il y ait eu d'ulcération, sous l'influence d'un travail incessant de dégénérescence, d'absorption des tissus dégénérés, et de l'élimination de la peau, sous forme de sécrétion épidermique. Les surfaces envahies sont remplacées par des cicatrices larges, blanches, parsemées çà et là de points fauves qui révèlent la persistance de la maladie ; les destructions peuvent être telles qu'il en résulte des désordres graves, comme l'éraillement des paupières, le rétrécissement des ouvertures naturelles. Quelquefois l'amincissement est tel qu'il semble que tous le corps muqueux soit détruit, et que la peau soit collée sur les os. C'est la forme qui se rapproche le plus exactement de la maladie que Biett a décrite sous le nom de *lupus*, qui détruit en surface.

Dans quelques cas, les tubercules sont réunis en groupes plus saillants, plus arrondis, et présentent une couleur fauve qui se rapproche, plus encore que chez les autres, de la teinte syphilitique ; ils sont aussi plus superficiels ; ils existent le plus souvent isolés. Ici encore il n'y a jamais d'ulcération ; cependant l'éruption ne disparaît qu'à la condition de laisser des cicatrices, formées bien évidemment par usure et décoloration de la peau. Contrairement aux formes précédentes qui affectent de préférence le visage, on rencontre surtout celle-ci, au cou, sur les membres.

Enfin l'éruption tuberculeuse se présente très-souvent avec un ensemble de caractères qui en font une maladie très-curieuse et très-intéressante à étudier ; ce sont des tubercules saillants, volumineux, arrondis, disséminés irrégulièrement sur des surfaces plus ou moins étendues. Ces tubercules sont mollasses, d'un rouge sombre, presque cuivreux ; ils sont tout à fait indolents. Leur marche est assez rapide, au moins relativement ; ils s'étendent, se réunissent par leur base, et se recouvrent d'une exfoliation épidermique sous forme de lamelles minces, grises, très-sèches. Ces tubercules s'affaissent et disparaissent lentement, laissant après eux des cicatrices blanches, tendues, légèrement déprimées.

La maladie est entretenue et continuée par la formation de tubercules nouveaux aux confins des surfaces primitivement envahies. Ceux-là se comportent de la même manière, de sorte qu'au bout d'un certain temps, la maladie a souvent occupé des espaces considérables, laissant après elle la peau parsemée de cicatrices larges, décolorées, lisses, se terminant par brides continues à une ligne formée d'une série de tubercules. Cette ligne figure assez bien une sorte de bourrelet rougeâtre, mollasse, avec ou sans desquammation, mais présentant les signes d'un travail subinflammatoire incessant.

Cette éruption peut labourer ainsi le dos, les épaules, la poitrine, les membres. Je l'ai vue chez une fille commencer au-dessous des oreilles, contourner la région maxillaire, envahir tout le cou, et se concentrer aux épaules et à la partie supérieure de la poitrine, de manière à figurer parfaitement une cravate. (Voir le dessin. — *Leçons*, p. 175, *Lupus tuberculeux.*)

C'est bien probablement à cette forme qu'il faut rapporter la maladie décrite par M. Huguier sous le nom d'esthiomène de la vulve. Seulement il faut faire remarquer que jamais elle ne s'ulcère.

D'autres fois, les tubercules ne procèdent plus à la destruction par la dégénérescence des tissus et l'élimination ou l'absorption de la peau altérée ; mous, indolents, superficiels, reposant sur des surfaces œdématiées, que soulève un engorgement inflammatoire subaigu, sans chaleur, sans rougeur, ils détruisent par voie d'ulcération et constituent une affection toujours grave, et, en raison du siége particulier qu'ils affectent le plus souvent (le visage), et à cause des mutilations souvent étendues, toujours irrémédiables, qu'ils entraînent.

Dans certains cas, les tubercules s'ulcèrent à leur sommet, et tantôt ils deviennent le siége d'une plaie irrégulière, humide, superficielle, faveuse, comme œdématiée elle-même.

Cette plaie ne tarde pas à se recouvrir d'une croûte mollasse, assez épaisse, adhérente seulement à sa circonférence ; si on la presse avec le doigt, on sent qu'elle repose sur une ulcération fongueuse, sur une surface comme macérée ; si on la détache ou si elle tombe d'elle-même, cette croûte se reproduit pour disparaître de nouveau, et laisser chaque fois une perte de tissu plus ou moins considérable.

Développée le plus ordinairement au visage, cette forme de l'éruption tuberculeuse le laboure superficiellement en envahissant successivement le nez, les joues, les pommettes, les tempes, les paupières, etc., et en laissant à mesure qu'elle s'étend des cicatrices blanches ou rosées, minces, lisses, bridées, si transparentes qu'on croirait qu'elles vont se rompre sous le moindre effort.

J'ai vu quelquefois, mais plus rarement, les mêmes désordres sur les membres, surtout sur les bras.

Tantôt, au contraire, borné à un point limité, au nez, par exemple, le tubercule ulcéré donne lieu à une plaie qui se recouvre d'une croûte molle, peu adhérente, qui, tombant et se reformant sans cesse, laisse chaque fois une destruction plus profonde, jusqu'à ce que, selon le siége du mal, ou l'extrémité ou l'aile du nez soit complétement détruite.

Enfin, et c'est la forme que j'ai observée le plus rarement, l'éruption tuberculeuse qui ne s'ulcère jamais est non-seulement caractérisée par des cicatrices, mais surtout par un gonflement souvent considérable des parties affectées.

Cette forme débute à la face, qui en est le siége exclusif, par des tubercules saillants, aplatis, fauves, réunis par leur base et reposant sur une surface tout d'abord légèrement boursouflée. Le tissu cellulaire sous-jacent devient le siége d'un engorgement qui augmente peu à peu, mais en restant toujours indolent, et peut acquérir un volume considérable. En supposant par la pensée l'hypertrophie poussée à ses dernières limites, et j'en ai vu souvent des exemples, en y ajoutant cette circonstance que la peau est devenue violette, presque noirâtre, on peut se faire une idée des déformations que subit la face. Les yeux ont disparu au milieu des saillies que forment le front et les paupières énormément tuméfiées. Les joues sont tendues par un boursouflement affreux ; les lèvres, épaissies, renversées, sont changées en deux bourrelets lisses, tendus. Sur les surfaces déformées apparaissent çà et là des taches fauves, quelquefois légèrement saillantes, qui ne sont autre chose que les tubercules perdus dans la masse hypertrophique ; ces taches ont une résistance qui annonce qu'elles pénètrent profondement dans les tissus. Elles donnent lieu à une desquammation plus ou moins abondante, qui révèle le travail de destruction. Dans quelques endroits, elles sont remplacées par des cicatrices légèrement déprimées.

Telles sont les différentes formes sous lesquelles se manifeste à la peau la cachexie syphilitique héréditaire ; elles représentent les variétés de *lupus*, que Biett avait si bien décrites sous le nom de lupus qui détruit en surface, de lupus qui détruit en profondeur, de lupus hypertrophique.

J'ai dû insister ici sur les traits qu'elles présentent, parce que leurs caractères diffèrent un peu de ceux des autres syphilides, et aussi pour faire voir qu'elles n'ont rien de commun avec la scrofule, pas plus qu'avec les éruptions gourmeuses, dont il me reste à parler.

Gourmes. — Le troisième groupe est tout autre chose. Il diffère bien plus encore. Cette fois il n'y a ni maladie virulente, ni production nouvelle. Point de tendance à la destruction, pas d'ulcères, pas de cicatrices. C'est une série de symptômes, d'accidents légers, qui consistent essentiellement dans un mouvement fluxionnaire qui se fait à la peau.

Rien n'est plus vague dans la science que le mot *gourmes*. Si l'on ouvre les auteurs, ou bien il en est à peine question, au moins nominativement; ou bien, le plus souvent, sous une autre dénomination, elles sont le sujet de définitions dont aucune ne peut faire soupçonner ce que l'on entend, ce que l'on doit entendre par ce mot. Cependant, dans le langage extra-scientifique, on se comprend : tout le monde s'entend, tout le monde parle de la gourme, et la mère distingue parfaitement ceux de ses enfants qui sont gourmeux de ceux qui sont préservés de cette affection. Ceci me conduit à dire tout d'abord que, prenant la partie pour le tout, on a plus généralement décrit la gourme que les gourmes. Et aujourd'hui encore, en ouvrant les livres les plus accrédités, vous trouverez comme définition : *On donne le nom de gourme aux croûtes de lait.* — Beaucoup d'auteurs ont regardé la gourme comme une variété de la teigne, souvent comme une fausse teigne, et Alibert, qui, sans la nommer, a donné plusieurs des traits qui appartiennent aux gourmes, dans la description de la scrofule vulgaire, admet et décrit la gourme sous le nom de teigne muqueuse, d'achores.

Les *achores* sont en effet la première manifestation des gourmes; c'est, je le veux bien, la gourme du premier âge; mais, contrairement à ce qui est généralement admis, ce n'est qu'une expression, qu'une phase d'une affection qui se propage bien au-delà de la première enfance, et qui se traduit par d'autres caractères encore que ceux de la teigne muqueuse, de l'impétigo larvalis.

D'un autre côté, tout en méconnaissant la maladie dans son ensemble, on a tout à la fois accordé trop peu d'attention ou trop de valeur à une de ses parties. Ainsi, pendant que les signes des gourmes proprement dites sont perdus, sont noyés au milieu des descriptions incohérentes de scrofules, elles sont entachées le plus souvent de préjugés qui dépassent leur importance, en leur accordant dans l'économie un rôle qui, le plus souvent, ne leur appartient pas : tantôt les confondant avec d'autres affections dont elles diffèrent essentiellement par leur nature et par leurs manifestations ; tantôt les considérant comme un moyen de dépuration donné par la nature, et auquel il ne faut pas toucher, laissant ainsi se perpétuer un état anormal qui anticipe toujours sur l'avenir.

Il faut entendre par gourmes un ensemble de symptômes propres à l'enfance, mais pouvant se continuer aux différents âges, traduisant une exubérance de lymphe, une exagération du tempérament lymphatique, caractérisée par un état fluxionnaire à la peau ou aux muqueuses, affection non virulente, sans produit accidentel, sans tendance à l'ulcération, à la destruction.

Les gourmes sont spécialement propres à l'enfance; et même, comme je viens de le dire, pour beaucoup d'auteurs, toute la maladie est dans la première manifestation, qui a lieu chez l'enfance encore au sein. Ce sont les *achores*, affection bien connue des Grecs, qui désignaient généralement sous ce nom (ἀχῶρες), comme les Latins sous celui de *favi*, des éruptions du cuir chevelu qu'ils regardaient comme identiques dans leur nature et ne différant que par la forme. Quelques-uns, cependant, ont parfaitement signalé les traits particuliers des achores, en les représentant comme répandant sur le cuir chevelu *une humeur abondante* par des ouvertures très-petites.

Quoi qu'il en soit, les achores sont le plus ordinairement la première manifestation des gourmes; je dis le plus ordinairement, car j'ai vu bien des fois de jeunes malades atteints d'une éruption évidemment gourmeuse, sans qu'elle eût été précédée chez eux des achores, sans qu'*ils eussent eu la gourme*.... Cependant l'existence préalable de cette éruption propre à la première enfance est la règle; les autres cas sont l'exception. — *Si le vice scrofuleux,* dit Baumes (p. 93), *se jette sur le cuir chevelu ou sur le visage, il prend la forme des achores ou de croûte laiteuse.*

Les achores se manifestent, chez les tout jeunes enfants, ordinairement encore soumis à la nourriture lactée. L'éruption qui s'étend souvent sur toute la face, qu'elle recouvre comme le ferait un masque, occupe spécialement le cuir chevelu et les oreilles. Et même, elle a quelquefois disparu des autres points, qu'elle persiste en arrière de l'oreille, dans le pli postérieur, par une rougeur et un suintement léger qui peut durer des mois et des années : ou bien encore, mais plus rarement, autour de la bouche, où elle détermine des gerçures au moins très-gênantes, et que le moindre mouvement des lèvres rend très-douloureuses.

Le caractère des achores, qui est le caractère pathognomonique des gourmes, consiste dans l'écoulement, souvent considérable, qui revient par crises, par poussées, d'un liquide visqueux qui se convertit en petites écailles, vertes, peu consistantes.

La durée des gourmes de la première enfance est très-variable. Ordinairement longue, elle persiste plusieurs mois ; et quand elle se continue au delà, elle perd un peu, comme expression, des conditions qu'elle avait empruntées à l'état anatomique du premier âge, tout en conservant les caractères qui traduisent une exagération particulière du tempérament lymphatique. C'est alors que, dans l'intervalle des manifestations de la peau, qui peuvent être assez éloignées les unes des autres, cet état de l'exagération spéciale du tempérament lymphatique est accusé par des caractères qui n'ont pas échappé aux observateurs, et que l'on a donnés comme étant l'expression de la cachexie scrofuleuse.

Ainsi la peau est fine, douce, blanche, légèrement rosée, quelquefois rouge (*omnino roseus, quin rubicundus*, Kortum). Les yeux sont ordinairement beaux, quelquefois languissants, généralement d'une couleur bleue.

Il en résulte une beauté factice qui frappe agréablement les regards, surtout chez les femmes, chez les enfants, dont les formes sont arrondies, les contours agréables. On remarque une fraîcheur particulière.

La peau, d'ailleurs, est souvent boursouflée; quelquefois, au lieu de cette teinte rosée, elle présente au contraire une blancheur éclatante ; il semble qu'il y ait toujours un état semi-morbide. Ainsi la lèvre supérieure est généralement grosse, tuméfiée; elle a pris une forme particulière désagréable; le nez lui-même augmente de volume. Il grossit quelquefois d'une façon désagréable, et, indépendamment des rougeurs plus ou moins permanentes dont il devient facilement le siége, sous l'influence quelquefois de la moindre cause, du froid par exemple, il a une fatale prédisposition à une inflammation érysipélateuse semi-aiguë. J'ai vu plusieurs fois des jeunes filles qui, malgré tous les soins, les meilleures conditions hygiéniques, étaient affectées de temps en temps d'un érysipèle léger qui chaque fois laissait le nez gonflé, plus volumineux, jusqu'à ce que, ces atteintes se multipliant, il restât constamment un gonflement qui avait déformé l'organe, qui avait gagné la partie supérieure des joues, œdématié la paupière et laissé à la face une espèce de masque épais, rouge, au fond duquel les yeux paraissaient comme enfoncés. J'ai vu cette pénible disposition se prolonger même au-delà du mariage, et n'être modifiée en rien par les changements qu'auraient pu apporter plusieurs grossesses.

On observe encore un engorgement léger des petites glandes cervicales superficielles, engorgement le plus souvent symptomatique de ces légères poussées érysipélateuses, ou de quelques points sur lesquels a persisté l'éruption gourmeuse.

Quand les gourmes de la première enfance ont disparu, à mesure que l'enfant grandit, que la constitution se développe, la disposition exubérante diminue jusqu'à ce que, une cause occasionnelle étant donnée, ce mouvement gourmeux se fasse de nouveau à la peau, non plus complétement avec les mêmes éléments, avec la même abondance d'exsudation, que l'on observe dans le premier âge, mais toujours cependant avec le caractère des gourmes, avec ce procès fluxionnaire, qui le sépare des mêmes formes éruptives, liées ordinairement au tempérament lymphatique.

Ainsi, c'est sous la forme de l'eczéma ou de l'impétigo que se présentent alors les éruptions gourmeuses. Or les vésicules de l'eczéma ou de l'impétigo ne sont plus complétement les mêmes que celles des achores, différence que les anciens auteurs avaient parfaitement remarquée, et qui avait conduit l'école anglaise à admettre une lésion élémentaire particulière, une pustule comme spéciale, l'*achor*; d'un autre côté, c'est bien un eczéma, un impétigo ordinaire, avec état de semi-acuité, de chronicité plus prononcé; plus lymphatique encore, si je puis dire ainsi, et toujours avec le caractère de mouvement fluxionnaire très-accentué.

C'est d'ailleurs, indépendamment des causes tout à fait déterminantes, telles que le froid, un excès de régime, une grande fatigue, etc.; c'est toujours quand le malade se trouve dans des conditions nouvelles qui ont modifié l'économie, souvent qui l'ont affaiblie, que se manifestent les éruptions gourmeuses.

Ainsi, pour les jeunes enfants, c'est une nourriture lactée trop prolongée, c'est le travail de la dentition. Plus tard, c'est la seconde dentition. D'autres fois, c'est la convalescence d'une maladie générale, d'une fièvre exanthématique. Plus tard, c'est la révolution, quelquefois très-accentuée, opérée par l'âge de la puberté, surtout quand elle coïncide avec une croissance très-active, exagérée. C'est alors surtout l'influence d'une vie molle, d'une hygiène malentendue ou malheureuse, c'est-à-dire d'une alimentation insuffisante, du défaut d'exercice, du défaut d'air pur, de la misère, etc.

Que de fois j'ai vu des femmes, bien portantes d'ailleurs en apparence, être prises d'un eczéma gourmeux (plus souvent au cou, au visage) après leur accouchement, toutes les fois qu'elles allaitaient un enfant, ou même sans l'allaiter! Que de fois je l'ai vu se développer sous l'influence d'un dérangement de la menstruation!

D'après cela, on peut comprendre que les gourmes soient plus fréquentes chez les femmes; qu'elles soient plus communes dans l'enfance et dans la jeunesse ; et qu'elles finissent par disparaître avec l'âge.

La marche des gourmes est essentiellement chronique, activée, par moments, par quelques accidents semi-aigus, et surtout par des éruptions, par des mouvements fluxionnaires à la peau. Mais ce n'est pas seulement à la peau que se présente ce caractère de fluxion et de poussées. Les gourmes intéressent aussi le tissu cellulaire, le système glandulaire superficiel et les muqueuses, soit que les accidents qui les traduisent compliquent les éruptions actuelles, soit qu'ils existent seuls.

Je ne voudrais pas trop m'étendre sur ce qui s'éloigne davantage de mon sujet ; cependant il y a plusieurs symptômes dont je ne peux m'abstenir de parler ici.

Ainsi les gourmes produisent quelquefois des abcès du tissu cellulaire, et plus souvent des engorgements des glandes lymphatiques superficielles, des glandes cervicales. Mais abcès et glandes sont accidentels, et je dirai tout à l'heure en quoi ils diffèrent des glandes scrofuleuses, suppurées ou non.

Chez les enfants, une complication que l'on observe fréquemment, c'est une otite ou une ophthalmie le plus souvent palpébrale.

Mais de toutes, la plus importante peut-être, et qui souvent existe seule, alors que tous les autres symptômes de gourme ont disparu, c'est le coryza chronique, tantôt caractérisé par un écoulement considérable de sérosités d'abord, et de mucosités épaisses ensuite, écoulement qui rappelle le va-et-vient des fluxions qui se font à la peau, et qui est entretenu par une série de poussées qui ont lieu sur la pituitaire; tantôt, au contraire, caractérisé par une sécrétion plus sèche, plus abondante, qui semble avoir son siége plus profond. C'est une croûte qui se forme insensiblement, gêne de plus en plus la respiration nasale, et finit par être chassée à des intervalles à peu près périodiques, pour être remplacée immédiatement par un autre qui suit exactement la même marche. Les narines restent libres, ou à peu près libres, à peine un jour ou deux, et ce que le malade rend en se mouchant est une espèce de paquet de matière demi-molle, grisâtre, épaisse.

Dans ce cas, le coryza est ordinairement accompagné d'une mauvaise odeur.

Nous verrons tout à l'heure, en parlant du diagnostic, toute l'importance que comporte cet accident.

Faut-il signaler cette leucorrhée légère, si fréquente chez les petites filles, et qui, à tort, effraye tant les parents?

Enfin, il y a dans l'histoire des gourmes, qui est très-riche en phénomènes importants, il y a un point très-curieux, et qui au besoin serait encore une démonstration bien vraie des doctrines que j'ai cherché à développer; je veux parler de la transformation des éruptions gourmeuses.

Déjà j'ai parlé plus haut des modifications assez

naturelles, d'ailleurs, que l'éruption des gourmes de l'enfance pouvait subir, à mesure que l'individu avance en âge, et que par conséquent sa constitution se modifie, et que le tempérament lymphatique devient moins prédominant. Mais il y a une transformation qui n'a pas fixé l'attention du praticien, et qui met en relief évident toute la valeur anatomique et le rapport intime entre le siége et la nature des maladies de la peau.

Les gourmes de l'enfance, les achores, sont ordinairement accompagnées des démangeaisons les plus pénibles. On a signalé cette espèce de fureur, de rage, avec laquelle ces pauvres petits malades, exaspérés par le prurit, finissent par se frotter violemment la figure jusqu'à ce que l'écoulement d'un liquide sanguinolent ramène un peu de calme à l'enfant qui s'endort. Eh bien ! soit que cette démangeaison si pénible détermine une surexcitation nerveuse, soit que, trouvant un terrain favorable chez un enfant, déjà d'un tempérament nerveux, en même temps que lymphatique, elle produise une exagération nouvelle dans ce tempérament; toujours est-il qu'au bout d'un certain temps l'éruption perd peu à peu de ses caractères. A mesure que l'enfant avance dans la vie, l'élément lymphatique, sous l'influence duquel se sont manifestées les gourmes, s'amoindrit de plus en plus, et alors, l'élément nerveux prenant de plus en plus de l'importance, on voit l'hyperesthésie survivre à toutes les espèces de gourmes vésiculeuses ou pustuleuses, et se compliquer sur place d'un lichen, ordinairement très-rebelle, très-difficile à modifier.

C'est le plus souvent dans la seconde enfance que l'on s'aperçoit de ce changement, de cette transformation, toujours sérieuse, en ce sens qu'elle a produit une maladie plus pénible encore, qui fatalement se prolonge bien plus avant dans la vie, et quelquefois persiste durant la vie entière.

Ces lichens gourmeux surviennent lors des manifestations secondaires de la gourme, c'est-à-dire à l'âge de sept à huit ans, annoncés d'ailleurs dans l'intervalle par les petites modifications dont je viens de parler, mais peu accentuées.

Ils affectent plutôt les garçons que les filles; mais, comme chez elles, et plus que chez elles-mêmes, ils ont une résistance des plus opiniâtres. Il y a bien encore des poussées, des va-et-vient, mais il est rare qu'entre elles il ne reste pas toujours une éruption moindre, mais permanente.

Cette éruption a d'ailleurs des siéges de prédilection autres que les gourmes *vésiculeuses* ou *impétigineuses*. Ainsi les membres, les jambes, le creux du jarret, le ventre, sont le siége de papules enflammées d'un rouge brun, accompagnées d'une tension douloureuse, d'une cuisson mêlée de démangeaisons. Il s'écoule du sommet des papules ulcérées un liquide âcre qui donne lieu à la formation de petites croûtes verdâtres, sèches, rugueuses, reposant sur des surfaces chagrinées. Ici encore la maladie est entretenue par des poussées, des éruptions successives, qui chaque fois ramènent des démangeaisons atroces, brûlantes, quelquefois intolérables; c'est le lichen *agrius* chronique. Il dure des mois et des années. Je l'ai vu bien des fois persister avec une intensité égale, non-seulement dans la jeunesse, mais encore accompagner l'âge adulte.

C'est assurément une des affections les plus pénibles et les plus difficiles à guérir que j'aie rencontrées.

Il y a cependant une forme, heureusement plus rare, mais plus grave encore, sous laquelle la transformation peut se produire; c'est celle du prurigo. On l'observe dans des conditions analogues, non plus seulement quand l'excitation a fait prédominer l'élément nerveux sur l'élément lymphatique, mais quand l'hyperesthésie n'a fait que s'ajouter à l'affection gourmeuse, aggravée encore par des conditions nouvelles de détérioration de l'économie chez des jeunes sujets à tempérament lymphatique exagéré, et dont la santé était appauvrie par la misère, par l'habitation dans des lieux malsains, par les privations, les excès, les maladies!...

Ici, toujours, l'affection a pour caractère d'être entretenue et aggravée indéfiniment par des exacerbations successives et incessantes. Elle fait des progrès lents, mais continus. L'éruption papuleuse s'étend et se généralise en même temps que le prurit acquiert une intensité de plus en plus grande. La peau tourmentée s'épaissit, devient chagrinée, rugueuse. Elle est parsemée de papules globuleuses, larges, comme indurées. Les malades, exaspérés par des démangeaisons atroces, n'ont plus assez de leurs ongles pour se gratter; ils emploient les corps les plus durs. La peau finit par s'altérer, elle présente un épaississement et une dureté considérables; on dirait un tissu dégénéré. Cette forme, analogue à celle que l'on a décrite comme affectant les vieillards, sous le nom de prurigo sénile, se présente aussi dans les conditions que je viens d'énumérer. Je l'ai vue plusieurs fois chez des enfants de dix ou quinze ans. J'en ai vu des cas affreux, et je ne connais pas d'expression qui puisse rendre l'effet des souffrances dont le tableau terrible que l'on en a tracé est loin d'être exagéré.

Toujours excessivement rebelle, cette affection a toujours une durée très-longue; le plus souvent elle est incurable.

C'est, je le répète, un phénomène bien curieux que cette influence de deux tempéraments exagérés, et cette prédominance tout organique de l'un d'eux, sans que l'autre ait complétement abdiqué toute participation à l'état morbide.

J'ai déjà dit les traits généraux qui séparent absolument les gourmes de la scrofule et de la cachexie syphilitique héréditaire. Ces traits sont l'exagération du tempérament lymphatique avec exubérance et fluxion à la peau, etc., l'absence de toute tendance à l'ulcération, à la destruction des parties; l'absence de tout principe virulent, de toute production accidentelle. Ces traits se retrouvent en détail quand il s'agit de séparer quelques symptômes qui ont leurs analogies dans ces deux autres affections, et qui ont contribué à entretenir les idées confuses qui se sont propagées jusqu'à nos jours sur les maladies.

Ainsi les gourmes peuvent se compliquer d'abcès, d'engorgements glandulaires. On sait qu'ils sont très-fréquents chez les enfants atteints des achores.

Mais de ce qu'un abcès, un engorgement glandulaire sont nés chez un individu lymphatique, il ne s'ensuit pas que les abcès, les engorgements soient scrofuleux.

« Il ne suffit pas, dit Baumes (tome I, p. 50), d'avoir tracé la marche des effets du vice scrofuleux sur les glandes du cou; il convient encore de séparer le diagnostic de ces tumeurs écrouelleuses de celui des tumeurs anormales qui, ayant pour siége les glandes conglomérées, et même le tissu cellulaire du cou, ont été trop légèrement comprises dans la classe des maux vraiment scrofuleux. On ne peut se dissimuler que les auteurs n'aient été beaucoup trop loin sur cet objet, et que M. Bordeu lui-même n'ait trop avancé en disant que toutes les tumeurs du cou sont les symptômes d'une disposition écrouelleuse plus ou moins déterminée.....

« On ne confondra pas, avec les tumeurs véritablement écrouelleuses du cou, les tumeurs conglomérées qui proviennent du froid, de l'inflammation, de la compression ou de quelques métastases, qu'on sait avoir lieu quelquefois dans les maladies aiguës.

Il n'est personne qui ne sache bien apprécier la différence qui se trouve entre les oreillons, les fluxions sur les glandes, et même les tumeurs qui se forment lentement par congestion, à la suite des compressions, et les engorgements écrouelleux des glandes conglobées ; mais tout le monde ne distingue pas comme il convient de le faire les tumeurs lymphatiques des glandes conglobées. Ces tumeurs sont produites par l'irritation des vaisseaux lymphatiques, agacés par l'humeur âcre des ACHORES, de tout autre éruption cutanée ou d'une plaie dont le pus est absorbé.

« Elles se forment encore à la suite de l'inflammation érysipélateuse des parties voisines, soit que la matière qui la procure ait été pompée par les vaisseaux absorbants, soit que cet ordre de vaisseaux participe à l'inflammation ; et, quoique la cause qui leur a donné naissance n'existe plus, ces tumeurs sympathiques résistent encore, parce que le propre des engorgements lymphatiques est de se résoudre lentement, et d'éluder jusqu'à un certain point l'action des moyens efficaces. Mais ces tumeurs sympathiques ne sont pas néanmoins trop opiniâtres ; elles se résolvent même avec facilité lorsque l'inflammation qui les a formées, et qui les entretenait, vient à cesser.

« Nous ne doutons pas que le défaut de distinction entre les tumeurs glanduleuses idiopathiques et les sympathiques n'ait dicté des règles de pronostic, qu'on a trouvées fausses et incertaines quand elles ont été appliquées aux véritables écrouelles. » (Baumes, *loco citato.*)

Ce passage, extrait d'un livre remarquable, consacré à l'*Étude du vice scrofuleux dans les corps vivants*, a évidemment une grande importance pour empêcher de voir des maladies écrouelleuses, dans de simples gourmes, par cela seul qu'elles sont compliquées, plus ou moins accidentellement, d'engorgements glandulaires.

Les abcès gourmeux sont des abcès purement lymphatiques, selon l'opinion de Velpeau, qui n'admettait pas d'adénites spécifiques, se basant sur ce que, de neuf cents scrofuleux soumis à son observation, la plupart (dans la proportion de 7 1/2 pour 9) avaient des tumeurs lymphatiques, précédées de phlegmasies ou de suppurations du tissu cellulaire ou du derme.

« Il est bien certain, dit Guersant, que beaucoup de scrofuleux sont atteints, dans le premier âge, de beaucoup d'éruptions cutanées au cuir chevelu, derrière les oreilles ou sur les parties latérales du cou, ainsi qu'à la face et au nez. » (*Dict. de médecine.*)

J'ai déjà exposé plus haut les caractères qui séparent les adénites sympathiques des gourmes, des adénites écrouelleuses, caractères négatifs, par rapport à la qualité du pus, aux ulcérations, aux cicatrices.

J'ai voulu seulement établir encore une fois l'importance qu'il y a dans le diagnostic des accidents de complication.

Il y a un accident plus grave, qui appartient à la fois et aux gourmes et à la diathèse syphilitique héréditaire, et qui cependant, comme symptôme de l'une et l'autre affection, a des caractères bien tranchés qui ne sont pas assez connus. Je veux parler du coryza. On comprend, si l'on veut distinguer isolément ces affections diverses, combien cette distinction importe pour le pronostic.

Les symptômes communs sont : l'embarras des fosses nasales, la difficulté de respirer, la voix nasillarde, la formation et l'expulsion presque périodique d'une matière plus ou moins épaisse, le retour momentané de la liberté des narines après cette expulsion.

Les symptômes particuliers aux gourmes sont, le plus souvent, une sécrétion considérable d'un liquide alternativement séreux et abondant, ou muqueux et épais ; une coloration rouge, un gonflement du nez, une irritation semi-aiguë de la muqueuse, à l'entrée des narines ; souvent même dans ce point une éruption légère, vésiculeuse, pustuleuse ; une mauvaise odeur très-prononcée, quelquefois tout à fait repoussante.

Les symptômes particuliers de la diathèse syphilitique héréditaire sont : l'absence de gonflement et de rougeur du nez ; un écoulement beaucoup moindre, le plus souvent nul ; la perte de la conscience des odeurs ; des croûtes moins épaisses, mais tachées de sang à leur face adhérente ; la perforation de la cloison.

Il est difficile de comprendre comment, avec des caractères si tranchés, on a pu faire de ces affections si différentes les symptômes d'une même maladie.

Enfin j'ai parlé, à propos du siége et de la nature des maladies de la peau, d'éruptions ordinaires, si je puis dire ainsi, qui, par leur siége, constituent une maladie lymphatique. Ces éruptions même se présentent, le plus souvent, avec les lésions élémentaires qui appartiennent, nous venons de le voir, aux éruptions gourmeuses, c'est-à-dire sous la forme de vésicules ou de pustules... Eh bien! tout en ayant le même siége; tout en étant, bien entendu, de la même nature; il y a dans les eczéma et les impétigo gourmeux quelque chose qui trahit facilement l'exagération particulière qui leur a donné naissance.

D'abord on y retrouve toujours, le plus souvent très-accentué, ce trait spécial de leur physionomie, ce travail exubérant, ce mouvement fluxionnaire, caractéristique.

Les éruptions sont toujours précédées ou accompagnées de quelques-uns des autres symptômes caractéristiques des gourmes. — On y constate des conditions de causalité particulière, sur lesquelles je me suis déjà suffisamment étendu : ce sont elles surtout qui procèdent par poussées, qui sont sujettes indéfiniment à des récidives.

On a dit un peu trop légèrement, en parlant des gourmes de la première enfance, qu'elles étaient sans gravité, que même elles étaient un moyen de dépuration naturelle auquel il ne fallait pas toucher, qu'il ne fallait pas les guérir.

Tout cela est une erreur. Les gourmes constituent un état morbide. Or il faut guérir tout état morbide, s'il est possible. Mais dans l'espèce, si à proprement parler les gourmes n'ont pas de gravité actuelle, envisagées d'une manière générale, elles en ont une, et une réelle.

D'abord, loin d'être un moyen de dépuration, de préservation même, les éruptions gourmeuses de l'enfance sont à mes yeux une cause constante d'autres affections; et, sans parler des complications, plus ordinaires, des ophthalmies, des otites, des engorgements glandulaires, des abcès; c'est bien quelque chose qu'une surface souvent très-étendue, toujours en sécrétion abondante, presque suppurante, sinon au point de vue de la répercussion, au moins comme cause aggravante d'une maladie intérieure.

D'un autre côté, plus cet état d'exubérance morbide accompagne le jeune malade, à mesure qu'il avance en la vie, plus il prend droit de domicile dans l'économie, et moins il y a de chance de voir la constitution s'améliorer et prendre le dessus; et alors il y a bien une gravité dans un mal qui, sans devoir se terminer fatalement, vous accompagne sans cesse, et, à chaque petite révolution qui trouble la vie ou que subit l'économie, se montre avec ses symptômes ennuyeux, pénibles, et toujours opiniâtres.

Il y a une gravité bien plus grande encore quand,

laissé quelque temps à lui-même, il subit ces transformations dont j'ai parlé plus haut, et se change en une maladie affreuse et trop souvent incurable.

Les gourmes sont une maladie sérieuse; il faut les guérir, et les guérir le plus tôt possible.

M'occupant des causes qui peuvent avoir une influence sur le développement des éruptions cutanées, j'ai cru devoir aborder succinctement la diffuse et difficile histoire des maladies dites scrofuleuses. Je crois avoir rapporté les symptômes nombreux et variés assignés à ces maladies, aux groupes isolés auxquels ils appartiennent réellement, en retraçant les traits qui les séparent, et sur lesquels je ne reviendrai pas.

Je me suis surtout étendu sur les gourmes, parce que, par leur caractère et leur fréquence, elles occupent une place beaucoup plus importante qu'on ne croit dans l'étiologie des maladies de la peau.

CHAPITRE VI.

DIAGNOSTIC.

Il est facile de comprendre l'importance que comporte le diagnostic des maladies de la peau, envisagé d'une manière générale : elle est évidente aux yeux de tous, pour certaines maladies contagieuses. Ainsi j'ai parlé tout à l'heure de la nécessité de bien distinguer deux affections assez communes du cuir chevelu, l'herpès tonsurant et le vitiligo. Je ne reviendrai pas sur ce que j'en ai dit.

Une maladie très-fréquente, la gale, est souvent méconnue dans la pratique habituelle, surtout quand on la rencontre accidentellement dans un monde dont les conditions hygiéniques semblent devoir l'éloigner. Il y a quelques raisons qui peuvent la faire confondre avec le prurigo, par exemple : une certaine analogie dans la disposition de l'éruption, un prurit souvent fort intense, etc.

D'un autre côté, il y a certaines maladies cutanées, les syphilides, dont les éléments sont exactement les mêmes que ceux des éruptions simples, mais qui ont un cachet spécial, qui doit suffire pour les distinguer. Or, ici, le diagnostic a plus d'importance encore, car, en dehors de ce cachet spécial, il ne faut pas compter sur le récit des antécédents, des circonstances étiologiques. C'est souvent au contraire une source d'erreurs, qui me rappelle le fameux criterium d'une école moderne... Avez-vous eu un chancre?... Non... Ce n'est pas vénérien.

Il faut s'habituer au contraire à reconnaître la maladie par ses caractères propres, sans compter, je le répète, sur les renseignements trop souvent inexacts, faux et mensongers des malades, sans même les demander, ce qui dans la pratique peut soulever des inconvénients graves. Depuis longtemps, j'ai insisté, dans mes leçons cliniques, sur l'importance qu'il y avait à étudier avec le plus grand soin les phénomènes séméiologiques de ces affections, afin de n'avoir jamais besoin d'aucun renseignement, et d'arriver à une certitude assez grande pour maintenir quelquefois son diagnostic, malgré les affirmations qui pourraient en détourner.

Si, au point de vue de la contagion ou de la virulence de telle affection, le diagnostic a d'une manière générale une importance incontestable, cette importance devient extrême au point de vue de la doctrine, de la manière d'après laquelle j'envisage les maladies de la peau. S'il est vrai que la connaissance des caractères graphiques d'une éruption conduit à l'appréciation de sa nature, du traitement qui lui convient; s'il est vrai que chacune de ces éruptions est une unité morbide distincte, le diagnostic est pour moi la clef de voûte, tandis qu'il n'est qu'une superfluité oiseuse pour les systèmes que j'ai examinés.

Or je retrouve ici la méthode de Willan à l'utilité de laquelle, cette fois, on n'a pu s'empêcher généralement de rendre hommage. C'est en effet à l'aide de la méthode de Willan, et en procédant par voie d'exclusion, que nos maîtres sont arrivés à poser d'une manière complète la science, si je peux dire ainsi, du diagnostic.

Si les lésions élémentaires sont intactes et n'ont subi aucune modification, il ne s'agit que de décider si l'éruption qui se présente est constituée des papules, des vésicules ou des squammes, etc., et pour cela, le plus souvent, il suffit de la moindre inspection : mais, une fois la lésion primitive connue, il faut décider si elle appartient à telle ou telle espèce, et dans ce cas on a recours à quelques considérations importantes, qui constituent tel ou tel genre, telle ou telle variété; à la forme, au siége, à la marche, etc.

Un malade se présente avec une éruption plus ou moins étendue; cette éruption consiste dans de petits boutons peu saillants, durs, pleins, ne contenant aucun liquide, ni sérosité, ni pus; ce n'est ni une affection vésiculeuse, ni une maladie pustuleuse; ce n'est ni un eczéma, ni un impétigo, etc...

Ces *boutons* sont des papules ; c'est un lichen ou un prurigo.

S'agit-il d'un malade qui offre à la partie interne des bras, dans les intervalles des doigts, au ventre, *de petites collections séreuses*, discrètes, acuminées, transparentes au sommet, accompagnées de prurit, etc.?... En examinant avec attention on reconnaîtra que cette petite collection ne contient pas de pus; que ce n'est pas une élévation solide, résistante, une induration circonscrite ; encore moins une élévation papuleuse recouverte d'une squamme sèche et dure ; ni une injection plus ou moins prononcée, disparaissant sous la pression du doigt ; c'est-à-dire ce n'est ni une pustule, ni une papule, ni un tubercule, ni un disque squammeux, ni une plaque exanthématique.... C'est une vésicule. Maintenant à laquelle des affections vésiculeuses cette affection appartient-elle? En procédant par voie d'exclusion, on arrivera à un diagnostic positif. Ce n'est pas la miliaire ni la varicelle : ces deux maladies sont accompagnées de phénomènes généraux ; et d'ailleurs dans l'une les vésicules sont globuleuses, innombrables ; dans l'autre elles sont plus larges, plus enflammées. Ce n'est pas l'herpès, car il est caractérisé par une réunion de vésicules en groupes, et ici elles sont éparses. Il ne reste donc plus que l'eczéma et la gale. Les vésicules de l'eczéma sont aplaties ; ici elles sont acuminées ; elles sont ordinairement agglomérées en plus ou moins grand nombre dans l'eczéma; ici elles sont discrètes, etc... Donc *c'est la gale;* sans parler de symptômes exceptionnels, dans l'espèce, des sillons, de l'acarus, que j'omets à dessein pour m'en tenir à l'examen des caractères de l'éruption proprement dite.

C'est donc dans la méthode de Willan que l'on trouve les bases du diagnostic. Dans quelques cas, les lésions élémentaires ont disparu, pour la plupart, et l'éruption se présente avec des lésions consécutives. Aussi importe-t-il de savoir quelles sont les modifications secondaires; de connaître les caractères particuliers de ces phénomènes consécutifs, et surtout à quelles lésions élémentaires ils peuvent correspondre.

Les *squammes*, quand elles sont molles, jaunâtres, flexibles... sont le résultat d'un liquide épanché, épaissi.... et trahissent une affection vésiculeuse, quelquefois des papules, — un eczéma surtout, quelquefois un lichen. — Quand elles sont sèches, blanches, saillantes, se réduisant en poussière... elles sont constituées par des lamelles d'épiderme altéré... ainsi dans le pityriasis, la lèpre, le psoriasis. — Les *croûtes* appartiennent aux éruptions pustuleuses; — celles de l'*impétigo* sont jaunâtres, rugueuses, épaisses : elles sont comme déposées sur la peau; elles occupent des surfaces étendues, etc. Celles de l'*ecthyma* sont larges, isolées, noires, adhérentes... Celles de l'*acné* et de la *mentagre* sont légères, de peu de durée, et surmontent des indurations... Celles du *favus* ont des caractères spéciaux, et notamment une couleur jaune safran, avec disposition en godets.

Pour arriver au diagnostic, il faudra donc décider d'abord de quelle nature est la lésion consécutive, pour reconnaître à quelle altération première elle correspond, et dès lors suivre la marche que je viens d'indiquer.

Si dans quelques cas les caractères ne sont pas si tranchés, on rencontre presque toujours des lésions élémentaires intactes dans le voisinage de l'éruption.

Enfin il faut quelquefois ajouter une certaine valeur à des caractères accessoires, qui deviennent pathognomoniques.

Ainsi la petite croûte noire qui surmonte des papules déchirées, et qui n'est autre chose qu'un peu de sang coagulé, devient accidentellement un caractère absolu dans le diagnostic du *prurigo*.

Les modifications de la *couleur* sont quelquefois très-importantes, soit comme aidant à les distinguer, soit comme pouvant favoriser l'examen.

C'est le caractère le plus significatif des syphilides, chez lesquelles, seule, la teinte toute spéciale a une valeur absolue.

D'un autre côté, le tsarath, l'éléphantiasis des Grecs, débute par des taches le plus ordinairement fauves, mais dont les nuances différentes en ont souvent imposé pour des éphélides ou des taches syphilitiques.

J'ai vu souvent une grande hésitation, une grande

difficulté à les distinguer, qui n'était levée que par des caractères accessoires, la modification de la sensibilité, etc.

Enfin les taches du *purpura* aigu en imposent souvent, au premier aspect, pour des taches exanthématiques, etc., au point que pour établir le diagnostic, ou au moins pour le confirmer, on est obligé de s'assurer qu'elles ne disparaissent pas, même momentanément, sous la pression du doigt.

Le siége, la disposition, la forme de l'éruption, sont autant de caractères qui, dans un moment donné, ont une valeur précieuse. — Le sycosis est une maladie de la barbe, — l'acné est une éruption qui appartient presque spécialement au visage. — L'éruption papuleuse, surtout le prurigo, affecte principalement la face externe des membres. — Le zona se reconnaît à sa forme en demi-ceinture ; — l'herpès à sa disposition par groupes ; — le favus à la forme de ses godets, etc.

Il y a enfin des cas où le diagnostic immédiat est tout à fait impossible.

Dans certaines inflammations chroniques, par exemple, qui, à mesure qu'elles s'éloignent du moment de leur apparition, perdent leur forme et semblent se confondre avec des maladies d'un ordre tout à fait différent, comme on l'observe dans l'eczéma squammeux... il faut attendre une exacerbation nouvelle pour retrouver les premiers, les vrais symptômes de l'éruption ; ou bien encore, il arrive, comme dans les affections squammeuses, par exemple, que ce n'est que lorsqu'elles marchent vers la guérison, qu'elles se dépouillent des formes accidentelles, et qu'elles se représentent avec leurs carac tères premiers.

CHAPITRE VII.

PRONOSTIC.

Les maladies de la peau ont toujours eu le triste privilége de constituer aux yeux du monde, et trop souvent des médecins, une affection grave *sui generis*, entourée de préjugés absurdes, affection incurable, contagieuse, qu'il fallait guérir sans la faire rentrer, etc.

Le pronostic, d'ailleurs, a toujours été d'autant plus fâcheux qu'elles étaient moins connues. La dénomination de *lèpre*, qui, appliquée indistinctement à la plupart des éruptions, faisait confondre et séquestrer une foule de maladies différentes, en est un remarquable exemple ; et le mot *dartre* témoigne encore aujourd'hui de l'espèce de répulsion, de terreur, qui conduit l'esprit humain, ami d'ailleurs du surnaturel, à aller chercher des fantômes pour expliquer ce que la plus simple observation lui révèle. Mais jamais peut-être il n'a été plus évident qu'aujourd'hui, que la gravité du pronostic est en raison de la confusion de leur étude, et que, moins on les connaît, plus on les fait graves.

Ainsi, dans les doctrines que j'ai examinées plus haut, les maladies de la peau sont les avant-coureurs de toutes les affections organiques possibles, cancers ou autres, dont on a voulu, bien étrangement, en faire les satellites ou les précurseurs.

J'ai vu des malades dont il m'était bien difficile de calmer les terreurs, depuis qu'à l'occasion d'un eczéma dont ils étaient atteints, on n'avait pas craint de leur dire qu'ils étaient sous le coup d'un ramollissement du cerveau ou d'un cancer de l'estomac. Il ne m'appartient pas d'insister ici sur ce qu'il y a d'étrange dans un pareil pronostic, formulé si légèrement; au point de vue de la science, il est de mon devoir de protester, le plus chaleureusement possible, contre une pareille erreur.

Que si, chez un individu qui souffre d'une affection organique, on parvient à le faire se rappeler que, dans le cours de sa vie, il a eu une éruption vésiculeuse, ou autre; et on en tire une pareille conclusion; c'est une manière de raisonner si contraire à la saine observation, et si grave, que ce serait à douter du rapport des malades, qui en sont épouvantés, si elle n'avait été formellement écrite et imprimée. — Non, — cent fois non. L'eczéma, pas plus que les autres éruptions, n'a pas le moindre rapport de nature ou de causalité avec les affections organiques dont on s'est plu à en faire les symptômes précurseurs.

En général, le pronostic des maladies de la peau n'est pas grave d'une manière absolue. Il y a bien une gravité relative dans les inconvénients qui résultent de leur siége, de leur ténacité, de la difficulté que l'on a quelquefois à les guérir, de la facilité avec laquelle elles semblent récidiver, bien que ces conditions aient été exagérées.

A l'état aigu, les maladies de la peau guérissent, en général, aussi rapidement que toute autre affection. A l'état chronique, état auquel on les observe le plus souvent, elles subissent le sort commun : mais l'on accepte bien plus volontiers, je ne sais pourquoi, la longue durée d'un catarrhe quelconque, de certaines angines, de certaines névralgies, que celle de l'eczéma, du lichen, etc.

Quant aux récidives, le caractère de ce pronostic fâcheux a son origine dans un préjugé, dans une erreur, qui considère les maladies de la peau comme le résultat d'un vice, d'un virus, *qui est dans le sang,* comme on dit. Si l'on contracte une éruption quelques mois, quelques années après qu'une autre a disparu... tout naturellement, on n'était pas guéri. Comme si toutes les maladies n'étaient pas sujettes à récidiver, à fort peu d'exceptions près, s'il y en a ; comme si, après avoir eu une amygdalite, un coryza, une bronchite, un an auparavant, et qu'on reprît, l'année suivante, en ouvrant la chasse, par exemple, une bronchite ou un coryza, il fallait en conclure que l'on n'était pas guéri la première fois !

De là, cependant, cette fausse idée de l'incurabilité des maladies de la peau : à ce compte, aucune maladie n'est curable, car il n'y en a aucune, je le répète, qui ne soit sujette à récidiver.

Aussi, dans la pratique, on se trouve assez souvent devant les craintes et les désirs les plus incompatibles, exprimés à la fois, et qui témoignent de l'obscurité et de la confusion que des doctrines surannées entretiennent dans les esprits. — Avant d'être guéris, les malades s'occupent de savoir si cela reviendra. — Tel autre vous rapporte que son médecin lui a dit qu'il ne fallait pas le guérir, parce que sa maladie se porterait ailleurs.

Ceci me conduit à parler de ces métastases, de ces rétrocessions qui n'ont jamais eu plus de faveur que dans la pathologie cutanée.

A une certaine époque, la rétrocession des *dartres* faisait nécessairement partie des conditions étiologiques de toutes les maladies, et l'on comprend qu'il a été facile de rapporter, à l'appui de cette opinion, de nombreux exemples d'accidents plus ou moins graves, coïncidant avec la disparition d'une éruption; l'observation était exacte, la déduction était fausse. On sait quelle influence on a accordée jusque dans ces derniers temps à la répercussion de la gale, et quel rôle elle a joué dans une doctrine célèbre; on peut dire, même, que la *gale rentrée* n'a pas encore complétement abdiqué aux yeux de tous.

J'ai vu bien souvent des maladies de la peau coïncider, alterner, avec des affections d'autres organes. C'était là un phénomène physiologico-pathologique fort curieux, mais qui ne trahit d'aucune façon une rétrocession, une métastase. Nées sous l'influence d'une même cause, d'une même diathèse, comme on dit, tantôt elles existaient simultanément, tantôt elles se suppléaient pour ainsi dire. Ainsi il est fréquent de voir des eczéma exister en même temps qu'un catarrhe pulmonaire, que la diarrhée, etc., ou se suppléer indistinctement; il est fréquent de voir des éruptions papuleuses coïncider avec la migraine, la gastralgie; et j'ai rencontré bien des fois des malades atteints d'un asthme nerveux et d'un prurigo... et chez lesquels les deux affections se comportaient des façons les plus diverses, soit qu'elles existassent simultanément; soit que la présence de l'une semblât exaspérer l'autre; ou qu'au contraire, l'une disparaissant, l'autre sévît avec plus ou moins d'intensité. J'ai vu des accès d'épilepsie alterner avec du lichen, etc.

Dans tous ces faits, il n'y avait rien de métastasique : chaque organe, sous l'influence d'une même cause, subissait des altérations de même nature : — il n'y avait *rien de rentré*, rien de répercuté ; — le principe ne se transportait pas plus sur les organes intérieurs, que l'asthme nerveux n'était répercuté à la peau.

A côté de ces faits, il y a, il est vrai, des cas où, une affection intercurrente survenant dans le cours d'une maladie de la peau, celle-ci disparaît quelquefois complétement; c'est ce que l'on observe tous les jours, à l'occasion d'une pneumonie, d'une entérite, d'une affection aiguë, fébrile, quelconque.

Mais ici c'est un phénomène que l'on cherche tous les jours à produire en thérapeutique; c'est la *révulsion naturelle*, c'est un moyen auquel on tâche d'avoir recours, quand on provoque le développement d'une action organique anormale, dans un point plus ou moins éloigné du siége de la maladie. C'est toujours le même phénomène : ce n'est pas la maladie actuelle qui est transportée de toute pièce sur un viscère plus ou moins éloigné, c'est l'affection intercurrente qui fait taire un instant celle qui préexistait.

La preuve, c'est que le plus souvent la prèmière maladie ne commence à disparaître que lorsque la seconde s'est déjà traduite par des caractères évidents; c'est que ce n'est pas seulement à partir du moment où la maladie première reparaît avec tous ses symptômes, comme cela arrive ordinairement, que l'amélioration se manifeste; mais au contraire ce n'est que plus tard, lorsque commence la convalescence, que se montrent les premiers phénomènes de retour.

Il se passe d'ailleurs dans ces révulsions naturelles des phénomènes bien variés et bien remarquables, qui sont de nature à ne laisser aucun doute, s'il pouvait en exister encore; je n'en citerai qu'un exemple des plus curieux.

J'ai vu plusieurs fois, sous l'influence d'une maladie aiguë, d'une fièvre muqueuse, d'une pneumonie, la *gale* elle-même disparaître non-seulement avec ses boutons, mais avec ses sillons, avec ses acarus; il devenait impossible, avec la plus grande habitude, avec les meilleurs instruments, d'en découvrir la moindre trace, tant que durait la maladie, — et, pendant la convalescence, l'affection de la peau reparaissait toujours, avec son cortége complet, vésicules, sillons, insecte, insecte vivant.

Ces faits ne sont pas très-rares, et bien des fois on s'est trouvé embarrassé en constatant l'existence de la gale, qu'on ignorait, vingt, trente jours et plus après le moment où le malade avait été obligé de garder le lit, et sans qu'on pût trouver une explication possible chez les personnes qui l'entouraient : il avait contracté la gale avant de subir l'influence de la maladie aiguë qui l'avait alité.

Que devient la gale? que devient surtout l'acarus pendant tout ce temps? Je n'en sais rien, mais assurément il n'a pas été transporté sur la muqueuse intestinale, ou dans le parenchyme pulmonaire.

Si donc, prenant l'effet pour la cause, on a admis des *métastases dartreuses*, on est tombé dans l'erreur, et, sous ce point de vue encore, il faut libérer le pronostic du caractère fâcheux qu'on lui a infligé.

Je ne veux pas dire cependant qu'à défaut de *métastases,* dans certains cas la disparition, même *comme effet*, d'une éruption ancienne, surtout avec suintement ou sécrétion anormale considérable, ne puisse être une cause aggravante d'une affection viscérale intercurrente. Ceci est une autre question, et la science est remplie d'un trop grand nombre de ces faits pour ne pas admettre que des accidents plus ou moins graves coïncident souvent avec la disparition ou la guérison des éruptions cutanées. — Seulement, reste toujours l'explication du fait. Mais entre ce fait, dans lequel une maladie aiguë, devenant accidentellement une révulsion naturelle, fait taire momentanément à son profit, si je peux dire ainsi, un travail, une fluxion morbide qui existait sur un point plus ou moins éloigné ; entre ce fait, dis-je, et celui d'un *produit morbide de la peau,* qui se porte de toute pièce sur un organe nouvellement enflammé, il y a toute la différence qui sépare un phénomène compréhensible de physiologie pathologique, et celui de la *métastase dartreuse,* qui reste toujours une hypothèse inacceptable.

Une autre question encore, et très-importante aussi, qui est la contre-partie des métastases, c'est celle des éruptions cutanées, considérées comme *crises.* — Il y a dans la science presque autant d'observations de maladies jugées par l'apparition d'éruptions à la peau, que de maladies produites par métastase. A ce fait, on peut appliquer le même raisonnement que celui que j'invoquais tout à l'heure pour expliquer les prétendues répercussions : ce sont des cas de révulsion naturelle, et même, en y réfléchissant, c'est la même opération physiologique en sens inverse; ici, il n'y avait pas eu de métastase, d'humeur répercutée, de dartre rentrée.

Une fois cette explication admise, et il est difficile d'en trouver une autre, au moins au point de vue de la théorie des crises, il est évident que souvent des éruptions apparaissent à la fin d'une maladie, et semblent, comme on dit, les juger, à titre de phénomène critique. Ainsi, une éruption pustuleuse, l'ecthyma sous sa forme curieuse d'ecthyma furonculeux, se manifeste fréquemment lors de la convalescence de la fièvre typhoïde, de la variole, etc.; et encore est-ce bien-là une crise? Peut-on appeler ainsi des phénomènes qui sont la conséquence naturelle de l'épuisement de l'économie?

Peu importe, il y a des faits nombreux où évidemment l'apparition d'une maladie à la peau a paru une éruption critique, et a semblé juger à ce titre une affection quelquefois très-grave.

Un des cas les plus curieux est rapporté par M. Guersant; c'est celui d'un jeune enfant d'un an, qui, après avoir éprouvé tous les symptômes propres aux méningites, tomba dans le coma; les sutures s'écartèrent; la tête se déforma. Le docteur Gall, auquel on le fit voir, prononça qu'il était hydrocéphale, et porta un pronostic fâcheux. Les dérivatifs sur le canal intestinal avaient échoué, le volume de la tête augmentait. L'enfant était pâle, faible, ses extrémités étaient infiltrées, lorsque une éruption croûteuse générale décida de son sort; la fièvre cessa, son teint, qui était de couleur de cire jaune, se ranima et l'enfant revint par degrés à la santé. Sa tête, quoique un peu difforme, est beaucoup moins disproportionnée. Il a dix ans, il est robuste, et jouit de toutes les facultés physiques qui appartiennent aux enfants les plus forts de son âge. (*Dict. de méd.* en 21 vol., 1re édit., t. XI, p. 315.) Assurément, c'est un cas fort curieux ; et ici, la maladie de la peau peut à bon droit être jugée critique ; mais, je le répète, c'est un phénomène très-concevable de physiologie pathologique, c'est une révulsion toute naturelle.

D'un autre côté, il y a beaucoup de faits dans lesquels les éruptions cutanées sont considérées comme crises, faits analogues à d'autres où leur disparition est considérée comme métastatique, et qui ne sont que des exemples bien curieux de cette solidarité de tissu, de cette sympathie dont j'ai parlé plus haut, en vertu desquelles des affections de même nature peuvent exister, se suppléer complétement, sans que la maladie, en changeant de siége, change pour cela de nature, et sans qu'il y ait rien là de métastatique, rien de critique. — C'est ce que l'on observe surtout pour les éruptions hyperesthésiques, pour le lichen, le prurigo. J'ai recueilli les observations les plus curieuses, et l'on trouve dans les thèses de plusieurs de mes élèves, de M. Chausit, de M. Canuet, etc., non-seulement des cas de névralgies, coïncidant avec des éruptions hyperesthésiques, les précédant ou les remplaçant, mais des névroses graves, alternant avec des éruptions papuleuses, l'épilepsie, par exemple, avec le lichen, comme je l'ai dit déjà. Ici, il y a une simple solidarité de tissu, il y a un déplacement, mais pas un changement de nature de la maladie. — Ce n'est ni une crise, ni une métastase, ni une révulsion à proprement parler. Les faits qui tendent à établir que les dartres causent la folie, et la jugent quelquefois, sont excessivement nombreux, et c'est sur eux que l'on s'est beaucoup appuyé pour démontrer les métastases des maladies de la peau.

« Si les dartres causent la folie, dit Esquirol, si elles marchent dans quelques cas de compagnie avec cette maladie, nul doute qu'elles ne la jugent quelquefois. J'ai observé cette terminaison. Un jeune homme de vingt ans, très-fort, très-robuste, avait eu, à l'âge de dix-sept ans, une *dartre*, qui occupait tout le côté droit de la poitrine. Après des remèdes appropriés, il guérit. Il se livre au *travail du cabinet et surtout à ses plaisirs*. Les inquiétudes de la conscription lui font *perdre la tête;* il est excité, il fait mille extravagances; après un mois, il m'est confié. Je laisse le malade livré à ses divagations. Il se baigne et boit une tisane laxative; un mois s'est à peine écoulé, qu'il se manifeste une dartre sur le pied gauche : — aussitôt les idées sont plus justes, la conversation est suivie. Quelques jours plus tard, le jeune homme jouit de la plénitude de sa raison, et avant six semaines, il est rendu à sa famille. » (Esquirol, — *Des maladies mentales.* — Chap. *des terminaisons critiques de la folie.* — Cité dans la *Bibliothèque du médecin praticien* du docteur Fabre, tome VIII, p. 43.)

Eh bien, c'est évidemment là un exemple de l'explication que je donnais tout à l'heure, c'est un exemple de solidarité des tissus; c'est une même affection avec changement de siége; c'est, pour le dire en passant, un nouvel exemple de toute l'obscurité que le mot banal de dartre apporte avec lui. — Le malade d'Esquirol était certainement d'un tempérament nerveux exagéré : l'éruption dont il était atteint, était assurément une éruption papuleuse hyperesthésique, et si, au lieu de dartre, l'observation avait dit : « Il a été atteint d'un *lichen,* » au lieu d'explications hypothétiques, on avait une démonstration physiologico-pathologique, claire et précise. Autrement, comment comprendre, quelle que soit l'explication qu'on adopte, crise, métastase ou révulsion ; comment comprendre qu'une petite éruption au pied juge une maladie si grave, une aliénation, surtout quand on se rappelle de quels inutiles secours sont dans ce cas les topiques révulsifs les plus forts appliqués à la peau?

Il y a d'ailleurs une étude bien intéressante à faire à propos de ces révulsions naturelles, sur les liens sympathiques qui existent entre les parties affectées, sur la nature des maladies, sur l'analogie des tissus, des fonctions. Aussi, je doute fort qu'un lichen hyperesthésique, un prurigo, juge, ou si l'on veut remplace une diarrhée, un catarrhe, etc., et je ne crois guère à l'efficacité de l'eczéma, de l'impétigo, pour révulser une névrose grave, une aliénation mentale.

Le pronostic varie d'ailleurs suivant les individus, les âges ; et, aussi, suivant certaines conditions des affections cutanées, tenant à leur marche, leur siége, leur nature, etc.

Dans l'enfance, les *achores* se présentent quelquefois avec une intensité telle, qu'un eczéma, qui serait aussi aigu, aussi étendu chez un adulte, et surtout chez un vieillard, constituerait une affection sérieuse ; et cependant la santé générale continue à être bonne, et les enfants ont beau se déchirer la peau, couverte de croûtes et de sang, la guérison arrive sans laisser la plus légère trace ; et, loin de porter dans ce cas un pronostic fâcheux, on a été jusqu'à regarder les gourmes comme une éruption favorable, une maladie dépuratrice. — Il y a là quelque chose de vrai au point de vue de leur nature ; étant donnée l'exagération extrême du tempérament lymphatique, mieux vaut encore le molimen à la peau, que tant d'autres maux qui sont souvent le cortége de cet état morbide, que des ophthalmies, des engorgements glandulaires, etc. Cependant c'est un raisonnement qu'il ne faut accepter que dans certaines limites.

Chez les vieillards, les maladies de la peau sont ordinairement chroniques ; elles finissent par prendre droit de domicile, et par être liées tellement à la constitution, à l'état général, que leur curabilité devient très-difficile.

Toutes choses égales, un lichen des mains, devenu chronique, est relativement plus grave qu'une éruption de même nature, répandue sur les bras ou sur le tronc, surtout eu égard à certaines professions.

Le pronostic de l'herpès est plus fâcheux quand il se développe au prépuce, et, plus encore, à l'anneau vulvaire.

Enfin, d'une part, il y a certaines affections qui par elles-mêmes sont plus fâcheuses, en ce sens qu'elles sont plus rebelles, plus difficiles à guérir; et, de l'autre, pour porter un pronostic, il faut souvent consulter l'état général du malade, et examiner avec soin les rapports qui existent entre cet état et l'affection locale.

En résumé, le pronostic des maladies de la peau n'est généralement pas grave, absolument parlant, comme pouvant déterminer des affections viscérales, et encore moins déterminer la mort.

J'en excepte, bien entendu, les fièvres éruptives et un petit nombre d'éruptions toutes spéciales, certains érysipèles, la pellagre, le tsarath, le pemphigus chronique, le pourpre hémorrhagique, qui ne sont que des épiphénomènes d'affections sérieuses, des maladies *à* la peau plutôt que des maladies *de* la peau proprement dites, et qui peuvent, à des degrés différents, mettre en péril les jours du malade. Dans ces cas, peu nombreux et exceptionnels, ce sont bien cette fois des *symptômes* d'une affection ordinairement grave; et, chose remarquable, dans le système qui n'admet que des *symptômes* dans les maladies de la peau en général, ce sont précisément celles qui ont évidemment ce caractère qui ont été écartées comme gênantes, et n'entrant pas dans les deux ou trois cadres qui ont englobé tout le reste.

Une question des plus graves et des plus intéressantes, à propos du pronostic, c'est celle de la valeur des maladies de la peau dans l'allaitement; comme elle me paraît avoir une grande importance, je m'y arrêterai quelques instants.

Rousseau, cet immortel philosophe, qui plaida si haut la cause si belle de l'allaitement et de l'éducation maternelle, avait dit que l'enfant n'a plus rien à craindre du sang qui l'a formé. Cette assertion, qui lui a été reprochée trop souvent avec une exagération injuste, était pourtant et bien évidemment paradoxale. L'allaitement a la plus grande influence sur le développement, sur l'organisation de l'enfant; et si, à propos des soins maternels, de l'éducation première, on a pu répéter souvent ce vers de Phèdre :

Quæ lactat mater magis quam quæ genuit,

il est bien permis de dire que cet axiome est surtout applicable à l'action physique, organique, résultant de l'allaitement matériel, si l'on peut dire, et si intimement liée d'ailleurs au développement moral de l'enfant.

On ne comprend vraiment pas comment, au milieu de cette tendance au progrès, prétentieusement affichée de nos jours, on soit arrivé à adopter si facilement et si généralement l'allaitement par une étrangère. C'est une preuve, entre bien d'autres, de cette vérité : que, dans notre siècle où l'on sait tant de choses, ce que nous savons le moins, c'est commencer par le commencement. Cela démontre aussi que notre société pèche, il faut en convenir, par la base, c'est-à-dire par l'éducation proprement dite, dont les premiers préceptes sont si imprudemment méconnus, surtout pour l'enfance.

En envisageant l'allaitement au point de vue de l'influence organique, on est frappé de ces deux travers, si contradictoires d'ailleurs, de l'esprit humain : d'une part, de la légèreté avec laquelle on fait choix d'une nourrice ; de l'autre, de la facilité avec laquelle les parents sont disposés à attribuer au lait de la femme qui a nourri leur enfant une foule de maux, surtout de ceux sur l'origine desquels les préjugés entretiennent encore une fausse honte.

Dans le choix que l'on fait d'une nourrice, l'examen est, pour ainsi dire, tout absolu, quand il devrait, le plus souvent, être tout relatif. Pour être jugée digne du rôle important qu'elle est appelée à jouer, il suffit que la nourrice présentée réunisse quelques conditions générales d'âge, d'embonpoint, etc.; il faut aussi qu'elle n'ait pas actuellement quelqu'une des maladies inscrites sur un *programme* banal que l'on répète empiriquement. Par contre, la nourrice est impitoyablement rejetée si l'on croit découvrir chez elle la moindre trace d'une des affections mises à l'index : et, s'il arrive que cette cause de proscription apparaisse pendant le cours de l'allaitement, elle est alors une source d'anxiétés et d'embarras pour la famille; anxiétés d'autant plus vives qu'elles s'adressent à des dangers mal définis; embarras d'autant plus grands qu'il n'y a pas, pour en sortir, de règle tant soit peu sûre : elle est un élément de trouble, dont le retentissement, comme je le disais plus haut, se fait ressentir quelquefois bien avant dans la vie.

Or, dans ce programme aveuglément suivi, il y a surtout un chapitre gros d'inexactitudes, de préjugés, d'erreurs : je veux parler des *dartres;* et il ne faudrait pas remonter bien haut pour voir dans les traités les plus estimés, signalé sous ce nom, un pêle-mêle de maladies que l'on serait tenté de regarder comme uniformément contagieuses, et pouvant se transmettre de la nourrice à son nourrisson. Aujourd'hui encore, que l'on est cependant mieux éclairé sur le compte de ces affections, que généralement on en apprécie mieux la nature, le retour n'est pas si complet qu'il soit toujours facile, même au médecin le plus instruit, le mieux au courant des travaux modernes, de faire comprendre que telle ou telle maladie de la peau n'est pas l'expression d'un vice nécessairement transmissible; il l'est encore moins d'expliquer comment cette maladie ne peut avoir, par l'allaitement, cette influence absolue, et à la fois si grave et si mal définie, ou mieux, si faussement appréciée, que l'on est habitué à spécifier sous le nom de *vice dartreux*.

Non que je veuille dire assurément que la présence d'une maladie de la peau chez une nourrice, ou que son développement, pendant l'allaitement, doive être considéré comme une chose indifférente; mais je veux établir que la valeur de cette maladie est excessivement variable. Quelquefois d'une signification nulle, dans certains cas d'une importance réelle mais relative, elle peut dans quelques circonstances rares être considérée comme l'expression d'une modification morbide qui lui donne une valeur absolue, mais sans emprunter à cette qualification rien qui la doive faire considérer comme dépendant d'un principe spécial, auquel on devrait rattacher les mille et une affections qui peuvent se présenter à la peau, et qui sont autant d'expressions de causes différentes dont l'enfant peut être impressionné en plus ou en moins, suivant ses propres conditions individuelles.

La question ainsi posée constitue un point de physiologie pathologique très-délicat à toucher; mais il y a un grand intérêt à amoindrir, sinon à annuler des préjugés funestes, en posant des données pratiques qui permettent au médecin d'apprécier mieux certains états pathologiques, au point de vue de l'allaitement; de rassurer la famille sans lui imposer, si souvent à tort, le sacrifice d'une nourrice réputée dangereuse; de calmer la conscience timorée d'une mère; de soumettre enfin aux froides règles du diagnostic et de la raison ce qui était abandonné aux caprices du sentiment, aux aveugles prescriptions de la routine.

La persistance des préjugés est, il faut bien le reconnaître, liée intimement à l'opinion qui a si longtemps fait considérer les maladies de la peau comme l'expression multiple, variée, d'un seul et même principe, que l'on appelait : *vice dartreux*. Les progrès incessants qu'a faits, depuis un demi-siècle, la pathologie cutanée ne permettent plus de confondre, sous la dénomination vague de dartres, des affections aussi différentes entre elles. Je crois avoir suffisamment démontré que, suivant leur siége anatomique, leurs causes, leurs caractères extérieurs primitifs ou secondaires, leur symptomatologie organique, etc., elles représentent une série d'affections d'ordres bien distincts qui répondent à autant de modifications morbides différentes, soit locales, soit générales,

A divers titres, les maladies de la peau ont bien évidemment une valeur bien différente, sous le rapport et de la nature et de la symptomatologie et du diagnostic : mais, sans insister davantage, nous devons considérer comme un point acquis à la science que la dénomination de *dartres* doit être rejetée, parce qu'elle indique une idée absolue que contredit l'observation.

Si nous appliquons ces considérations générales à la question qui nous occupe, nous serons conduits à en conclure qu'au lieu de faire de la *dartre* une cause absolue de proscription dans l'allaitement, il faut faire la part d'influence qui revient à chacune des maladies de la peau, et examiner leur valeur relative au point de vue de la nourrice et du nourrisson.

Il y a un grand nombre de maladies de la peau qui, absolument parlant, ne sont pas incompatibles avec l'allaitement. A ce point de vue général, on peut citer les éruptions non spécifiques, à l'état aigu, l'érythème, l'herpès, l'eczéma, l'impétigo, l'ecthyma. En effet, ces maladies n'ont alors d'autre valeur que celle d'une inflammation accidentelle qui doit être seulement passagère, soit qu'elle ait été produite par une cause extérieure, soit même qu'elle ait apparu sous l'influence d'un trouble plus profond, mais accidentel lui-même.

Il peut arriver aussi que quelques-unes de ces éruptions se développent pendant l'allaitement, qu'elles semblent alors reconnaître pour cause. Ainsi, j'ai vu souvent une nourrice, qui n'avait jamais éprouvé de maladie de la peau, être atteinte d'un *eczéma simple*, d'un *impétigo*, quelquefois même d'un *lichen*, sans qu'on pût trouver à ces affections aucune autre cause locale ou générale que les conditions mêmes de l'allaitement : et, ce qu'il importe de noter, c'est que ces éruptions suivaient alors une marche franchement aiguë; elles n'avaient aucune influence appréciable, ni sur la sécrétion lactée, ni sur la santé de l'enfant.

Ce point général posé, si l'on envisage ces maladies à un point de vue relatif, quelques-unes au moins parmi elles peuvent, dans de certaines conditions et en vertu de certains rapports, avoir une valeur particulière différente. Ainsi, l'*eczéma* aigu peut être si largement développé, il peut avoir un caractère de généralité tel, qu'il constitue alors une maladie sérieuse, et que, par suite d'une sorte d'exagération de sa nature, c'est-à-dire de son rapport d'influence avec les autres sécrétions, il ait pour résultat de diminuer, sinon de tarir, la sécrétion lactée.

L'*impétigo* doit être, nous l'avons vu, considéré comme l'expression morbide d'un tempérament lympathique : il peut, on le comprend facilement, traduire l'exagération même de ce tempérament. C'est surtout dans ces dernières conditions qu'il importe de l'examiner. S'il se développe chez une femme dont le nourrisson se présente avec tous lès attributs d'une constitution entièrement différente de la sienne, c'est-à-dire avec un tempérament sec, sanguin, nerveux, etc., évidemment l'apparition de l'impétigo ne devra pas être considérée comme une incompatibilité, et l'on pourra, au contraire, conseiller la continuation de l'allaitement. Mais, si l'enfant était lui-même d'une constitution molle et blanche ; s'il descendait de parents lympathiques, si, à plus forte raison, il éprouvait quelque symptôme pathologique qui traduisît, chez lui-même, une exagération de ce tempérament, soit des ophthalmies, soit des engorgements ganglionnaires, soit des achores ; il est évident, dans ce cas, qu'un impétigo survenant chez la nourrice aurait relativement une valeur réelle qui devrait appeler toute l'attention du médecin ; il pourrait même se faire que cette valeur devînt telle qu'il convînt de changer complétement le mode d'alimentation, c'est-à-dire de remplacer la nourrice.

Le *lichen*, même à l'état aigu, est une maladie où l'éruption papuleuse ne constitue qu'un phénomène secondaire : l'élément primitif, le point de départ, est une hyperesthésie de la peau. Cela est si vrai qu'il se manifeste surtout chez les individus doués d'une sensibilité exagérée, d'un tempérament nerveux; que le développement de l'éruption est le plus souvent provoqué par une impression morale, vive et profonde, par un trouble apporté dans l'innervation : or, cela étant donné, s'il apparaît chez une nourrice chargée d'allaiter un enfant qui se présente avec les attributs d'une constitution blanche et molle que je viens d'exposer, on peut affirmer sans crainte et sans hésitation que la maladie cutanée ne présente alors aucun inconvénient réel par rapport à l'allaitement.

Si, au contraire, l'enfant était vif et irritable; s'il dormait peu ou mal; s'il était agité et inquiet; si surtout il avait été pris d'accidents nerveux, de convulsions, un pronostic tout différent devrait accueillir l'apparition d'un lichen chez la nourrice. Ici nous touchons, il faut bien le reconnaître, à un des points les plus délicats de la physiologie pathologique, et il y aurait peut-être quelque péril à sortir, au moins en théorie, des limites d'une prudente réserve. Pour moi, cependant, les exemples d'une longue pratique m'ont appris que, dans le cas que je viens de signaler, le développement d'une affection papuleuse, d'une névrose cutanée, avait une valeur assez grande pour que la nécessité d'un changement de nourrice m'apparût aussi impérieuse, sinon plus, que dans les exceptions précédentes.

Il est superflu d'ajouter que l'existence ou l'apparition du lichen n'a aucune valeur au point de vue de la transmissibilité de l'éruption; qu'elle exprime seulement, chez la nourrice, une exagération du système nerveux, dont l'influence pourrait par l'allaitement se faire sentir au nourrisson.

Quant à l'éruption pustuleuse, connue sous le nom d'*ecthyma*, elle peut, comme l'impétigo, se développer accidentellement; mais elle a une signification plus marquée. Pour peu qu'il se prolonge, même à l'état aigu, l'ecthyma traduit une altération profonde de l'économie, et, dans ce cas, il aurait, chez la nourrice, une valeur sérieuse, surtout si l'enfant allaité était précisément un de ces petits êtres chétifs et grêles qui semblent n'avoir de chances de salut que dans les conditions d'abondance, de substantialité, si l'on peut dire ainsi, de la sécrétion lactée. Hâtons-nous de dire, cependant, que ces cas, rares d'ailleurs, rentrent un peu dans un ordre de faits tout différents, que j'examinerai plus loin.

Ainsi en général, et si on ne les envisage que d'un point de vue absolu, la plupart des éruptions non spécifiques, existant à l'état aigu, ne sauraient être considérées comme une raison de rejeter une nourrice alors qu'il s'agirait de la choisir, et encore moins de discontinuer ou de changer l'allaitement, si l'une de ces éruptions survenait pendant la nourriture. Cependant nous venons de voir qu'en raison de certaines circonstances individuelles, de certains rapports de conditions organiques entre la nourrice et l'enfant, ces éruptions peuvent acquérir une valeur relative dont l'observation commande de tenir compte, et dont il faut d'autant plus se préoccuper qu'il existe sur ce point, comme nous l'avons dit, des préjugés qu'il importe sans doute de détruire ou de modifier, mais qu'il ne faudrait braver qu'en parfaite connaissance de cause.

Si, à la condition d'un état aigu bien constaté, à raison du titre d'inflammations simples, il peut être jusqu'à un certain point assez facile de faire considérer ces éruptions comme compatibles avec cet ensemble de qualités courantes qui constituent ce qu'on appelle une bonne nourrice, il semble qu'il ne doive plus en être ainsi pour les maladies de la peau non spéciales, mais existant toujours à l'état chronique. Ici, en effet, le praticien se trouve placé en face de difficultés graves; pour se faire jour, la vérité et la raison ont à lutter contre les préjugés les plus enracinés, les plus difficiles à détruire.

Assurément, si le mot *dartre* pouvait être conservé, non pas comme signification d'un vice spécifique, d'un virus, mais comme représentation de maladies tenaces et rebelles; si, dis-je, nous pouvions accepter ce mot, autrefois si puissant, ce serait, à coup sûr, pour l'appliquer aux éruptions squammeuses; à ces formes si opiniâtres, si sujettes à récidive, que quelques personnes ont pu croire qu'elles étaient incurables; à ces affections sèches, qui durent quelquefois une grande partie de la vie et presque toujours reconnaissent une cause héréditaire. Eh bien, quelque fâcheuse apparence que révèle l'appréciation de ces maladies, je n'hésite pas à dire que, moins que toutes autres peut-être, elles n'ont de valeur par rapport à l'allaitement, et cela même en raison de leur nature qui n'implique aucune idée de troubles fonctionnels et généraux, médiats ou immédiats, pathologiques ou organiques. En effet, les affections sqammeuses sont l'expression d'un état, constitutionnel si l'on veut, mais idiopathique, de la peau; elles coïncident avec une santé complète; aussi je suis intimement convaincu que la *lèpre vulgaire* et le *pityriasis,* que le *psoriasis*, au même titre que l'*ichthyose*, n'ont aucune valeur, même relative, par rapport à l'allaitement. Une femme, étrangère ou mère, mais saine et bien portante d'ailleurs, ne sera pas moins, pour moi, une nourrice excellente parce qu'elle aura, dans le cuir chevelu, quelques farines de pityriasis, parce qu'elle sera affectée de quelques disques de lèpre vulgaire.

Un enfant allaité dans les conditions que je viens de signaler ne risquera jamais de contracter quelque vice *dartreux* ou autre; il ne gagnera aucune disposition nouvelle à être atteint d'affection squammeuse, parce que sa nourrice aura présenté quelques plaques de psoriasis, ou même parce qu'on aura pu constater sur plusieurs parties de son corps des places plus ou moins étendues où la peau présentait la sécheresse si remarquable de l'ichthyose. Ce point de pronostic a une grande importance dans la question si complexe de la valeur des maladies de la peau dans l'allaitement : il n'est pas, en effet, d'affection cutanée récente ou ancienne qui ait habituellement d'influence plus marquée sur le choix ou la conservation d'une nourrice; il n'en est pas qui soit, en un mot, une cause plus assurée de proscription; aussi importe-t-il de se bien pénétrer de cette vérité pratique, que l'expérience a mise, pour moi, hors de doute : c'est que, si les affections squammeuses peuvent se transmettre par hérédité, être congéniales, il est aussi constant qu'au point de vue de la nourriture lactée, elles n'ont aucune valeur, aucune influence pathologique, dans le rapport de nourrice à nourrisson.

Il en faut dire autant des altérations de sécrétion de la matière colorante, des *éphélides*, etc., qui se rapprochent beaucoup d'ailleurs des lésions de la matière épidermique. Doit-on reconnaître la même innocuité aux lésions de sécrétion des follicules sébacés? Oui, sans doute, mais sous condition de réserves, qu'il importe de préciser. Ainsi l'acné peut se présenter avec certains caractères qui doivent la faire considérer comme l'expression de troubles fonctionnels généraux, pouvant n'être pas sans influence sur la santé générale : c'est ce qui arrive pour l'*acne rosacea;* et si une maladie folliculeuse, survenue dans ces conditions, apparaissait ou existait chez une nourrice, tout en reconnaissant que la maladie de la peau elle-même n'a aucune signification sérieuse, il serait permis de craindre que les influences générales que l'éruption trahit chez la nourrice n'eussent un retentissement fâcheux sur l'allaitement, et l'on pourrait, dans certains cas, être amené à conseiller une autre nourriture.

De ces considérations il ressort cette vérité importante et malheureusement trop méconnue, que, parmi les maladies de la peau, en général, parmi ces formes si diverses que l'on a confondues dans une même proscription sous le nom générique de *dartres,* il en est un bon nombre qui sont compatibles avec les fonctions de l'allaitement; que leur présence, soit chez la mère, soit chez la nourrice, ne doit pas être considérée comme un danger pour l'enfant, et par suite comme une raison, même prudente, de changer la nourriture lactée. Si parmi elles il en est qui, dans certaines conditions, pourraient avoir une influence quelconque sur l'enfant, cette influence n'est jamais que relative; elle n'a rien qui ressemble à cette valeur absolue, à cette transmission d'un virus imaginaire, à cette communication d'un mal de toute pièce, toutes choses que l'on est encore aujourd'hui si disposé à admettre dans les familles. Elle signifierait tout au plus le rapport entre un état général, particulier à la nourrice, et un état général, particulier à l'enfant.

D'un autre côté, il y a des maladies de la peau qui impliquent réellement la nécessité de repousser ou de changer la nourrice, mais cette indication résulte d'autres considérations que celles qui ont cours aujourd'hui; et là non plus elle n'est pas subordonnée à l'idée d'une *dartre* contagieuse et tramsmissible par l'allaitement.

Les maladies de la peau qui ont une valeur négative, absolue, dans le choix d'une nourrice, ou qui doivent devenir un obstacle à la continuation de l'allaitement, appartiennent à plusieurs catégories.

Il faut d'abord signaler ici les éruptions les plus simples, appartenant à ces formes dont je viens de parler, et qui sont, au moins dans la plupart des cas, très-compatibles avec l'allaitement. Il peut arriver, en effet, que sans être jamais graves par elles-mêmes, sans traduire, je ne dirai pas une contamination, mais même une altération réelle de l'économie, il peut arriver, dis-je, que ces éruptions troublent profondément la santé de la nourrice par leur étendue, leurs symptômes organiques, leurs complications, leurs progrès, leur résistance : ainsi, un *eczema* passé à l'état chronique devient, s'il occupe une grande partie de l'enveloppe tégumentaire, un obstacle sérieux à l'allaitement, soit que le lait diminue ou perde de ses qualités normales sous l'influence du suintement considérable formé par l'éruption vésiculeuse, soit que ce même résultat se produise médiatement par le fait seul d'une inflammation très-étendue, et surtout de ces espèces d'accès fébriles plus ou moins rapprochés, de ces véritables poussées qui entretiennent quelquefois si longtemps l'eczéma à l'état chronique.

Ainsi l'*impetigo* peut, à l'état aigu, parcourir rapidement toutes ses périodes sur un point limité, et disparaître après deux ou trois septénaires, sans que son passage ait été signalé par aucun inconvénient sérieux ; mais, dans quelques cas, et sous l'influence même de l'état de la nourrice, cette maladie peut, trouvant un puissant auxiliaire dans les conditions générales de l'allaitement, s'étendre et couvrir de larges surfaces avec ses croûtes jaunes, épaisses, augmentées ou remplacées incessamment par une sécrétion particulière très-abondante ; alors l'impétigo acquiert une influence sur la nourrice, en diminuant, en tarissant même presque complétement la sécrétion lactée, ou sur l'enfant, en altérant la qualité de la nourriture.

Ainsi le *lichen,* même à l'état chronique, mais maintenu dans certaines limites d'étendue et d'intensité, peut n'avoir d'autre importance que l'importance relative dont j'ai parlé plus haut ; mais il peut arriver aussi que, sous une influence accidentelle, facile et fréquente chez les nourrices, une émotion morale, par exemple, il prenne un accroissement considérable et une intensité résultant à la fois et de l'étendue qu'il occupe et des phénomènes qui l'accompagnent. Alors l'hypéresthésie dont il n'est que l'expression, le prurit dont il n'est que le résultat, peuvent, en même que la peau est notablement altérée dans ses fonctions de sécrétion, ébranler le système nerveux par des crises et des accès plus ou moins fréquemment répétés, de telle sorte que le trouble qu'ils apporteraient dans l'économie ne saurait subsister quelque temps sans porter une atteinte profonde et matérielle à la sécrétion du lait, sans parler même des inconvénients d'une autre nature qui peuvent en résulter pour l'enfant.

On comprend bien que si, dans la plupart des cas, les éruptions simples n'ont, dans l'allaitement, qu'une valeur très-relative, elles peuvent, à la condition des caractères exceptionnels que je viens d'exposer, appeler l'attention du médecin à un point de vue tout autre : alors, mais seulement avec ces caractères qui appartiennent à l'état chronique, l'eczéma, l'impétigo, le lichen, doivent être considérés comme absolument incompatibles avec l'allaitement.

Pour les éruptions qui précèdent, l'incompatibilité résulte moins de leur nature que des conditions d'étendue, d'intensité qu'elles peuvent présenter accidentellement : mais il y a des maladies de la peau qui, par elles-mêmes et en dehors de toutes les circonstances de durée, d'énergie, etc., trahissent en général, bien qu'à des titres différents, une altération de l'économie tout entière; et cette altération, bien que non spéciale, non virulente, bien qu'accidentelle et pouvant n'être que passagère, cette altération est telle que sa présence, si limitée qu'elle soit, doit donner aux éruptions qui la traduisent et même à l'état aigu, une valeur négative absolue dans l'allaitement.

Ainsi l'*ecthyma*, et surtout l'ecthyma chronique, est toujours le signe, l'expression d'une constitution mauvaise, d'un état de cachexie, de *dépravation humórale,* comme disait Alibert; il se manifeste souvent à la suite de maladies graves, et plus ou moins longtemps après leur guérison.

Ainsi le *rupia*, qui, quant à sa nature, se rapproche complétement de l'ecthyma, apparaît ordinairement chez les individus affaiblis par la misère, par des conditions hygiéniques mauvaises, par une alimentation insuffisante, etc.

Ainsi, s'il est vrai que le *pemphigus,* cette maladie si pleine de mystère et d'intérêt au point de vue de sa nature, peut être produit, en apparence, par des causes diverses, il est l'expression d'un état pathologique qui, si obscur qu'il puisse être, trahit bien évidemment une altération lointaine, mais profonde, de l'économie.

Ainsi enfin le *purpura,* cette autre maladie non moins étrange, quelquefois non moins grave aussi que le pemphigus, semble dépendre d'un trouble particulier du système veineux; mais, bien qu'il révèle quelquefois l'apparence d'un état semi-aigu, il est le plus souvent le triste apanage d'une constitution ou brisée par des privations de tout genre, ou ruinée par les excès de toute espèce, ou lentement atteinte par les chagrins ou des travaux trop assidus.

Dans ces diverses affections, il existe un caractère commun, quel qu'en soit d'ailleurs le point de départ, c'est une détérioration de l'économie, et, qu'elles soient ou les restes, ou le signe actuel, ou le présage de cet état général, elles doivent être considérées, au point de vue de l'allaitement, comme ayant une valeur négative absolue.

En dehors de ces éruptions qui traduisent une altération profonde, mais accidentelle, de l'économie, il existe des maladies de la peau pour lesquelles cette valeur négative apparaît à un degré bien autrement grave, bien autrement sérieux; je veux parler de ces formes qui, inconnues dans leur nature, semblent révéler une altération permanente et générale, une lésion *totius substantiæ*, qui, toujours graves, paraissent avoir leur point de départ dans une perversion de l'élément nerveux, ou dans un trouble profond de la nutrition, dont le développement n'existe qu'à la condition de quelque chose d'*irréparable*, pour me servir de l'expression d'un auteur moderne, et dont la gravité est si sensible, si matérielle, pour ainsi dire, qu'elles doivent être considérées comme incompatibles avec l'allaitement.

Ce n'est pas au même titre que les maladies contagieuses de la peau doivent être examinées au point de vue de l'importance qu'il faut leur accorder chez une nourrice. Ces maladies se transmettent par contagion directe, et, à la rigueur, elles sont étrangères à la question dont nous nous occupons, à la question de l'allaitement; cependant il y en a auxquelles on a attribué à tort une grande influence générale. Les éruptions contagieuses sont d'ailleurs beaucoup moins nombreuses qu'on ne le croit généralement; elles peuvent se réduire à trois : la *gale*, l'*herpès tonsurant,* le *favus* (teigne).

Ces éruptions ont évidemment une valeur différente, non-seulement si on les compare entre elles, mais encore suivant qu'elles existent *à priori* chez la nourrice, ou qu'elles se développent pendant le cours de l'allaitement, Ainsi, il va sans dire qu'au moment où l'on choisit une nourrice, on ne la prendra pas si elle a la gale, un herpès tonsurant ou un favus. La question n'est pas là; mais faut-il la renvoyer impitoyablement, si plus tard on s'aperçoit qu'elle a contracté l'une ou l'autre de ces maladies? Oui, pour le favus; non, pour la gale et l'herpès.

Après la syphilis et souvent même avant elle, il n'y a pas de maladie à laquelle plus qu'à la gale on ait été disposé à attribuer les diverses affections, et notamment les affections cutanées qui surviennent dans le cours de la vie. Ce n'est pas seulement d'ailleurs un préjugé populaire; quelques médecins et surtout les médecins allemands lui reconnaissent une importance réelle comme affection générale, et l'on sait le rôle grave qu'elle joue dans une doctrine fameuse qui s'est produite surtout depuis vingt ans. Il n'y a pas de maladie de la peau qui soit plus complétement locale. Produite par un insecte, la gale cesse avec lui ; avant l'acarus, il n'y avait rien ; après lui tout est fini, sauf quelques éruptions peut-être produites par le prurit, quelquefois même par le traitement auquel on a été obligé d'avoir recours : véritable complication qui, pas plus que la maladie principale, ne résulte d'un virus, d'un *principe passé dans le sang*. A ce point de vue donc, et c'est celui qui nous a engagé à en parler, la gale ne saurait avoir aucune influence par la voie de l'allaitement. Restent tous ses inconvénients matériels et locaux que l'on sait et sur l'appréciation desquels il est inutile de nous arrêter ici.

Quant à l'herpès tonsurant, c'est en général une maladie de l'enfance, et l'on voit plutôt la nourrice le contracter de son nourrisson que l'enfant le tenir de sa nourrice. Cependant, comme cette maladie se propage facilement aux mêmes individus d'une même famille, on comprend qu'elle puisse passer par la nourrice pour arriver à l'enfant allaité ; mais ici encore, bien que la cause contagieuse ne soit pas aussi bien connue que celle de la gale, c'est une maladie toute locale, accidentelle, tout à fait en dehors de l'état général, sans influence sur la constitution, et qui n'a d'autre résultat qu'une alopécie partielle qui guérit toujours. L'herpès tonsurant, qu'il faut toujours bien distinguer de la *teigne* survenant chez une nourrice, ne peut être un motif sérieux de lui retirer son enfant.

Je n'en dirai pas autant du favus, la seule éruption à laquelle se rapporte la dénomination de *teigne*.

D'abord, même comme maladie locale, ses effets sont trop graves, la guérison en est trop difficile, les résultats sont trop fâcheux pour que, ne fût-ce qu'à ce titre, il ne doive pas nécessairement constituer un motif absolu d'exclusion; mais, puisque je suis conduit à examiner cette question à un autre point de vue, le favus est-il réellement une affection toute locale? résulte-t-il, comme on a voulu l'établir, de causes matérielles tout accidentelles? Je ne le crois pas. Il y a évidemment un principe qui nous échappe encore, inhérent à l'individu même, et qui se traduit par une lésion de sécrétion, un travail particulier et dont les résultats sont assez fâcheux pour faire croire à une altération grave de la constitution. On comprend qu'en dehors même de la contagion, alors que le favus paraîtrait guéri, il n'en a pas moins une valeur négative importante.

Alibert, en parlant des éruptions teigneuses, dit qu'elles attaquent les enfants pendant la durée de la lactation, quand ils sont confiés à de *mauvaises nourrices*. Assurément, ce n'est pas sur ce passage que je m'appuierais pour faire ressortir les inconvénients qui peuvent résulter d'un allaitement par une femme atteinte de favus. Si l'on se rappelle qu'Alibert rangeait sous la dénomination d'éruptions *teigneuses* plusieurs maladies différentes, il est évident qu'il a voulu désigner ici les achores, comme il le dit plus loin d'ailleurs, et non pas la teigne faveuse. Il est évident que, par *mauvaise nourrice*, Alibert n'a pas entendu ici celle dont le lait contient un principe virulent, un de ces principes mystérieux qui, à la manière des germes, peuvent reproduire chez un enfant un état organique qui existe chez les parents ou chez la femme qui l'a allaité. Par *mauvaise nourrice*, Alibert a voulu dire celle dont précisément j'ai parlé plus haut, à propos des cas où la sécrétion du lait a été troublée, où la constitution générale a été affaiblie ; en un mot, dont le lait pauvre et séreux n'est plus *riche en globules laiteux*, ni *pur de toute substance étrangère à sa composition autre que les corps granuleux*, comme a dit M. Donné.

Mais, si ce n'est pas au favus qu'il faut rapporter ce que disait Alibert du développement des éruptions teigneuses sous l'influence de l'allaitement, c'est bien positivement en parlant du favus lui-même et en repoussant avec trop d'exagération sa contagion directe qu'il a dit qu'il se transmettait *héréditairement*. D'un autre côté, il est évident, et j'en ai vu plusieurs exemples, que le favus se développe spontanément et précisément sous l'influence de causes qui troublent profondément la santé, qui portent une atteinte sérieuse à la constitution tout entière, à la suite de violents chagrins, de séjour dans les prisons, de privations de toute espèce. Enfin, tout le monde sait quel est en général l'état des individus atteints du favus ; tout le monde a pu voir, dans le plus grand nombre des cas, ces constitutions chétives, ces arrêts curieux du développement, cette espèce de dépravation dont les tableaux n'ont pas toujours été exagérés.

Pour toutes ces raisons, repoussant complétement l'opinion qui ferait du favus un mal tout local, accessoire, pour ainsi dire, à notre économie, je n'hésite pas à penser qu'une nourrice atteinte de favus devrait être repoussée.

Il me reste à parler d'une dernière catégorie, qui est la seule qui renferme des éruptions dont la valeur négative absolue puisse être attribuée à la transmission d'une maladie virulente par l'allaitement; je veux parler des syphilides. Je n'entrerai point ici dans les détails que réclamerait cette question si grave et si débattue de la transmission de la syphilis par le lait. Je veux seulement établir la possibilité de la transmission de la syphilis de la nourrice à l'enfant par la double voie de la contagion directe et de l'allaitement.

On a cherché à combattre la contamination de l'enfant par le lait de la nourrice en opposant des raisonnements qui ne sont d'ailleurs eux-mêmes que des hypothèses. Ces raisonnements, qui sont logiques avec une certaine théorie, le sont bien moins avec la pratique et sont tous les jours démentis par les faits. Hunter, cependant, qui ne croyait à l'infection de l'enfant ni par le sang ni par le lait, en a rapporté des exemples tout à fait authentiques. J'ai moi-même observé beaucoup de cas dans lesquels un enfant infecté l'avait été évidemment par la nourrice, sans que celle-ci présentât aucun symptôme actuel de maladie syphilitique, quelquefois même alors qu'elle était atteinte d'une syphilide, mais d'une syphilide qui ne présentait aucune des conditions nécessaires à la contagion directe, une syphilide squammeuse, par exemple. Nous avons vu bien des fois, dans les cas de ce genre, le père et la mère n'ayant jamais été infectés, l'enfant ne guérir qu'à la condition d'un changement de nourrice.

Sans doute ce sont là des questions bien difficiles; ce sont des points de science qui ne peuvent être établis que sur des faits qui bien souvent prêtent à des interprétations différentes ; mais, dans l'art de la médecine, s'il y a encore des préjugés auxquels les médecins n'échappent pas toujours, il y a des convictions intimes, des convictions pratiques qui se jouent des arguties de la doctrine, et, dans l'espèce, je puis avancer, sans crainte d'être démenti, qu'une nourrice étant donnée, évidemment affectée d'une syphilide et d'une forme qui ne peut se transmettre par contact, il n'y aura pas un médecin qui la choisisse pour son enfant, pour l'enfant d'un de ses clients.

En résumé, dans le choix d'une nourrice, on ne doit pas proscrire d'une manière générale les maladies de la peau sous le nom de *dartres*.

Au point de vue de l'allaitement, les maladies de la peau ont une valeur différente, non-seulement suivant leur nature, mais encore en raison d'une foule de conditions accidentelles d'individualité, d'étendue, d'intensité, etc.

Les syphilides seules doivent être exclues à titre de maladies virulentes.

Plusieurs maladies de la peau ont une valeur négative absolue, comme trahissant un état organique général grave ; ce sont précisément celles qui s'éloignent le plus des affections qu'on a appelées *dartres*, et qui ne constituent pas, à proprement parler, des éruptions.

Les éruptions proprement dites (les *dartres*) sont en général compatibles avec l'allaitement.

Quelques-unes perdent accidentellement cette qualité par une intensité insolite, ou bien en traduisant une détérioration de l'économie; celles-ci sont en petit nombre.

Les éruptions très-compatibles avec l'allaitement par leur nature, par toutes leurs conditions locales, peuvent cesser de l'être *relativement*, en raison de certains rapports d'individualité entre la nourrice et l'enfant.

La *valeur relative* des éruptions dans l'allaitement est le point le plus méconnu, le plus négligé, et cependant le plus important, le plus digne d'appeler l'attention des médecins.

CHAPITRE VIII.

THÉRAPEUTIQUE.

Me voici arrivé au but auquel devaient me conduire les considérations que je viens d'exposer dans le cours de ce livre. Il ne s'agit pas ici, en effet, de discussions tendant à faire prédominer tel ou tel système ; il ne s'agit pas de controverses stériles qui, au fond, ne produisent aucun résultat, ne nous font pas avancer d'un pas dans la pratique ; il s'agit d'une étude sérieuse, basée sur l'observation, et qui nous conduit directement au but réel de l'art de guérir, au traitement rationnel.

L'anatomie pathologique, dit Rostan, *a éclairé à un haut degré ; elle éclaire encore et doit éclairer à l'avenir la thérapeutique des maladies.*

« L'anatomie pathologique et la thérapeutique se « touchent au point de vue des indications à rem- « plir. Si l'on veut juger de l'importance que peut

« avoir, pour le traitement, la connaissance du *siége* « des maladies, il suffit de se reporter à quelques « années en arrière : on verra l'apoplexie classée « parmi les névroses, etc....

« Quant à la *nature* de la maladie, cette partie « du diagnostic est certainement la plus importante « pour la thérapeutique...

« Ces exemples suffisent, je pense, pour établir « l'importance du *diagnostic local*, considéré comme « source d'indications thérapeutiques; et si la séméio- « logie ne doit ses progrès récents qu'à l'anatomie « pathologique, on voit comme cette dernière et la « thérapeutique sont unies assez étroitement par le « diagnostic. » (Vigla, thèse de concours 1844.)

Pour que les règles générales du traitement des maladies de la peau soient convenablement appliquées, il faut connaître les conditions pathologiques auxquelles chacune de ces règles doit convenir, et c'est le diagnostic anatomique qui, en nous livrant les symptômes et les lésions pathologiques de la maladie, seul, peut nous permettre de les connaître.

Cette étude, nous l'avons faite; aussi dans l'application nous retrouvons les deux termes, l'*individu* et la *maladie*, avec leur valeur pratique.

Il y a, dans la thérapeutique des maladies de la peau, trois ordres de phénomènes : les phénomènes que j'appellerai *généraux*, les phénomènes *spéciaux*, et les phénomènes *organiques*.

Les phénomènes généraux, ou *communs*, sont

ceux qui peuvent accompagner des maladies différentes, indépendamment de leur siége et de leur nature.

Les phénomènes *spéciaux* sont ceux qui tiennent à l'individu, à la constitution ; ils appartiennent essentiellement au siége, à la nature de la maladie, quelquefois, par exception, à la cause. (Syphilis, Gale.)

Quant aux phénomènes *organiques*, ils traduisent une affection tout à fait locale, soit que, toute cause ayant disparu, elle soit restée seule, pour ainsi dire, sans lien, sans rapports qui l'entretiennent; soit que, par sa nature même, elle semble constituer une affection de la peau tout à fait idiopathique. (Psoriasis, Lèpre.)

Phénomènes généraux. — On trouve dans les maladies différentes de la peau un assez grand nombre de symptômes *communs*, qui semblent réclamer, et qui réclament quelquefois, en effet, des moyens de traitements analogues, indépendamment de la thérapeutique comme spéciale, sans laquelle il n'y a pas de guérison : ainsi l'état aigu, l'inflammation, avec tous ses produits : exsudations, squammes, croûtes, exulcérations, prurit, etc. A ces phénomènes appartiennent tous les topiques ; c'est le traitement local.

Le traitement local, le traitement topique des maladies de la peau, est d'ailleurs aussi ancien que les maladies elles-mêmes. Si, conséquent avec sa doctrine, Galien conseillait dans la plupart des maladies cutanées l'emploi de moyens internes dirigés surtout contre la fluxion humorale, il avait très-souvent recours aux topiques; il en a vanté un nombre incroyable. Deux indications principales dominaient l'emploi des médicaments externes : l'état humide et sécrétant de l'éruption; ou son état sec, squammeux. Ils ont, plus souvent encore, été préconisés par Ætius, par Paul d'Égine, et bien plus après eux par les auteurs arabes, qui y avaient fréquemment recours, et dont les ouvrages sont remplis d'une multitude de remèdes extérieurs, que la thérapeutique des maladies de la peau a provoqués en nombre vraiment incroyable.

Parmi les nombreux moyens externes mis en usage, je veux surtout signaler les topiques caustiques, cathérétiques. Dès la plus haute antiquité on se servait de caustiques pour traiter les maladies de la peau; mais en même temps l'on peut voir que déjà ils avaient été appréciés à leur juste valeur. Pline, dans le livre XXVI de son *Histoire naturelle*, rapporte que la mentagre endémique, en Égypte, fut traitée à Rome par des empiriques venus de ce pays. « Ils n'employaient que les caustiques pour com« battre une maladie rebelle qui reparaissait tou« jours à moins qu'on ne brûlât la chair jusqu'aux « os; et un grand nombre de ceux qui souffrirent « l'application des remèdes en conservèrent des cica« trices plus hideuses que le mal lui-même. » (Sic.)

Tour à tour essayée et discréditée, il est à remarquer que la cautérisation fut presque toujours continuée par les empiriques et les charlatans de toutes les époques, qui, pour la plupart, prirent soin de garder le secret sur la nature des médicaments qu'ils mettaient en usage. Notons aussi que de sinistres insuccès durent, à certains intervalles, ralentir le zèle de ceux qui prodiguaient la cautérisation, et porter la timidité dans l'esprit des praticiens. Cependant, au milieu de tous ces essais infructueux, rarement suivis avec méthode, il faut signaler la tendance des praticiens à rechercher, mais toujours en vain, le caustique indolent; découverte qui devait mettre le patient à l'abri des dangereuses réactions fluxionnaires qui suivent plus ou moins immédiatement la cautérisation. D'une autre part, on sembla aussi se préoccuper du choix d'un caustique à efficacité exclusive dans le traitement des maladies de la peau. Cette préoccupation se révèle manifestement dans une foule d'écrits publiés pour préconiser tour à tour les effets merveilleux d'un grand nombre de caustiques.

Dans l'emploi de la cautérisation, plusieurs indications durent procéder de l'opinion qu'on se faisait de la nature des maladies cutanées. Lorsque en effet on les regardait comme des affections purement locales, la cautérisation devait avoir une grande valeur, soit pour enrayer leur marche herpétique, soit pour modifier sur place la nature d'une inflammation déjà ancienne; dans d'autres cas enfin, pour poser une digue efficace à des maux qui tendaient toujours à se répandre.

Il est facile de comprendre que la cautérisation fut

une méthode de traitement généralement applicable à des maladies qui, aux yeux de ceux qui l'employèrent, ne sont que des degrés plus ou moins avancés, des expressions différentes d'une même altération.

La cautérisation a d'ailleurs été employée dans les maladies de la peau, à deux titres bien différents, comme moyen abortif et comme moyen de traitement curatif.

Comme moyen abortif, au début de la variole, la cautérisation, on le sait, n'a pas tenu toutes les promesses qu'on lui avait fait faire. Pour le zona commençant, maladie si douloureuse, elle a quelquefois calmé l'état nerveux qui l'accompagne le plus ordinairement avec tant d'exaltation; elle en a quelquefois diminué la durée; le plus souvent elle n'a rien arrêté, et même elle a de beaucoup augmenté l'acuité par l'intensité de l'éruption. Je suis loin, pour mon compte, de lui reconnaître dans ce cas assez de valeur pour y avoir jamais recours.

On a vanté encore la cautérisation comme moyen abortif contre l'érysipèle. Ici il y a une distinction à faire : employée pour faire avorter un érysipèle simple, fixé à un siége déterminé, c'est un moyen au moins inutile : employée, au contraire, pour arrêter la marche de certains érysipèles ambulants, qui, accompagnés d'un cortége de symptômes semi-aigus, gagnent de proche en proche, et, presque toujours développés dans de mauvaises conditions, trahissent par leur persistance un état fâcheux de l'économie, et font craindre des accidents sérieux ; employée, dis-je, dans ces circonstances, la cautérisation n'a pas toujours réussi, mais elle a quelquefois arrêté le développement de la maladie. En général, elle a besoin d'être assez profonde, d'intéresser toute l'épaisseur de la peau, et même, dans ce cas, j'ai vu le plus souvent l'érysipèle franchir la barrière, et se développer au-delà des limites qu'on lui avait tracées artificiellement par le caustique. J'ai vu plusieurs fois Biett obtenir ainsi des succès remarquables ; le plus souvent il était obligé d'avoir recours au nitrate acide de mercure. Cependant, plus récemment, j'ai pu, dans mes salles, borner un érysipèle ambulant par la cautérisation faite, il est vrai avec beaucoup de soin, par le nitrate d'argent. C'était un jeune homme, chez lequel un érysipèle s'était développé autour d'un séton, qui lui avait été appliqué dans un autre hôpital pour une ophthalmie. L'érysipèle, après avoir présenté le phénomène remarquable d'un envahissement successif, et à plusieurs reprises, des deux côtés du visage, gagna le cuir chevelu pour s'étendre superficiellement sur la nuque, le dos, et en avant sur le cou et la poitrine, entretenant un état fébrile peu développé, et quelques accidents généraux, légers, il est vrai, mais dont la persistance était de nature à donner des inquiétudes. Une cautérisation en forme de ruban, pratiquée tout autour du corps, à l'aide du nitrate d'argent, et à quelques millimètres des points envahis, opposa à l'érysipèle une barrière qu'il ne franchit plus. Dès ce moment les accidents allèrent en diminuant, l'érysipèle disparut.

Comme moyen abortif, applicable à la variole, à l'érysipèle, à toute éruption aiguë, à tout exanthème développé, la cautérisation est loin de pouvoir être érigée en méthode générale; elle est au moins inutile; appliquée au zona, les résultats sont infidèles, variables; dans quelques cas même, elle aggrave la maladie, elle en prolonge la durée. Appliquée pour arrêter les progrès envahissants d'un érysipèle, elle échoue souvent; mais aussi dans quelques cas bien constatés, elle a été suivie de succès.

Comme moyen de traitement, dans les maladies aiguës et chroniques de la peau, la cautérisation a été surtout préconisée par Alibert, qui en faisait un grand usage, et l'autorité de son nom ne contribua pas peu à répandre l'abus d'une méthode dont le moindre inconvénient est dans la plupart des cas d'être inutile, et qui aujourd'hui encore est souvent appliquée d'une manière banale et très-inopportune au traitement de plusieurs éruptions.

On vit bientôt, en effet, beaucoup de praticiens appliquer indistinctement la cautérisation à toutes les maladies, même les plus légères. On comprend difficilement qu'on ait pu y recourir dans certaines formes d'herpès, même les plus simples.

De toutes les maladies de la peau, c'est l'acné peut-être, avec ses différentes formes, pour le traitement de laquelle on a le plus vanté et le plus souvent employé la cautérisation. C'était le traitement à peu près exclusif d'Alibert, c'est encore la manière de faire de quelques médecins aujourd'hui. La ténacité désespérante de ces affections, leur siége si souvent affligeant pour les femmes, l'ennui que suggère le préjugé qui fait quelquefois considérer les éruptions de la face comme des flétrissures, ont pu, dans certains cas, solliciter les malades à réclamer avec instance des moyens actifs, profonds, énergiques.

L'inutilité de la cautérisation n'est que le moindre inconvénient ; si on considère, en effet, que l'acné a pour siége anatomique les follicules sébacés, on comprendra bien que les caustiques ne pourraient vraiment avoir d'action sur cette maladie, qu'à la condition d'être assez profonde pour ne pouvoir être faite sans de véritables inconvénients. J'en ai vu un exemple bien remarquable, avec le savant professeur Marjolin : « Une dame étrangère, jeune encore, est venue me consulter pour une acné sébacée qu'elle portait au nez. Cette affection avait lassé la patience de la malade et de son médecin, homme distingué d'ailleurs. Les surfaces malades, en désespoir de cause, furent cautérisées par le sublimé corrosif, mais si profondément qu'il en résulta des cicatrices bridées qui étaient entremêlées d'une foule de points isolés qui n'avaient point été atteints par le caustique ; points noirs, gras, formés par les orifices béants des follicules qui n'avaient pas été détruits. La maladie ne fut en rien modifiée ; au contraire, elle s'étendit, de sorte que la présence des tannes, au milieu des cicatrices que le traitement avait laissées, donnait au visage de cette dame un aspect si désagréable qu'elle était venue à Paris, non plus pour guérir son *acné sébacée*, mais bien le résultat du traitement; pour remédier à ce que la cautérisation avait laissé si difforme. »

Quelle prise peut donc avoir, en effet, la cautérisation sur l'acné, cette maladie si fréquemment liée à un trouble fonctionnel plus ou moins grave de l'estomac, de l'utérus, et surtout de l'organe hépatique? Quelles que soient, en effet, la relation de cause à effet, la liaison sympathique qui existe entre l'acné et une lésion quelconque de cet organe; est-il possible d'attendre quelque chose de la cautérisation? Non assurément.

On en peut dire autant de la cautérisation appliquée à la mentagre, quoique ici les conditions de persistance de l'éruption ne soient pas les mêmes; mais c'est la même inutilité, et souvent la même aggravation locale.

Une longue pratique a pu me convaincre que les éruptions syphilitiques sont loin, malgré leur apparence effrayante, d'offrir la ténacité qu'on leur suppose. Attaquées par un traitement interne approprié, elles cèdent très-souvent avec promptitude; les ulcérations s'arrêtent et changent de nature, le travail de réparation peut parfois être suivi de l'œil, si je puis m'exprimer ainsi; et c'est encore dans ces faits observés en grand nombre que je puise la conviction de l'inutilité des caustiques.

Mais il est des cas dans lesquels il serait surtout

déplorable d'ajouter aux destructions de la maladie celle que produit toujours le caustique. Je veux parler de ces formes éruptives syphilitiques, qui ont pour siége le nez, et dont la marche destructive est très-rapide. C'est dans cette occurrence qu'il importe de reconnaître de bonne heure la véritable nature de la maladie, pour s'opposer de bonne heure aux difformités cruelles et irréparables qui marquent son passage, et surtout s'abstenir des caustiques.

La cautérisation est donc au moins inutile dans le traitement des éruptions syphilitiques, quelles que soient leur forme, leur étendue, leur siége, et les différences d'aspect qu'elles présentent ; les variétés se rattachent toutes à un lien commun qui décèle leur nature et indique la cause qui les a fait naître. C'est là surtout, dans la nature de l'éruption, dans sa spécificité, qu'il faut puiser les indications à remplir ; c'est là aussi que se trouvent accumulées les raisons qui doivent s'opposer au traitement par les caustiques.

En résumé, moyen presque toujours inutile, quelquefois dangereux, la cautérisation envisagée en général ne saurait être considérée comme méthode de traitement des maladies de la peau.

Maintenant, après ce coup d'œil rapide, qu'il m'a semblé indispensable de jeter sur la cautérisation, à propos du traitement externe des maladies de la peau, revenons aux topiques appliqués aux phénomènes généraux, dont je parlais à l'instant.

Si accessoire qu'il soit en réalité, le traitement

local est cependant un point des plus importants dans la pratique. Il y a même des médecins qui font consister toute la thérapeutique des maladies de la peau dans le traitement externe, et un plus grand nombre dont le mode de traitement, s'il n'est pas exclusivement local, consiste surtout dans l'emploi de topiques de toute espèce.

C'est une erreur, et cette erreur donne l'explication de ces faits que j'ai vus tant de fois : de maladies cutanées, traitées très-rationnellement, soignées par des médecins très-habiles, soumises à des médications internes parfaitement appropriées, et qui ne guérissaient pas, seulement parce qu'elles étaient entretenues par des applications topiques inopportunes. N'étaient quelques cas dans lesquels il est absolument nécessaire de combattre un état local, le plus souvent un état inflammatoire, on serait bien près de la vérité en érigeant en principe que les maladies de la peau guériraient mieux, et plus vite, si l'on pouvait s'abstenir de toute application topique, ce qui est impossible à cause des inconvénients qui résultent de leur siége sur cette enveloppe externe.

Les *topiques émollients* sous forme de cataplasmes, de topiques secs et pulvérulents, sont ceux qui sont employés plus rationnellement et plus fréquemment dans le traitement des maladies de la peau. Beaucoup d'entre elles débutent par un état aigu plus ou moins prononcé, qui même quelquefois, dans leur cours, se manisfeste de nouveau, à plusieurs reprises. Les cataplasmes émollients conviennent parfaitement dans la plupart de ces cas. En général, il importe de les appliquer peu chauds, et de les renouveler souvent. S'ils demeurent trop longtemps, surtout dans les cas où il y a, à la surface malade, une exhalation abondante, ils deviennent âcres, et finissent par irriter au lieu de calmer. Ceci est applicable à tous les cataplasmes, mais surtout à ceux qui sont faits avec la farine de graine de lin : ces derniers même, pour peu que la farine ne soit pas très-fraîche, ne font qu'augmenter l'inflammation, souvent d'une manière considérable : aussi, depuis longtemps, toutes les fois qu'il s'agit d'appliquer un cataplasme émollient sur une partie de la peau enflammée, je remplace la farine de lin par la poudre de guimauve, de riz, et mieux par la fécule de pommes de terre.

Autant les cataplasmes émollients sont utiles et contribuent puissamment à la guérison, quand il y a un état franchement inflammatoire chez un individu jeune, vigoureux, surtout au début ; autant, dans ces états subaigus, que l'on observe souvent dans le cours d'une éruption vésiculeuse, par exemple, à marche chronique, mais entretenue par des espèces de crises de semi-acuité, qui en prolongent la durée ; autant, dis-je, dans ces cas-là, l'emploi trop prolongé des cataplasmes émollients peut avoir d'inconvénients, en macérant la peau, en l'attendrissant pour ainsi dire, et en la mettant dans des conditions moins favorables encore à la résolution.

C'est ce qui m'a conduit depuis bien longtemps à remplacer, dans un grand nombre de cas, les cataplasmes émollients par des topiques secs, pulvérulents, par la poudre d'amidon, par exemple, qui est pour moi, à beaucoup près, le meilleur topique.

De tous les topiques appliqués au traitement des maladies de la peau, les plus nombreux, sans contredit, sont les *pommades*. On en a imaginé, vanté de toutes sortes. On les a préconisées contre les affections de toute espèce; et cependant, en réalité, les cas auxquels elles conviennent, les éruptions au traitement desquelles elles sont positivemént applicables, sont certainement en petit nombre, et le plus souvent leur application est fâcheuse.

On emploie les pommades, tantôt comme topiques gras, seulement; comme topiques émollients dans le but d'adoucir la peau, de calmer la chaleur dont elle est le siége, de la rendre plus souple, de l'empêcher de se gercer, pour la débarrasser des squammes qui la couvrent, gênent ses mouvemeuts ou les rendent douloureux.

Tantôt le corps gras n'est que l'excipient auquel on ajoute un ou deux agents médicamenteux, plus ou moins actifs, quelquefois même très-énergiques. Mais alors les pommades ont d'autres destinations. Elles ne sont plus seulement appliquées d'une manière générale pour adoucir la peau, etc.; elles ont pour but de modifier la vitalité des surfaces malades, d'activer la résolution, etc.; elles ont la prétention d'être des moyens de guérison.

Enfin il y a des pommades qui sont employées dans un but tout spécial contre la gale, par exemple, ou le favus.

En général, les *exanthèmes* n'admettent pas de topiques gras. Leur choix, l'opportunité et l'utilité de leur application présentent des difficultés extrêmes dans le traitement des éruptions *vésiculeuses*. — Excepté le favus, les éruptions *pustuleuses* en général se trouvent mal de leur application; — presque toujours nuisibles dans l'*impétigo*, au moins inutiles dans l'*ecthyma*, ils sont rarement avantageux dans le traitement des diverses formes de l'*acné*, et leur application dans celui du *sycosis* demande une telle surveillance que le plus souvent il vaut mieux s'en abstenir.

On comprend que les affections *papuleuses*, là où il y a lésion de la sensibilité, supportent mal les topiques gras, surtout à l'état aigu. Dans le *lichen*, leurs effets sont souvent déplorables.

Enfin, si, dans le traitement de la plupart des éruptions que je viens de signaler, l'application des corps gras est soumise à une foule de conditions qui la rendent, il faut le dire, très-difficile; si le plus souvent elle ne produit qu'un mauvais résultat; dans les éruptions *squammeuses*, au contraire, pour combattre le *psoriasis* et la *lèpre vulgaire*, l'emploi des pommades est parfaitement rationnel, et, de toutes les éruptions, ce sont celles dans le traitement desquelles leur application est le plus constamment exempte d'inconvénients et suivie d'avantages réels.

En résumé, il y a des éruptions dans le traitement desquelles les pommades sont appliquées toujours ou presque toujours sans inconvénients, et le plus souvent avec avantage ; ce sont les affections squammeuses, et aussi les éruptions spéciales, la gale et le favus. Il y a des éruptions, et c'est le plus grand nombre, dans le traitement desquelles l'application des pommades, rarement utile, souvent nuisible, toujours très-difficile, est soumis à une foule de conditions accidentelles, dépendant de l'état de l'éruption, de l'individu ; ce sont surtout l'eczéma, le sycosis, l'herpès, les diverses variétés de l'acné ; il y a des éruptions dans le traitement desquelles l'application des pommades est presque constamment, pour ne pas dire toujours, nuisible : ce sont les exanthèmes, l'impétigo, l'ecthyma, le lichen.

Ajoutons qu'à part l'opportunité de leur application, les pommades ne doivent être, en général, regardées que comme des moyens accessoires dans les maladies de la peau.

Pour n'être pas aussi nombreux peut-être, aussi usités que les pommades, les *topiques liquides*, les lotions trouvent cependant aussi une place assez importante dans la thérapeutique des maladies cutanées ; comme elles, ils sont employés pour remplir des indications différentes : ou bien ce sont des topiques émollients, destinés à calmer l'inflammation ; ou bien, d'une composition variable et plus actifs, acides, alcalins, sulfureux, mercuriels, etc., ils ont aussi pour but de modifier la vitalité des surfaces malades, d'accélérer le travail de la résolution; ou bien encore ils sont les agents d'une méthode substitutive.

Quelquefois les lotions sont employées, plus directement, pour débarrasser les surfaces malades des squammes qui les recouvrent, pour nettoyer la peau d'un enduit graisseux plus ou moins abondant, comme dans l'acné, ou même tout simplement des restes d'une pommade préalablement appliquée.

Telles sont les principales applications des topiques liquides. A part la gale et le favus, dans le traitement desquels ils ont quelquefois une action spéciale; à part la lèpre vulgaire et le psoriasis, où ils peuvent toujours être employés sans inconvénients; à part les cas de prurit sans éruption, où ils sont souvent d'une utilité incontestable, les topiques n'ont qu'une efficacité peu constante : l'opportunité de leur application est souvent difficile à apprécier dans la plupart des éruptions; et, quand elles sont à l'état aigu, ils sont en général inutiles ou nuisibles. Comme les pommades, et plus encore que les pommades, les topiques liquides ne sont, en général, que des accessoires dans la thérapeutique des maladies de la peau.

Phénomènes spéciaux. — Indépendamment des conditions d'acuité, d'inflammation ou autres conditions plus ou moins passagères, et qui constituent ce que j'appelle les phénomènes généraux, les maladies de la peau ont leurs caractères propres, spéciaux, qui se tirent du siége, de la forme anatomique, et qui trahissent leur nature : il en résulte de véritables indications curatives. Ce n'est plus le traitement, je le répète, de l'*éruption ;* c'est le traitement de l'individu, pour ainsi dire, de la diathèse, comme on a dit, de la constitution ; *c'est le vrai traitement des maladies de la peau.*

Ainsi, à l'eczéma, à l'impétigo, au lichen, qu'ils soient combattus ou non, localement, par des applications topiques plus ou moins opportunes, il faudra toujours opposer un traitement interne, composé, pour l'un, d'agents médicamenteux capables de modifier l'exagération du tempérament lymphatique; pour l'autre, de moyens destinés à calmer l'irritation nerveuse, etc.

En dehors des diathèses naturelles; on devra chercher quel est le trouble fonctionnel qui a pu produire accidentellement la maladie cutanée, quelle est l'altération organique qui l'entretient.

Ici l'on constatera un état morbide des organes utérins, dont le trouble des fonctions a tant de retentissement à la peau. Là on trouvera, dans le dérangement des fonctions digestives, l'indication du traitement de certaines affections du visage. En combattant un état pathologique du foie, on fera disparaître une acné.

En dirigeant tous les moyens de traitement contre une constitution catarrhale acquise, on verra disparaître un eczéma rebelle, etc.

En un mot, je le répète, quel que soit le traitement local de l'éruption, c'est par un traitement interne que l'on arrivera à la guérison, et le traitement n'a rien de spécifique ; il trouve ses indications dans l'état individuel actuel, et ses moyens d'action dans la thérapeutique générale.

C'est là, je le répète, à quelques exceptions près, comme nous allons le voir, exceptions qui finiront par disparaître, c'est là, à proprement parler, la *thérapeutique des maladies de la peau.*

Phénomènes organiques. — A cette catégorie appartiennent, comme je le disais, les affections cutanées, qui, par leur nature, comme les éruptions squammeuses, ou par leur persistance, après que la cause qui les a produites a depuis longtemps disparu, sont devenues *idiopathiques.* On chercherait en vain à combattre un trouble plus ou moins éloigné, un état général qui les tienne sous sa dépendance ; là, plus de traitement rationnel pour ainsi dire ; mais l'emploi des moyens thérapeutiques spéciaux, dont l'expérience a démontré depuis longtemps l'efficacité sans pouvoir l'expliquer rationnellement : ce ne sont pas des spécifiques, comme le mercure pour la syphilis, mais des agents comme spéciaux, qui ont une action directe, évidente sur les fonctions de la peau.

A la tête de ces agents, je citerai l'arsenic, dont l'application à la thérapeutique des maladies cutanées a rencontré au début tant de résistance systématique, et dont l'efficacité est si généralement reconnue aujourd'hui qu'il est devenu une espèce de panacée.

Voilà la base de la thérapeutique des maladies de la peau. Voilà le but où conduisent tout naturellement les déductions rationnelles de la simple observation. Autrement, sous le couvert de la méthode dogmatique de Pythagore et des Asclépiades, personnifiés dans Hippocrate, c'est en effet revenir à la médecine antique que de rechercher les causes occultes des maladies; mais, en amalgamant les faits et les hypothèses, c'est oublier, comme elle l'a fait, la route qu'elle avait tracée elle-même, la vraie méthode, la méthode basée sur l'observation; et, comme application thérapeutique, c'est en revenir à quelque chose de pire, peut-être, que l'empirisme routinier de l'Égypte et des Grecs.

FIN.

TABLE.

www.ingramcontent.com/pod-product-compliance
Ingram Content Group UK Ltd.
Pitfield, Milton Keynes, MK11 3LW, UK
UKHW020321200726
13857UKWH00001B/244